中医名家医案精解丛书

# 尹常健医案精解

主　编　尹常健

副主编　高占华　孙玉莉　王伟芹

编　委　孙建光　张　永　阎小燕

　　　　贾爱芹　李大可　宋洪泉

人民卫生出版社

·北　京·

版权所有，侵权必究！

**图书在版编目（CIP）数据**

尹常健医案精解 / 尹常健主编 . -- 北京 ： 人民卫生出版社，2024. 7. -- ISBN 978-7-117-36498-0

I. R249.7

中国国家版本馆 CIP 数据核字第 2024C405N8 号

| 人卫智网 | www.ipmph.com | 医学教育、学术、考试、健康，购书智慧智能综合服务平台 |
| 人卫官网 | www.pmph.com | 人卫官方资讯发布平台 |

尹常健医案精解

Yin Changjian Yi'an Jingjie

主　　编：尹常健
出版发行：人民卫生出版社（中继线 010-59780011）
地　　址：北京市朝阳区潘家园南里 19 号
邮　　编：100021
E - mail：pmph @ pmph.com
购书热线：010-59787592　010-59787584　010-65264830
印　　刷：鸿博睿特（天津）印刷科技有限公司
经　　销：新华书店
开　　本：710×1000　1/16　印张：14　插页：8
字　　数：237 千字
版　　次：2024 年 7 月第 1 版
印　　次：2024 年 8 月第 1 次印刷
标准书号：ISBN 978-7-117-36498-0
定　　价：79.00 元

打击盗版举报电话：010-59787491　E-mail：WQ @ pmph.com
质量问题联系电话：010-59787234　E-mail：zhiliang @ pmph.com
数字融合服务电话：4001118166　E-mail：zengzhi @ pmph.com

# 出版者的话

中医医案是医者综合运用中医理法方药诊疗疾病的最为真实的记录。仓公诊籍被视为我国现存最早见于文献记载的医案资料,淳于意亦因此名标青史。医案是医家济世活人的心血结晶,为读者提供了鲜活的临床资料,读者也可由此进入医家的精神世界。医案"称名也小,取类也大","师心独见,锋颖精密",值得高度重视。

近年来,医案类图书佳作迭出,为广大中医学人提供了丰富的精神食粮,但也有许多读者在认真研读之后,产生了一些困惑,不少医案解析内容不足,读者难以理解医家辨证论治的原始思维和处方用药的真实意图,影响其对医案精华和医家经验的掌握,甚至出现了推己及人、私心自揣而离题万里的情况。

作为编辑,我们建议,成功的医案,应将医家的经验原原本本、清清楚楚、详明而无遗漏地摆在读者面前。吴瑭在著《温病条辨》时,"恐简则不明,一切议论,悉于分注注明,俾纲举目张,一见了然,并免后人妄注,致失本文奥义。"医案整理亦应如此,要在字里行间把临证意图一一点出来,令读者一见文章便了解专家的思想,便再也不会存疑,也不会产生歧解。

有鉴于此,我们策划了"中医名家医案精解丛书",突出"精解"二字,创立新的解读体例,指导作者一步一步、扎实具体地阐述每则医案所蕴含的思辨精华和方药本心、独特经验,以期为读者临床提供帮助。

为真实、生动地再现临床,书籍内容首次专意按"▢▢"形式设计:左侧记录病案的完整内容,包括症状、诊断、治则、方药等;右侧对应解释医家辨证立法之由、处方用药之意;下方按语综论诊治规律和医家心得。左右下三部,巨细靡遗,对医案进行全面完整解析,"水皆缥碧,千丈见底;游鱼细石,直视无碍",使读者开卷即见医案来龙去脉、医者临证精华,胸中雪亮,眼底光明。

　　为达上述目的,我们又明确了几个具体原则:①解析病案辨证思路,定为某证,要提示辨证要点(如属无证可辨,作者亦应有相应的说明),后期如果证型发生变化,也需再予分析。②首诊如出现作者经验方,要明确组成。③每次处方的每一味药(除外常规意义的生姜、大枣、甘草等)都要说明功用意图,首诊全面介绍;次诊每味药物的加减意图要介绍;个人独特的用药经验着重展示。④左侧医案内容与右侧解释内容位置要对应。

　　全心全意为读者、作者服务是我们出版工作的宗旨,出版的境界是为旱作润,为饥作浆,为弱作助,为暗作光,"何方可化身千亿,一树梅前一放翁",通过这样的写法而成的书,便不再是一本普通的印刷品,而是将名医化身千亿,读者购书一册,涵泳其中,便如一名师在畔,耳提面命,深研细读,进步可期。

　　本丛书精选反映医家学验的代表性医案,分辑出版,文稿均由医家个人或其嫡传弟子编写,内容论述翔实,并彰显独特性、实用性。为方便读者学习,每册图书均构建了增值服务平台,读者扫码即入,如有疑问,可随时提交并能得到作者的及时答复,从而获得较好的阅读体验。我部服务及征稿邮箱为 fuwuduzhe5978@163.com,我们也期待与更多作者双向奔赴,共同努力为中医,共同努力出精品。

人民卫生出版社中医双创编辑工作室

2024 年 7 月

# 主编简介

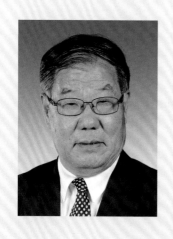

尹常健,男,1950年2月生,山东潍坊人,山东中医药大学附属医院主任医师、二级教授、博士生导师,中国中医科学院传承博士后合作导师,第四、五、六届中华中医药学会理事,中国中西医结合学会肝病专业委员会常务委员,中华中医药学会肝胆病分会委员会学术顾问,中国民族医药学会常务委员,山东中医药学会肝病专业委员会名誉主任委员,《中西医结合肝病杂志》编委会名誉主任委员,山东省名中医药专家,山东名老中医,第四批、第五批全国老中医药专家学术经验继承工作指导老师,全国名老中医药专家传承工作室指导老师,享受国务院政府特殊津贴。

曾任山东中医药大学附属医院内科主任、山东中医药大学内科教研室主任。先后承担国家"十一五""十二五"重大科技专项、主持教育部博士点基金课题及山东省中医药攻关课题等共13项课题,其中7项课题获省部级科技进步奖。出版学术著作23部,发表学术论文107篇。先后获"中国百名杰出青年中医""全国卫生系统先进工作者""山东省优秀研究生导师""首届感动山东健康卫士""山东省优秀科技工作者""山东省十大名医""山东省中医工作先进个人""全国第四批优秀师承指导老师"等荣誉称号,获二等功(2008年,山东省卫生厅评定)、三等功(2009年,山东省人事厅、卫生厅评定)各1次。1999年获"山东省富民兴鲁劳动奖章",2005年获"第二届中国医师奖",2020年获"山东省中医药杰出贡献奖"。

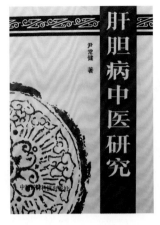
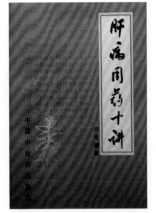
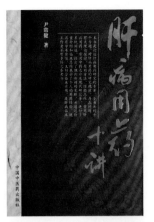
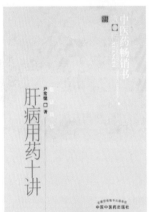
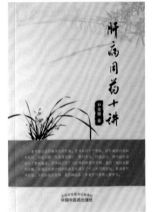
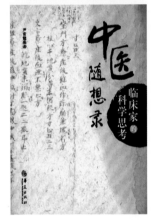
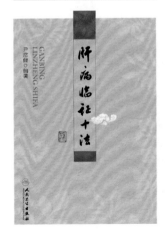
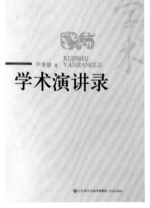
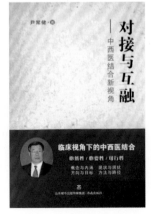

尹常健学术专著

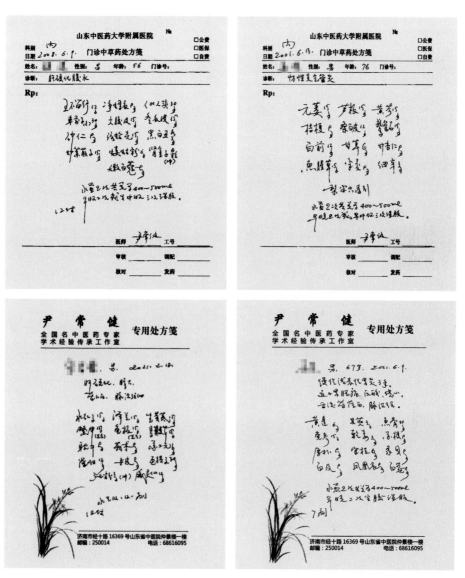

尹常健处方手迹

　　医案者,医者在诊疗过程中辨证、立法、处方、用药及患者病情变化的连续记录也。昔仓公创诊籍,为医案之萌始,而后世历代医家每有医案述载,或散见于论著,或独立而成编,都无不真实地记录了医家们的诊疗实践,既有临证思辨的完美体现,又有学识经验的真实反映。恰如清代医家周学海所言:"宋以后医书,唯医案最好看,不似注释古书之多穿凿也。"章太炎先生也指出:"中医之成绩,医案最著,欲求前人的经验心得,医案最有线索可寻,循此钻研,事半功倍。"诚哉斯言! 由于医案是诊疗过程的真实记录,少有玄虚,难作杜撰,故谓医案乃中医药学宝库中最为珍贵之宝藏者,实非虚言也!

　　20世纪70年代初,笔者自院校毕业正式走上中医临床研究之路,至今已经五十余载矣! 在五十余年的临床实践中,我深刻地感受到中医理论和技术体系所具有的丰富的科学内涵,感受到中医药学真正的生命力在疗效,疗效的体现在临床,临床的核心在证治,证治的关键是细节。正是在病证辨识、治法确立、方药选择、配伍宜忌及对剂量大小、药味多寡及疗程长短的把控等临床细节中,彰显了中医药学的鲜明特色,既色彩纷呈,又严谨细密,而所有这些都可能在一则完整的临证医案中得到最充分的体现。

　　近三十年来,中医临床证治的针对目标在多数情况下已经由单纯中医病证全面转换到西医疾病,疗效目标也由单纯的中医"证"的好转和康复转变为在此基础上的西医"病"的改善和治愈,即实现中医"证"与西医"病"的双重改善,这自然会对中医临证带来巨大的挑战。笔者在临床实践中深切地体会到,这一客观现实要求我们的临证过程既要遵循辨证论治的基本原则,又要借鉴现代医学的一些理念和方法,唯有如此,才能适应现代临床的客观需求,为此我们则需做到以下四点,即:将现代理化检查作为望、闻、问、切的有效延伸;将现代临床诊断作为辨证论治的必要深化;将现代药理研究成果作为中药性味归经的有益补充;将现代毒理学结论作为中药毒性和配伍禁忌的深层完善。

现在呈现在读者面前的医案精解,所针对的即是西医现代之病,所应用的则是中医辨证之法,中西医病证互鉴,既遵循中医主体思维,又兼顾到中西医证与病的重叠交叉,一病或有多证,一证又可见于多病,而辨证论治正可以发挥阶段性治疗和环节治疗的方法学优势,期望使选介的医案更有时代感和现实的借鉴意义。

本书所选案例均是自笔者临床病案中记录较为系统完整者,需要说明的是,其中许多案例因为是针对西医疾病,因此除可体现中医整体疗效、局部疗效、远期疗效与近期疗效等疗效特点外,对疾病而言有时还表现为阶段性疗效,而有些案例则是针对某病的某一证候或某一症状,所反映的就是环节性疗效;对于某些疾病中医证治体现的则是阻止疾病发展的预防性作用和防止愈后复发的善后作用。这些案例的证治过程和注解、按语一般都对此进行了或繁或简的介绍与阐释,反映了我们的诊疗思路与见解,期望能对加深读者理解有所助益。

感谢人民卫生出版社中医双创室的新颖创意与盛情相邀,并将本书列入"中医名家医案精解"丛书出版计划,感谢本书策划编辑和责任编辑的指导与帮助。

因笔者专业原因,本医案所介绍案例较多地集中于肝胆病领域,稍感局限,更因学识及水平所限,错谬之不妥之处亦在所难免,尚祈读者不吝指正。

尹常健

于山东中医药大学附属医院

2023 年 12 月 31 日

# 目　录

# 第一章

# 肝胆系疾病

## 第一节 肝　炎

### 1. 急性无黄疸性肝炎案（芳香化湿法）

付某，男，27岁，干部，1990年5月19日初诊。

**主诉**：腹胀伴恶心厌油1月。

**现病史**：患者于1月前因恶心、厌油、腹胀、低热在某医院查肝功能，丙氨酸氨基转移酶（ALT）218U/L，乙型肝炎病毒表面抗原（HBsAg）（-），诊为急性肝炎。住院治疗1个月，应用清热解毒中药及西药护肝药治疗，治疗期间腹胀、恶心、厌油、乏力未见明显减轻，ALT亦经常波动。近日仍感腹胀、恶心、厌油、纳呆、大便不畅、肢体困重乏力，查肝功能，ALT 96U/L，硫酸锌浊度试验（ZnTT）（-），HBsAg（-）。

**查体**：青年男性，一般情况好，心肺（-），巩膜及全身无黄染，未见肝掌及蜘蛛痣，腹软，肝脾未触及，舌淡，苔白厚腻，脉沉弦滑。

**西医诊断**：急性无黄疸性肝炎。

**中医诊断**：湿温（湿蕴中焦）。

**治则**：芳香化湿法。

本例急性无黄疸性肝炎当属"湿温"范畴，系疫毒之邪外袭，入里蕴结于中焦，上逆于胃则呕恶、厌油、纳呆；中扰于脾使脾气失运则腹胀、乏力、肢体困重，舌苔厚腻，脉弦滑等，均为中焦湿聚之象，治宜芳香化湿法。

**方药**：薏苡仁 30g，炒杏仁 9g，白豆蔻 9g，厚朴 9g，通草 6g，滑石 15g，姜半夏 9g，陈皮 12g，枳壳 12g，茯苓 15g，藿香 9g，浙贝母 9g，苍术 12g，郁金 15g，鸡内金 12g，茵陈 15g，连翘 12g，甘草 6g。水煎 2 次，共兑为 500ml，早晚 2 次，空腹温服，予 12 剂。

方选三仁汤加减，宣上、畅中、渗下，调畅气机，使湿热从三焦分消。方中杏仁苦辛，轻开肺气以宣上；白豆蔻芳香苦辛，行气化湿以畅中；薏苡仁甘淡渗利，渗湿健脾以渗下，三焦并调。臣以半夏、厚朴辛开苦降，行气化湿，散满除痞，助蔻仁以畅中和胃。佐以滑石、通草甘寒淡渗、清利下焦，合薏苡仁引湿热下行；加用茯苓、藿香、苍术、浙贝母以增其祛湿化浊功效；连翘、郁金、茵陈清热利湿；陈皮、枳壳解郁行气使气机疏达，络脉通畅，以助湿浊之祛除；鸡内金健胃消食。共奏芳香化湿之效。

**二诊**：1990 年 6 月 7 日。患者服药 12 剂后，除仍稍感晨起干呕外，余已无明显不适，上方加竹茹 12g 继服，每服 3 日停 1 日，予 12 剂。

二诊除仍晨起干呕外，已无其他不适。加用竹茹清热止呕。

**三诊**：1990 年 6 月 22 日。患者服 12 剂后，诸症均消，自感饮食大增，体力恢复如前，查肝功能 ALT 已正常，仍以上方间日 1 剂，以巩固疗效。

三诊诸症消失，间日服药以巩固疗效。

**按语**：芳香化湿法是指以芳香化浊药物祛除体内湿浊之邪的治法。肝周转斡旋一身之气机，在正常情况下，气机疏达流畅，清阳之气因之而升，浊阴之气随之而降，升降适度，土木无侮，燥湿协调，则湿浊无由所生。本例急性无黄疸性肝炎属中医湿温范畴，为湿疫之邪外袭郁于肝经，使肝气郁滞，脾胃升降失职，清浊相混，湿浊不化，壅塞中焦，是许多急慢性肝病重要的病理过程和临床阶段，实践证明芳香化湿法对于改善和消除患者症状具有良好效果，其降酶疗效有时也是确切的。

## 2. 急性戊型肝炎案(祛湿解毒法)

李某,男,39 岁,2022 年 7 月 18 日初诊。

**主诉**:恶心,发热,乏力 5 天。

**现病史**:患者于 5 天前发热,周身酸痛,继而恶心、厌油,曾用抗感冒药治疗未效,3 天前在市传染病医院查肝功能,ALT 106U/L ↑,谷草转氨酶(AST)87U/L ↑,γ- 谷氨酰转肽酶(γ-GT)正常,碱性磷酸酶(AKP)正常,总胆红素(TBil)正常,HBsAg(–),戊型肝炎病毒抗体(抗 -HEV)(+),诊为急性戊型肝炎,给予护肝治疗。现仍感恶心,低热,厌油,腹胀,乏力。

**查体**:中年男性, 一般情况可,巩膜及全身皮肤无黄染,无肝掌及蜘蛛痣。腹软,肝脾(–),苔薄白,脉沉弦滑略数。

**西医诊断**:急性戊型肝炎。

**中医诊断**:发热(邪毒外袭)。

**治则**:祛湿化浊,清热解毒。

**方药**:苍术 12g,佩兰 9g,竹叶 9g,栀子 9g,白豆蔻 6g,滑石 15g,薏苡仁 30g,芦根 15g,垂盆草 15g,板蓝根 15g,生甘草 3g,白茅根 15g,连翘 9g,大豆黄卷 15g,羚羊角粉 1g(冲)。水煎服,每日 1 剂。

**二诊**:患者服上方 6 剂后,低热已退,乏力减轻,仍感恶心、腹胀,上方加竹茹 12g、紫苏梗 9g 继服。

本例戊型肝炎患者以发热、恶心、厌油、乏力、腹胀就诊,而这些临床证候都是在一个很短的时间内出现的,是杂气疫毒等外邪侵袭而导致的一组急性外感证候,毒邪外袭故周身疼痛,正邪相搏故发热于体表;毒邪入里,直犯中州,使肝经郁热,脾胃失和故恶心厌油、腹胀,治宜清解毒热,祛湿化浊。

方中竹叶、栀子、连翘、板蓝根、垂盆草、羚羊角粉、生甘草清解肝经毒热;苍术、佩兰、白豆蔻、薏苡仁、芦根、白茅根、大豆黄卷、滑石祛湿化浊、清解内热。郁热解则烧退,湿浊去则脾胃和,相应症状自会迎刃而解。

二诊患者服 6 剂后,低热已退,仍感恶心、腹胀,是因肝胃失和所致,舌苔薄白,脉弦滑,另加竹茹、紫苏梗以降逆止呕继服。

**三诊**：患者以上方加减。先后服药21剂后,诸症已消,查肝功(−),抗-HEV(−),自感诸症消失,继用上方,间日1剂,以图巩固。

三诊患者服上方21剂后诸症已消,肝功正常,抗-HEV阴性,急性乙肝已愈,仍以上方间日服用,以作善后之治。

**按语**：急性戊型肝炎是由感染戊型肝炎病毒导致的急性传染性肝病,以疲乏、食欲减退、厌油、肝功能异常为主要临床表现。戊型肝炎为自限性疾病,经过及时恰当的保肝治疗等措施,多可治愈。本例急性戊型肝炎进行了积极的中医药辨证治疗,有效地减轻了患者的症状,对较快地恢复肝脏功能、清除戊肝病毒发挥了重要的作用。

## 3. 急性乙型黄疸性肝炎案(清热利湿法)

周某,男,36岁,1996年10月21日初诊。

**主诉**：乏力、厌油、尿黄2周。

**现病史**：患者于1年前查体发现HBsAg(+),乙型肝炎e抗原(HBeAg)(+),乙型肝炎病毒核心抗体(抗-HBc)(+),未予治疗。2周前自感周身困重、恶心厌油、尿黄、肢体酸痛,间断发热,体温37.8~38.6℃之间。查肝功能ALT 79U/L,AST 56U/L,TBil 31.6μmol/L,白蛋白球蛋白比值(A/G)48/22,HBsAg(+),HBeAg(+),抗HBc(+)。

**查体**：青年男性,巩膜及全身皮肤黏膜中度黄染,肝掌(−),未见蜘蛛痣,腹软,肝脾肋下未触及,舌红苔黄腻,脉弦滑略数。

**西医诊断**：急性乙型黄疸性肝炎。

**中医诊断**：黄疸(肝胆湿热证)。

**治则**：清热利湿退黄。

**方药**：熟大黄6g,茵陈30g,栀子9g,田基黄30g,生甘草6g,竹叶9g,赤小豆

本例急性乙型黄疸性肝炎系属中医黄疸证,中医认为黄疸之成多责之于湿热,《黄帝内经》云："溺黄赤安卧者黄疸。"溺黄赤者热之征,安卧为湿之象。本例乏力、厌油、尿黄、身体困重、恶心、发热,可见巩膜黄染,舌红苔黄腻,脉弦滑略数均为肝胆湿热之征,热当清之,湿当利之,湿热相合,清利并用之,治宜清热利湿退黄为法。

方选茵陈蒿汤加减,方中茵陈、栀子、熟大黄清热解毒,

30g，猪苓15g，车前草15g，凤尾草15g，萹蓄15g，瞿麦15g，竹茹12g，羚羊角粉1g(冲)，白豆蔻9g。水煎服，每日1剂。水煎2次，共兑为500ml，早晚2次，空腹温服，予12剂。

**二诊**：1996年11月4日。患者服上方后，自感症状减轻，已无发热，仍感厌油，乏力，舌淡红苔薄黄腻，脉沉弦滑，上方加紫苏梗9g，姜枇杷叶12，水煎服，继服21剂。

**三诊**：1996年11月29日。患者服药月余，自感诸症减轻，厌油已消失，小便微黄，舌淡红苔薄黄，脉沉弦。复查结果：ALT(−)，AST(−)，TBil 20.1μmol/L，HBsAg(+)，HBeAg(+)，抗HBc(+)。另调下方继服：

炒苍白术各15g，生甘草6g，炒山药15g，半枝莲15g，白花蛇舌草15g，蛇蜕6g，板蓝根15g，薏苡仁30g，赤小豆30g，竹叶9g，白豆蔻9g，大枣5枚为引。水煎服，间日1剂，巩固疗效。

利湿退黄，通腑泄油，此三味药为退黄主药，加用竹叶、田基黄、赤小豆、车前草、凤尾草、萹蓄、猪苓清热利尿，使黄疸从小便而出，此即为诸病黄家但利小便，凤尾草清热利湿退黄，消肿解毒凉血尤为笔者退黄所常用；羚羊角粉入肝经以清肝热；竹茹清热止呕；白豆蔻和中化湿，顾护脾胃。全方共奏清热利湿退黄之效。

二诊诸症减轻，仍厌油是因湿热聚于中焦所致，加紫苏梗、姜枇杷叶和胃止呕以减轻厌油之症。

三诊诸症已消，黄疸指标已近正常，另调健脾燥湿，清解毒邪之方治之。方中苍白术、薏苡仁健脾燥湿，赤小豆、竹叶清利湿热，炒山药脾肾双补；半枝莲、白花蛇舌草、蛇蜕、板蓝根清解毒邪，实验室研究也证实上述药物具有一定抑制乙肝病毒的作用，在当时尚无有效抗病毒药物的时代背景下，亦可视为针对病因的治疗，体现了辨证与辨病相结合的诊疗思路。

**按语**：湿热作为阶段性病理产物在各种急、慢性肝病中存在极为广泛，《内经》论黄疸时说："溽暑湿热相薄，争于左之上，民病黄瘅而为胕肿。"朱丹溪也说："疸不用分其五，同是湿热。"吴又可在《温疫论》中说："疫邪传里，遗热下焦，小便不利……其传为疸，身目如金者。"从这些论述中足见湿热在黄疸等肝胆疾病发病中的重要性。对于湿热的概念，秦伯未老先生曾有一段精辟的论述："湿与热合，叫作湿热。由于两者性质不同，一旦结合以后，如油入面，极难分解，一面清热，一面化湿，并依湿和热的孰轻孰重，用药亦或多或少，称为清化。"一般而言，热为阳邪易除，湿为阴邪难祛，本方则以利湿为主，湿去则热无所伏，而热遂清矣。

### 4. 重症肝炎案（凉血解毒法）

秦某，男，49岁，2007年12月9日初诊。

**主诉**：乙肝史6年，目黄、身黄、尿黄迅速加深半个月。

**现病史**：患者6年前发现乙型肝炎，HBsAg(+)，HBeAg(+)，乙型肝炎病毒核心抗体(HBcAb)(+)，ALT、AST、TBil均升高（具体数值不详），在当地医院经用干扰素及保肝药物治疗，病情一直稳定并坚持正常工作。1个月前因饮酒后感周身不适，恶心厌油，乏力，尿黄，未予治疗。半月前突感黄疸迅速加深，目黄、身黄、尿黄，烦热口渴，恶心，腹胀，大便干结，查肝功能ALT 96U/L，AST 87U/L，TBil 127μmol/L，凝血酶原活动度33%，诊为重型肝炎，收入院治疗。

**查体**：中年男性，巩膜皮肤重度黄染，双肝掌(+)，胸壁可见蜘蛛痣数枚，腹稍膨隆，肝脾未满意触及，腹水征(+)，双下肢无水肿，舌红苔黄燥，脉弦紧。

**西医诊断**：重型肝炎（亚急性）。

**中医诊断**：黄疸（急黄），臌胀（湿热内蕴）。

**治则**：凉血解毒法。

**方药**：犀角地黄汤合茵陈蒿汤加减。

水牛角片30g（单煎另兑），羚羊角粉1g（冲），茵陈30g，生栀子9g，生甘草6g，蒲公英15g，牡丹皮9g，赤芍15g，川大黄6g，生地黄15g，石菖蒲

本例急黄黄疸迅速加深，烦热口渴，恶心腹胀，便干尿赤，肝掌血痣，舌红苔黄燥，脉弦紧略数均系邪毒内陷营血所致，病情凶险，预后较差。治宜清营凉血解毒，兼以利水消胀为法。

方选犀角地黄汤合茵陈蒿汤加减治之。犀角禁用而用水牛角大量

12g，车前子 30g（包），茯苓皮 30g，竹叶 9g，白茅根 30g，白豆蔻 9g。水煎 2 次，共兑为 400~500ml，早、中、晚 3 次温服。

抗病毒与常规支持疗法及对症治疗继续。

代之，需单煎另兑以清营血之热；生地黄、赤芍、牡丹皮凉血清热；羚羊角粉清解肝热；茵陈、生栀子、川大黄清肝利胆通腑泄热以退黄；蒲公英、生甘草清热解毒；石菖蒲清心开窍以防发生肝性脑病；竹叶、白茅根清热利尿，使黄疸出之有路；茯苓皮、车前子利水消胀；白豆蔻调中和胃，顾护中州，共奏清营凉血解毒、利水消胀之效。

**二诊**：前后调理半月余，患者自感诸症减轻，腹水减少，黄染变浅，小便较前变清，恶心减轻，大便已不干结，睡眠好，纳食可。ALT 67U/L，AST 54U/L，TBil 65μmol/L。舌淡红苔黄腻，脉沉弦。上方去蒲公英，加萹蓄 15g、瞿麦 15g、鲜麦苗 30g，水煎服，每日 1 剂，每服 3 日停 1 日。

**三诊**：1 个月后，病情继续好转，舌淡红苔黄，脉沉弦，去川大黄、石菖蒲，加苍术 12g。后随访，病情持续好转。

二诊调理半月后，黄疸减轻，腹水减少，大便已不干，肝功能 ALT、AST 明显好转，TBil 已减轻近半，病情稳定。毒邪炽盛已减，故去蒲公英，因黄疸尚未全祛，加萹蓄、瞿麦通利小便而退黄，时值冬季，正可用鲜麦苗为引，加大退黄之效。笔者退黄治疗，冬季每用鲜麦苗，夏季则用鲜柳枝为引，二者均能清热利湿，临床所见，确有退黄良效。

三诊黄疸消退大半，病情趋于稳定，故去川大黄、石菖蒲，加苍术以化湿调中。

**按语**：亚急性重型肝炎属中医"急黄"范畴，其发生责之于邪毒炽盛，内陷营血。《诸病源候论》曾说："……因为热毒所加，故卒然发黄，心满气喘，命在顷刻，故云急黄也。"《沈氏尊生书》亦说："天行疫疠，以致发黄者，俗谓之瘟黄，杀人最急。"这些论述均述及重型肝炎病情危重，变化迅速，预后凶险，临床所见确如上论，因此，中医证治一般应在西医积极有效的支持疗法和对症治疗的基础上进行。临床如辨证准确，用药精当，往往可以收到较好的疗效，从而改善此病的预后。

## 5. 慢性活动性肝炎案（凉血活血法）

赵某,男,59岁,1990年8月30日初诊。

**主诉:** 右胁隐痛1个月。

**现病史:** 1983年曾患急性肝炎(具体不详),经治疗后恢复,后未定期查体。近1个月感右胁隐痛,劳累后下肢浮肿,口干,齿衄,鼻衄,时恶心,纳食一般,腹胀,尿黄,大便偏干,日行1次。饮酒史20余年。

**查体:** 慢性肝病容,巩膜及全身皮肤无黄染,颈及胸部可见蜘蛛痣,双肝掌(+),腹软,无压痛及反跳痛,肝于肋下0.5cm、剑下2cm可触及,质硬,压痛(+),脾未触及,腹水征(-),双下肢无水肿。舌暗,苔薄黄,脉沉弦略数。

**辅助检查:** ALT 72U/L,ZnTT 16U,γ-GT 91U/L,HBsAg(-),食管钡透示轻度静脉曲张。腹部B超提示慢性肝病。

**西医诊断:** 慢性活动性肝炎。

**中医诊断:** 胁痛(瘀热互结)。

**治则:** 凉血活血。

**方药:** 炒生地黄15g,牡丹皮9g,丹参15g,三七粉1g(冲),焦山楂、白薇各15g,炒土鳖虫9g,藕节9g,射干9g,栀子9g,败酱草15g,板蓝根15g,茜草、木瓜各12g,白豆蔻9g,羚羊角粉1g(冲)。上方水煎2次共兑为500ml,早晚2次空腹温服,每日1剂。予20剂。

本例患者为长期饮酒所致的酒精性慢性活动性肝炎,酒毒侵肝,阻于经脉,日久成瘀,瘀毒相合,故表现为肝大、蜘蛛痣、肝掌、衄血等一系列瘀血之征;而苔薄黄、脉略数则为热象,故宜凉血活血。

方中生地黄、丹参、牡丹皮,凉血活血;三七粉、土鳖虫活血散结;白薇、栀子、茜草清热凉血止血、清退阴血虚热;败酱草、板蓝根清热解毒,减轻肝实质炎症;白豆蔻和胃健脾化湿;焦山楂、木瓜在酸甘化阴滋养肝体的同时,又兼活血之功;羚羊角粉清解肝经郁热;针对肝大,加用射干化痰消积、藕节凉血止衄。

二诊：1990 年 9 月 20 日。20 剂后前述诸症减轻,衄血已止,仍稍感恶心,苔黄腻,脉沉弦。上方加竹茹 12g,寒水石 12g。

上方水煎 2 次共兑为 500ml,早晚 2 次空腹温服,每日 1 剂。

三诊：1990 年 11 月 1 日。先后服上方 40 余剂,已无明显不适,双肝掌(±),肝于肋下未触及,剑下 1.5cm 可触及,压痛(−),苔薄黄,脉沉弦。查肝功能 ALT 已正常,ZnTT 13U,γ-GT (−)。嘱严格戒酒,间断服用复方鳖甲软肝片等中成药。

二诊患者服药平妥,诸症减轻,衄血已止。湿热蕴于中焦,上逆犯胃,使胃气失和,故患者仍恶心、苔黄腻,伴有中焦湿热之征,故在前方基础上加用竹茹、寒水石和胃降逆止呕。

三诊患者服药平妥,诸症消失,已无明显不适。肝功能指标已恢复正常。针对肿大肝脏,可服用复方鳖甲软肝片等活血软坚散结中成药,缓缓图之,巩固疗效。

按语：血瘀证是慢性活动性肝炎、肝硬化、酒精性肝损伤等多种慢性肝病最重要的临床证型之一,某些肝脏疾病特别如慢性肝炎、肝硬化等慢性肝病,由于炎症持续存在,纤维化产生及假小叶形成,使肝内血流阻力增加,肝脏血流量减少,是形成血瘀的病理基础。肝病易气滞,气滞则血瘀;或湿邪久羁,阻遏气机,或久病气虚,气血运行不畅等,均易导致血瘀。凉血活血除可改善和消除慢性肝病的瘀血证候外,其临床意义还在于改善肝脏血液循环,增加肝脏的血流量,改善血管的通透性,促进炎症灶消退及增生性病变的软化和吸收,同时血流量增加可携带更多氧气进入肝组织,从而有利于肝细胞的修复,促使异常升高的 ALT 等指标下降或复常。临床降酶常用活血药如丹参、赤芍、三七、郁金、川芎、桃仁、山楂、土鳖虫、牡丹皮、水红花子、当归、紫草、马鞭草、茜草、小蓟等均入肝经,除具备良好的活血作用外,又分别兼有凉血、止血、行气及清营等功效。

## 6. 慢性活动性肝炎案(清热活血法)

王某,男,29 岁,1987 年 4 月 14 日初诊。

主诉：乏力、厌油、腹胀 5 个月。

**现病史**：患者自述 1986 年 3 月因恶心、厌油、乏力，在某医院诊治，当时查 ALT 升高，HBsAg(+)，诊为乙型肝炎。经住院治疗 3 个月后，肝功能恢复，自觉症状减轻。后 ALT 时有反复。今年 2 月起又感乏力、厌油、腹胀，查肝功能 ALT 150U/L，ZnTT 12.4U，HBsAg(+)，HBeAg(+)，诊为慢性活动性肝炎，经用保肝药及中药治疗，效不显。近日仍感腹胀、乏力、厌油、尿黄、身黄、牙龈及鼻出血就诊。

**查体**：青年男性，慢性肝病容，巩膜及皮肤中度黄染，面部可见典型蜘蛛痣，腹软，未见腹壁静脉曲张，肝于肋下 1.5cm、剑下 2.5cm 可触及，质韧，压痛明显，脾(–)，墨菲征(–)，双肝掌(+)，双下肢无水肿。舌红苔薄黄，脉沉弦细。

**辅助检查**：ZnTT 12.4U，ALT 150U/L，A/G=3.4/3，γ 球蛋白 25%，麝香草酚浊度试验(TTT)15U，γ-GT 250U/L，HBsAg(+)，HBeAg(+)，抗 -HBc(+)，免疫球蛋白 M(IgM)238mg/L，免疫球蛋白 A(IgA)157mg/L，白细胞(WBC)3.4×10$^9$/L，血小板计数(PLT)62×10$^9$/L，B 超示慢性肝炎、胆囊炎、脾大，肝血流图大致正常。

**西医诊断**：慢性活动性肝炎(乙型)。

**中医诊断**：黄疸(湿热内蕴)，肝积(血瘀阻络)。

**治则**：清热利湿，活血祛瘀。

**方药**：茵陈 15g，栀子 9g，熟大黄 3g，败酱草 15g，竹叶 9g，丹参 15g，川芎 15g，马鞭草 15g，赤芍 24g，藕节 12g，生甘草 6g，竹茹 12g，紫苏梗 9g，厚朴 9g，砂仁 9g，三七粉 3g(冲)，白豆蔻 6g。上方水煎 2 次，共为 500ml，早晚 2 次空腹温服，每日 1 剂，每服 3 日停 1 日，予 12 剂。

继用甘草酸二铵、护肝片等保肝药。

本例慢性活动性肝炎为乙型肝炎病毒(HBV)所引起，因 20 世纪 80 年代尚无特别有效的抗病毒药物，西医治疗一般主要为保肝和对症治疗。此患者因经西医治疗后仍有诸多明显的临床症状而求诊于中医。主诉及查体所见，本病属中医黄疸与肝积证，患者腹胀、厌油、乏力、尿黄、身黄均为肝胆湿热，脾胃失和所致；牙衄、鼻衄、蜘蛛痣、肝大则为瘀血阻络而成，治宜清热利胆、祛湿退黄、凉血止衄、和胃止呕。

方中茵陈、栀子、竹叶清热利湿退黄；熟大黄通腑泄热退黄；败酱草、生甘草清热解毒，以上诸药除有较好的退黄之效外，且具有较好的减轻肝实质炎症的作用，有益于肝脏功能的恢复。

丹参、赤芍、马鞭草、川芎凉血活血、散瘀消积;藕节凉血止血;三七粉活血止血;竹茹、紫苏梗、厚朴、砂仁、白豆蔻调和中州、和胃降逆止呕,同时以上诸药亦都有较好的调节胃肠动力的作用,全方除共奏退黄消积之功外,兼以止呕、消胀、止衄等效,是全方位的针对性治疗。

二诊诸症减轻,改为每服 2 日停 1 日。

三诊服上方 1 个月后肝功能已正常,诸症均减轻,体力转佳。

二诊:1987 年 4 月 30 日。患者服 12 剂,自感主要症状减轻,嘱原方改为每服 2 日停 1 日继服。

三诊:1987 年 5 月 26 日。1 个月后肝功能已正常,其他检查亦有明显好转,自感精神饮食、体力转佳,尿黄减轻。

后坚持服用 3 个月后,自觉主要症状基本消失,巩膜及皮肤黄染已退,蜘蛛痣变浅,双肝掌消退。辅助检查:肝功能正常,TTT 正常,A/G=4.8/2.7,γ 球蛋白 15.3%,HBsAg(+),HBeAb(+),抗 HBc(+),抗 -HBcIgM(-),γ-GT 正常,补体 C3 108%,CIC 0.15,PLT $162 \times 10^9$/L,WBL $4.6 \times 10^9$/L。B 超示慢性肝病,血流图正常。查体肝于剑突下 1cm 可触及,无压痛,余(-)。

慢性活动性肝炎初愈,应继续休息,上方去熟大黄,加薏苡仁 30g,继服,隔 1 日服 1 剂,以图巩固。后病情一直稳定。

患者服用 3 个月后,主要症状消失,黄疸已退,蜘蛛痣变浅,上方去熟大黄,加生薏苡仁健脾祛湿,间日继服。

结束疗程后 2 个月曾出现遗精,经用原方加女贞子 15g、桑螵蛸 15g,治疗半月后,未再出现。

患者前后共服用上方加减 120 余剂,病情稳定,已能坚持日常工作。

疗程结束后,出现遗精,当责之于肾气不固,上方加女贞子、桑螵蛸益肾固精止遗。后病情稳定,达到了预期效果。

**按语:**本例慢性活动性肝炎表现为黄疸、肝大及厌油、腹胀、牙衄等一系列湿热血瘀之征,这是西医病与中医证及多种症状在临床表现上的交叉与重叠,在临床诊治时应同时多重兼顾。本方用药体现了三个层面,一是清热利湿退黄,二是活血祛瘀消积,三是调中和胃止呕,症消证除即达到了医患共同期盼的治疗目标。

## 7. 慢性活动性肝炎案(行气活血法)

陈某,男,34 岁,1996 年 10 月 30 日初诊。

**主诉:**两胁胀痛,乏力半月余。

**现病史:**患者有肝炎病史 2 年,症状时轻时重,未予系统诊治。近因情志刺激,出现两胁疼痛,伴嗳气、厌食、全身酸软无力,尤以下肢为重,并伴有关节疼痛不适,在当地医院口服益气补血药 20 余剂,症状反而加重。现两胁胀痛,每于情绪不畅后诱发或加重,纳呆,食后上腹胀闷,嗳气,无反酸烧心,无口干苦,二便调,眠尚安。

本例为慢性活动性肝炎(乙型),以胁痛为主要症状,当属中医"胁痛"范畴。患者两胁以胀痛为主,且每于情绪不畅后诱发或加重,是为肝郁气滞证。治宜疏肝行气、活血通络。

**查体:**一般情况尚可,巩膜及全身皮肤无黄染,双肝掌(+),胸前可见蜘蛛痣,腹软,肝脾未触及,双下肢无水肿。舌质正常,苔薄黄,脉沉弦。

**辅助检查:**ALT 44U/L,HBsAg(+)。

**西医诊断:**慢性活动性肝炎(乙型)。

**中医诊断:**胁痛(肝郁气滞,血瘀阻络)。

**治则:**疏肝行气,活血通络。

**方药**：柴胡 12g，佛手 10g，枳壳 10g，白芍 12g，当归 12g，薏苡仁 20g，丹参 12g，炒麦芽 10g，牛膝 12g，炒山楂 10g，炒神曲 10g，赤芍 12g，郁金 12g，甘草 3g。上药水煎 2 次共兑为 500ml，早晚 2 次空腹温服，每日 1 剂。予 6 剂。

**二诊**：1996 年 11 月 6 日。两胁胀痛已消，全身酸软无力明显好转，关节疼痛减轻，食欲增加，在前方基础上白芍加至 18g，当归加至 15g，继服 6 剂。

**三诊**：1996 年 11 月 13 日。初诊症状基本消除，已无乏力感，用逍遥丸每次 9g，每日 3 次，以巩固之。

方中柴胡疏肝解郁，条达肝气；白芍、当归养阴活血，滋养肝体；丹参、郁金活血祛瘀、行气解郁、通经止痛；赤芍清热凉血、散瘀止痛，临床有镇痛、镇静功效，为笔者临床常用药物；炒三仙健脾消食；佛手补肝暖胃、行气和中；薏苡仁、甘草健脾祛湿；枳壳如《主治秘诀》所云"破心下坚痞，利胸中气，化痰，消食"，行气消胀，配合牛膝，引气血痰浊下行，利于恢复气机升降功能。

二诊患者服药平妥，自述两胁胀痛已消除，全身酸软无力改善，关节疼痛减轻，提示肝的疏泄功能得到一定程度恢复，在前方基础上增加白芍、当归用量，以增强柔润肝体之力，以防肝之疏泄太过。

三诊患者诸不适症状基本消除，改用逍遥丸口服，以巩固前效。

**按语**：慢性活动性肝炎是 20 世纪 90 年代对慢性肝炎临床分类的一个病症，学术界将慢性肝炎分为慢性迁延性肝炎与慢性活动性肝炎，慢性活动性肝炎是指肝炎半年未愈，有明显的症状与体征，肝功能反复异常，有肝外表现等，本例患者恰与此标准相符。

临床所见，慢性活动性肝炎病程较长，其表现特征既符合慢性肝炎的一般规律，又与中医肝病的病机演变规律十分吻合，毒邪入肝，起始先在肝，使肝气郁滞，继而伐脾使肝郁脾虚，犯胃使肝胃失和；先气滞后血瘀，终致络脉瘀阻，筋脉失养，临床表现为两胁胀痛、纳呆、食少、腹胀、肝掌、蜘蛛痣、下肢酸软乏力、关节疼痛等一系列证候，治用疏肝行气、活血通络法后上症渐次改善或解除，从而改善了慢性活动性肝炎的预后。

## 8. 慢性乙型肝炎案(酸甘化阴法)

王某,男,25岁,1995年4月29日初诊。

**主诉**:发现乙型肝炎1年,肝区隐痛2周。

**现病史**:患者于1994年10月发现ALT升高,HBsAg(+),诊断为急性无黄疸性肝炎。经治疗好转,病情一直较稳定,近日因劳累又感肝区隐痛,口干口渴,纳呆不欲食,下肢酸胀,头晕,遂求诊中医治疗。

**查体**:青年男性,一般情况可,腹软,肝脾未触及,舌燥质红苔薄黄,脉沉细。

**辅助检查**:肝功能ALT 90U/L,AST 60U/L,GGT 61U/L,AKP(−),HBsAg(+)。腹部B超提示肝胆胰脾肾未见明显异常。

**西医诊断**:慢性乙型病毒性肝炎。

**中医诊断**:胁痛(肝胃阴虚)。

**治则**:酸甘化阴法。

**方药**:乌梅9g,山楂15g,木瓜12g,决明子15g,丹参15g,败酱草15g,石斛12g,玉竹12g,黄连6g,青陈皮各9g,橘络9g,生甘草6g,大枣5枚。上药水煎2次,共兑为500ml,早晚2次空腹温服,每日1剂。予6剂。

本例慢性乙型病毒性肝炎,病程已久,肝体失柔,阴虚津少,故表现为肝区隐痛、口干口渴、不欲饮食、下肢酸胀、头晕等症,系为肝胃阴虚所致,治宜酸甘化阴。

方中乌梅味酸涩、性平,酸甘化阴,止渴止泻;山楂味酸甘、性微温,养阴健胃、消食导滞;决明子味甘苦咸、性微寒,清热明目、润肠通便;丹参味苦微寒,活血祛瘀,清热除烦,通络止痛,养血柔肝,古人有"一味丹参,功同四物"之说;石斛味甘性寒,养胃生津,滋阴除热;玉竹味甘性平,养阴润燥,生津止渴;木瓜味酸性温,和胃化湿,舒筋和络;黄连味苦性寒,清热燥湿,泻火解毒;败酱草味辛苦、性微寒,清热解毒;橘络味苦甘、性平,善理气通络、化痰止咳;青皮微苦辛,性温疏肝,破气消积化滞;陈皮味苦辛、性温,理气健脾,燥湿化痰;甘草味甘性温,清热解毒,益气调中,调和诸药,全方共奏酸甘化阴之效。

**二诊**:1995年5月6日。服药6剂后诸症减轻,仍稍感肝区不适,舌红苔薄黄,脉沉细,仍宗上方加郁金15g、八月札15g。上药水煎2次,共兑为500ml,早晚2次空腹温服,每日1剂,每服3剂停1日。予15剂。

二诊患者自述服药后诸症减轻,因肝气仍郁滞不畅,故仍稍感肝区不适,舌红苔薄黄,脉沉细,加郁金行气解郁,加八月札疏肝理气,活血止痛。

**三诊**:1995年5月27日。患者前后共服药21剂,已无明显不适,查肝功能ALT、AST已正常。舌脉同前。仍以上方间日1剂以巩固疗效,嘱1个月后拟抗病毒治疗。

三诊患者已无明显不适,ALT与AST均已复常,间日1剂缓图之,并特嘱1个月后拟定抗病毒治疗方案。

**按语**:本例慢乙肝患者表现为肝胃阴虚之证,从辨证角度讲,用酸甘化阴之法是为正治之法,除此之外,本例患者ALT、AST、GGT异常升高,亦应予以兼顾,所幸现代研究已为滋阴药特别是酸甘味中药在肝病中的应用提供了充分的药理学依据。国内外大量研究结果证实,肝细胞的酸碱环境能影响肝细胞对酶的释放,如国外有学者观察到,肝细胞周围的pH值越高,酶的释放就越多而且快;pH值越低,酶的释放就越少而且慢。而中药酸味药正可以调节肝细胞周围的酸碱环境,并能提高肝细胞壁的致密性而减少酶的释放,这也正是酸甘化阴药发挥护肝降酶作用的药理学基础。以临床所见,肝病特别是慢性肝病,每久用疏达辛燥之品,易伤及肝阴,临床上表现为肝肾阴虚、胃阴不足等相应的证候。应用酸甘化阴药正契合中医"有是证,用是药"的法则。除此之外,本例方药以酸甘化阴药乌梅、山楂、木瓜为君,以黄连、败酱草、丹参、橘络、青陈皮等味苦之药臣之,又以石斛、玉竹、甘草、大枣等甘味药相辅,而决明子则兼苦甘之味,因此此方之组成恰恰印证了《金匮要略》"夫肝之病,补用酸,助用焦苦,益用甘味之药调之"的明训,仲景之言对当今肝病的证治仍具有重要指导意义。

## 9. 慢性乙型肝炎案(疏肝行气法)

李某,男,49岁,2001年3月19日初诊。

**主诉:** 发现慢性乙型肝炎5年,两胁胀痛3个月。

**现病史:** 患者5年前发现慢性乙型肝炎,肝功能轻度异常,HBsAg(+),乙型肝炎病毒e抗体(抗-Hbe)(+),抗-HBc(+),经治疗后好转,后肝功能一直正常,能坚持正常工作。3月前,因生气后又感两胁胀痛,上腹胀闷不适,烦躁,纳差,头晕,睡眠欠佳,乏力,尿黄。查肝功能示ALT 71U/L,AST 56U/L,乙型肝炎病毒DNA定量(HBV-DNA)<1 000copies/ml,HBsAg(+),抗-HBe(+),抗-HBc(+),B超示慢性肝病,脾厚4.5cm,门静脉内径1.3cm,脾门静脉0.8cm。

**查体:** 中年男性,一般情况尚可,腹软,肝脾肋下未触及,舌红苔薄白,脉弦紧。

**西医诊断:** 慢性乙型肝炎(轻度)。

**中医诊断:** 胁痛(肝气郁滞)。

**治则:** 疏肝行气法。

**方药:** 柴胡疏肝散加减。

柴胡12g,杭芍9g,枳实9g,生甘草6g,川芎9g,香附15g,青皮9g,厚朴9g,橘叶9g,郁金15g,板蓝根15g,炒稻麦芽各15g,紫苏梗9g,合欢花15g。上药水煎2次共兑为500ml,早晚2次温服,每服3日停1日。予12剂。

本病例为西医慢性乙型肝炎,中医为胁痛肝郁气滞证,以两胁胀痛为主证,且在怒后发生与情志刺激直接相关,故治以疏肝行气法,予柴胡疏肝散治之。

方中柴胡、杭芍、枳实、香附、青皮、橘叶皆为疏肝行气之药,朱丹溪曾谓"胁痛者,肝气也",肝疏达则气顺,气顺则痛止;郁金、合欢花既能疏肝解郁,又可宁心安神,从而改善烦躁失眠之症;炒稻麦芽、紫苏梗、厚朴,俱可行气宽中，和胃消食，以增进食欲；川芎为血中之气药，善行气活血，可改善肝脏血液循环使血流量增加；而板蓝根、生甘草清热解毒，可有效减轻肝细胞与组织损伤，血流量增加与肝脏炎症减轻则可降低异常升高的 ALT、AST 等生化指标，如此证病兼顾则可望取双重之效。

二诊诸气郁之征均减，仍有腹痛，故加白芷以辛温止痛，加威灵仙通络消积以助回缩肿大之脾脏。

三诊病情进一步好转，ALT 与 AST 仍轻度异常，是因余毒未清，另加连翘、败酱草增加解毒之功的同时，与水飞蓟宾护肝药同用；汤剂与具有活血消积止痛之功的和络舒肝胶囊间日交替服用，以期久远。

二诊：2001 年 4 月 2 日。自述服药后症状减轻，饮食增加，睡眠改善，偶有腹痛，舌脉同前。上方加白芷 9g、威灵仙 12g 继服，服法同前，予 12 剂。

三诊：2001 年 4 月 16 日。患者再服 12 剂后感症状继续好转，饮食已正常，腹胀改善，胁痛减轻。舌红苔薄白，脉弦。查肝功能示：ALT 50U/L，AST 49U/L，HBsAg（+），抗-HBe（+），抗-HBc（+）。B 超示：慢性肝病，脾厚 4.1cm。上方加连翘 9g，败酱草 15g，间日 1 剂，与和络舒肝胶囊交替服用。另加用水飞蓟宾胶囊每次 2 粒，每日 3 次。

**按语**：肝在生理上以气为用，性喜条达而恶抑郁，而其病理特点则又恰恰是肝气易郁，凡外来情志刺激，内生烦恼忧闷及由各种原因所致之湿热、瘀血、痰浊等均可使肝经气机郁滞不畅，治以疏肝解郁，行气导滞，即所谓“木郁达之”之法。肝气郁滞也是现代肝病的重要的特征之一，有资料统计临床上约 50% 的肝病患者表现有肝气郁滞的证候。本例患者既往有慢性乙型肝炎病史，此次发病又有明确的情志刺激，表现出胁痛、腹痛、烦躁、纳呆、失眠等典型的肝气郁滞之证，治用柴胡疏肝散疏肝解郁、行气导滞，使肝气疏达调畅，诸症悉解。又兼顾肝脏炎症这一实质病变及脾脏肿大之体征，在初诊及复诊中稍佐活血解毒、通络消积之药，以有利于局部病变的改善。

## 10. 慢性乙型肝炎案（滋肾柔肝法）

张某,男,34 岁,1987 年 11 月 5 日初诊。

**主诉**:肝区隐痛、腰酸头晕 1 个月。

**现病史**:患者于 1986 年 10 月发现慢性乙型肝炎,经治疗病情稳定。近 1 个月来感肝区隐痛、头晕、目干涩,时有失眠多梦,胸部有压迫感,腰酸胀,五心烦热,乏力,在当地医院查肝功能 ZnTT(−),ALT 162U/L,γ-GT 290U/L,AKP(−),HBsAg(+),A/G 27/48,B 超未见异常。诊为慢性活动性肝炎,经住院保守治疗,先后给予茵陈蒿汤、龙胆泻肝汤等化裁服用半个月,肝功能已正常。患者头晕、背胀乏力等诸症未减,遂来诊。

**查体**:患者青年男性,一般情况尚好,巩膜及全身皮肤无黄染,腹软,肝于肋下可触及,质软,脾未触及,舌红苔薄黄,脉沉弦略数。

**西医诊断**:慢性乙型肝炎。

**中医诊断**:胁痛(肝肾阴虚)。

**治则**:滋肾柔肝法。

**方药**:归芍地黄汤加味。

熟地黄 15g,泽泻 9g,云茯苓 15g,山药 15g,牡丹皮 9g,当归 9g,白芍 15g,楮实子 15g,黄精 15g,枸杞子 24g,胡黄连 6g,小蓟 15g,败酱草 15g,夜交藤 15g,五味子 6g,延胡索 9g,生麦芽 15g,炒枣仁 15g,木贼草 15g。水煎服,每日 1 剂,予 14 剂。

本例慢性乙型肝炎表现为一系列肝肾阴虚之征,治宜滋肾柔肝法。"柔"有安抚、抚摸之意,意在使受侵害之肝归于平静,使外邪不易再入,使肝体复常。"柔"还有以柔克刚之意,"柔"者缓也,能缓肝之急。方选归芍地黄汤加味治之。

归芍地黄汤为当归、白芍加六味地黄汤,当归、白芍养肝血、益肝肾之阴;六味地黄汤滋补肾阴,肝肾同源,滋肾即补肝;枸杞子滋补肝肾,益精明目;黄精健脾益肾;楮实子滋补肾阴,强筋健骨,又有消散结块之功;胡黄连、败酱草、小蓟清解虚热、祛湿解毒;五味子二诊：1987 年 11 月 26 日。患者自述服药平妥，肝区隐痛减轻，腰酸、头晕、目干涩好转，仍感乏力，睡眠仍欠佳，舌淡红苔薄黄，脉沉细。予上方加百合、生龙骨、生牡蛎各 15g，水煎继服，予 12 剂。

三诊：1987 年 12 月 14 日。患者肝区隐痛已近消失，腰酸头晕减轻，目涩已稍减，五心烦热好转，睡眠已达 6 个小时，仍感胸部有压迫感，气短，舌淡红苔薄黄，脉沉细。予上方去败酱草，加太子参 15g、全瓜蒌 15g，水煎继服，予 12 剂。

四诊：1987 年 12 月 30 日。

患者服药有效，肝区隐痛已消失，腰酸头晕已不明显，五心烦热、目涩、乏力及胸部压迫感等均已明显改善，舌淡红苔薄黄，脉沉弦，嘱用上方与知柏地黄丸交替间日 1 剂，以作后续之治。

酸甘化阴以养肝补肾；生麦芽疏肝行气以缓诸药之滞腻；炒枣仁、夜交藤养肝血以助眠；延胡索行气止痛，木贼草清肝明目，全方共奏滋肾柔肝之效。

二诊诸症减轻，气阴尚虚，故乏力、睡眠欠佳，予上方加百合宁心安神；生龙骨镇心安神，平肝潜阳；生牡蛎宁心安神，滋阴潜阳以助眠。

三诊胁痛已消失，腰痛头晕已消大半，五心烦热好转，目涩减轻，患者内热已减，故去败酱草防止过寒伤中。肺气不足，肺阴仍虚，故胸部有压迫感，加太子参养阴益气，全瓜蒌以宽胸降气。

四诊胁痛已消失，其他诸症已大部消失，用上方与知柏地黄丸间日 1 剂，交替服用之。

按语：肝为刚脏，亦为柔脏，言其刚脏者是说其肝气易悖郁不畅，是指肝用；谓其柔脏者是说其在生理上常表现出柔态，是指肝体；其在病理上特别是慢性肝病易出现肝体失柔的病态，多见于以肝血虚和肝阴虚为主的肝虚证。如张锡纯在《医学衷中参西录》中所言："肝恶燥喜润，燥则肝体板硬，而肝火肝气即妄动；润则肝体柔和，而肝火肝气长宁静，是以方书有以润药柔肝之法。"林佩琴在《类证治裁》中亦提出治肝"用药不宜刚而宜柔，不宜伐而宜和"，明确提出治肝应时时顾护其柔润之体，保持其柔顺之性。水涵则木荣，肝之柔润离不开肾水滋养，滋肾即柔肝。

近年来有报道,肝病阴虚型患者常表现为细胞免疫功能低下,而养阴法能使体内抗体存在时间延长,实验研究证实,滋养肝肾法治疗肝损害不但能起到减轻肝细胞坏死及变性和抑制纤维组织增生的作用,而且还有促进肝细胞再生的效果,这一点优于清热利湿、健脾益气、活血化瘀等治法。范宗滂等人的研究发现养阴方药治疗DMN所诱导的大鼠肝纤维化模型,结果显示有明显抗肝纤维化的作用。

## 11. 慢性乙型肝炎案(滋肾清肝法)

刘某,女,56岁,2009年9月27日初诊。

**主诉**:右胁隐痛、目涩、视物昏花2个月。

**现病史**:患者1990年发现乙型肝炎,经保肝、抗病毒治疗及中医药治疗,病情稳定,近10年肝功能(-),HBsAg(+),抗-HBc(+),腹部B超示慢性肝病。近2个月感右胁隐痛,两目干涩,视物昏花,偶有头晕、失眠、腰酸。

**查体**:老年女性,一般情况可,神志清,心肺(-),腹软,肝脾(-),巩膜及皮肤无黄染,肝脾未及,舌淡红少苔,脉沉细弦数。

**西医诊断**:慢性乙型肝炎。

**中医诊断**:胁痛(肝肾阴虚证)。

**治则**:滋肾清肝。

**方药**:枸杞子15g,菊花12g,生地黄15g,山药15g,山茱萸9g,牡丹皮9g,泽泻9g,茯苓15g,茺蔚子15g,青葙子15g,蝉蜕9g,夏枯草15g,桑椹15g,当归12g,白豆蔻9g。水煎服,每日1剂,12剂。水煎2次,共兑为500ml,早晚2次,空腹温服。

本例慢性乙型肝炎辨证系属中医肝肾阴虚证,《素问·五脏生成》云"肝受血而能视",《灵枢·脉度》也说"肝气通于目,肝和则目能辨五色矣"。慢性肝病日久,导致肝血不足,精血同源,肾精又可因之而亏。本例目睛不明,视物昏花,眼干涩痛胀,右胁隐痛,舌红少苔,脉沉细弦数亦为肝肾阴虚之辨证要点。治宜滋肾清肝。如张景岳所说"然补肝血又莫如滋肾水"。

方中主药生地黄补血滋肾阴、填精,枸杞子滋补肝肾精血;辅以山药益脾肾之阴而固精;山茱萸酸温益肝肾精血;佐以茯苓健脾祛湿;牡丹皮清泄肝火;泽泻泄肾中湿浊;菊花清肝明目;茺蔚子、青葙子、蝉蜕、夏枯草等中药具有清肝明目、疏风散热的作用,可以缓解因肝火上炎引起的目涩症状;桑椹、当归等则可以滋补肝肾、养血明目,改善因肝肾阴虚引起的目涩视物昏花;白豆蔻健脾开胃,顾护胃气。

二诊:2009 年 10 月 12 日。患者服药 12 剂后,两目干涩减轻,仍稍感腰酸,宗上方与杞菊地黄丸交替服用,间日 1 剂,予 12 剂。

二诊两目干涩减轻,肝肾阴虚仍未复常,故仍稍感腰酸,宗原方与杞菊地黄丸,间日交替服用,以图长远。

三诊:2009 年 10 月 26 日。患者服用 1 个月后,诸症消失。

三诊患者服用 1 个月后诸症已除,收到满意效果。

按语:肝的病理特点为阳常有余,阴常不足,肝火常盛,肝血常亏。《笔花医镜》说"肝之虚……血少也",说明了所谓肝虚,总以肝血亏虚为多。《医宗必读》中提出著名的"乙癸同源,肾肝同治"的理论观点:"东方之木,无虚不可补,补肾即所以补肝;北方之水,无实不可泻,泻肝即所以泻肾。……故曰肝肾同治"。又说:"血不足者濡之,水之属也,壮水之源,木赖以荣。……气有余者伐之,木之属也,伐木之干,水赖以安。"具体地说明了肝肾的病理联系和肝肾同治的意义,对临床具有重要的指导意义。

## 12. 慢性乙型肝炎案(行气活血法)

赵某,男,56 岁,1997 年 6 月 25 日初诊。

主诉:右胁胀痛 3 个月,加重 1 周。

现病史:患者 4 年前查体发现慢性乙型肝炎,经治疗好转。2 个月前又因饮酒感右胁胀痛,恶心厌油,在当地医院复查肝功能:ALT 126U/L,AST 97U/L,γ-GT 79U/L,HBV-DNA<1 000copies/ml,HBsAg(+), 抗-HBe(+), 抗-HBc(+),B 超示慢性肝病,脾大(厚约 4.6cm)。经保肝治疗,ALT 降至 56U/L,AST 降至 49U/L。

本例慢性乙型肝炎除肝脾肿大表现为"肝积"外,更有右胁胀痛、呃气、烦躁易怒、食少、牙衄、肝掌、血痣等一系列气滞血瘀之症。其中肝掌、血痣更为病久瘀血征象。正如《血证论》所言:"血痣初起,其形如痣,渐大如豆……此由肝经怒火郁血近日仍感右胁胀痛,呃气,烦躁易怒,饮食减少,时有牙衄。

**查体**:患者男性,慢性肝病面容,双巩膜及皮肤无黄染,双肝掌(+),胸部可见蜘蛛痣,腹软,肝于右胁下未触及,剑突下2.5cm可触及,质韧,脾于左胁下3cm,腹水征(−),双下肢无水肿,舌暗,苔薄白,脉弦紧。

**西医诊断**:慢性乙型肝炎。

**中医诊断**:肝积(气滞血瘀)。

**治则**:行气活血。

**方药**:四逆散合血府逐瘀汤加减。

柴胡12g,杭芍15g,枳实9g,甘草3g,生地黄15g,桃仁9g,当归12g,川芎9g,橘叶9g,青皮9g,皂角刺9g,藕节12g,焦神曲9g,牛膝12g,马鞭草15g,白豆蔻9g。水煎服,每日1剂。12剂。

**二诊**:1997年7月9日。患者服药后感右胁胀痛减轻,饮食增加,仍有齿衄,舌暗苔少,脉沉弦。上方加三七粉3g(冲),12剂。

**三诊**:1997年7月21日。患者胁痛已消失,体力改善,牙衄已止,舌红苔少,脉弦。上方加生黄芪15g、炒酸枣仁15g,水煎服,每日1剂,每服2日停1日。

凝聚而成。"这一论述都详细诠释了肝气郁滞与肝病瘀血形成的因果关系,治宜疏肝理气,活血化瘀。

方选四逆散加橘叶、青皮疏达肝气;血府逐瘀汤去红花加马鞭草活血化瘀消积;皂角刺破坚消积;藕节凉血止衄;以焦神曲、白豆蔻固护胃气,全方共奏行气活血之效。

二诊症减,肝郁日久化火,热迫血络故仍有牙衄,加三七粉活血止衄。

三诊胁痛已消失,体力改善,牙衄已止,行气活血易耗气伤血,故另加生黄芪益气健脾,加炒酸枣仁滋养肝血,以作长久之治。

**按语**:慢性乙型肝炎的病因为乙肝病毒(HBV),与中医之"邪毒""杂气"颇为近似。毒邪侵入后有专入某经某脏某腑之特点。邪入肝经,则使肝气郁闭,而不得宣达,使其不能周转气血。气行则血行,气滞则血瘀。慢性乙型肝炎病程较长,从中医病机和证候分布规律看,一般会经过肝气郁滞、肝郁脾虚、肝胆湿热、肝肾阴虚、气滞血瘀等五个阶段性发展过程。气滞血瘀证候的出现提示病程已较长,病势已较深。本例患者表现出典型的气滞血瘀证候,就肝的生理病理特点而言,疏肝理气是顺其疏达之性,养血活血是适其柔润之体,二者补偏救弊,相辅相成,因而可获得较好的疗效。

## 13. 丙型肝炎案（清热解毒法）

徐某,女,42岁,1996年8月7日初诊。

**主诉**:发现丙型肝炎病毒抗体(抗-HCV)(+)4个月。

**现病史**:患者于1995年8月因"有机磷中毒"而行血浆置换。今年4月体检发现抗-HCV(+),肝功能 ALT 76U/L,AST 52U/L,无明显不适。

**查体**:中年女性,一般情况可,神志清,查体合作,巩膜及全身皮肤无黄染,腹软,肝脾未触及,腹水征(-),双下肢无水肿,舌红苔薄黄腻,脉沉弦。

**西医诊断**:丙型肝炎。

**中医诊断**:肝着(热毒内蕴)。

**治则**:清热解毒法。

**方药**:柴胡9g,甘草3g,山楂15g,明矾0.1g,丹参15g,半枝莲15g,板蓝根15g,败酱草15g,黄芩9g,重楼9g,白花蛇舌草15g,砂仁9g。水煎2次,共兑为500ml,早晚2次,空腹温服,予6剂。

本例丙型肝炎患者因体检发现抗-HCV(+),ALT 及 AST 升高而求诊,患者并无任何症状与不适,除舌红苔薄黄腻外,并无其他阳性体征,这为中医辨证用药带来了困难,根据有证从证,无证从病的原则,将抗-HCV视为"杂气""疫毒",经血液进入人体后,特异性地侵犯肝脏引起肝组织炎症,故选用清热解毒法治之。

方中明矾、半枝莲、败酱草、板蓝根、黄芩、重楼、白花蛇舌草清解肝经郁热,可针对丙肝病毒(HCV)发挥一定的抑制作用;同时上述清热解毒药已被实验研究证明都能减轻肝实质炎症,从而改善肝脏功能;丹参养血活血可改善肝脏血流,从而有益于肝功能复常;山楂消食导滞亦有一定活血之效;砂仁化湿开胃;甘草调和诸药,同时具有良好的抗炎护肝作用;柴胡疏肝解郁导滞,以作引经之药,全方以丙肝这一疾病为指向,进行立法组方用药,在促使肝功能复常方面取得了较好疗效。

**二诊**：1996年9月4日。服上方20余剂，饮食及体力可，二便调，舌淡苔薄黄，脉弦，继服上方。

**三诊**：1996年9月25日。

自述肝区隐痛，双下肢腰部酸软，乏力，眠差，纳可，小便黄，大便调，舌淡红苔薄白，脉沉弦。查肝功能：ALT（-），AST（-），TBil 20μmol/L，抗-HCV（+），B超（-）。予滋肾清肝法治之，方用沙参15g，当归12g，熟地黄15g，生甘草3g，炒酸枣仁15g，山茱萸9g，茯苓15g，郁金15g，牡丹皮15g，枸杞子15g，茵陈15g，玉蝴蝶12g，败酱草15g，小蓟15g。水煎服，每日1剂。

二诊服药平妥，继服上方。

三诊肝功已正常，ALT（-），AST（-），TBil 20μmol/L，抗-HCV（+），因肝病日久，患者出现肝区隐痛，双下肢及腰部酸软，乏力，眠差，舌淡红苔薄白，脉沉弦。另调滋肾清肝法治之，以沙参、熟地黄、牡丹皮、枸杞子、山茱萸、茯苓滋肾；以当归、炒酸枣仁养血柔肝，宁心安神；用茵陈、败酱草、小蓟、生甘草清解余毒；郁金、玉蝴蝶疏解肝郁，以作善后之治。

**按语**：中医病证与西医疾病一般有三层关系，即对应性、相关性及背离性，本例丙肝与中医病证表现的就是背离性关系，即有病而无证，使辨证论治无处入手，针对这种情况就只能将临证的指向转变为疾病本身，并以此为针对目标，将丙肝病毒视为"杂气""疫毒"，以清热解毒药清解之。针对肝脏组织损伤，AST、ALT升高则选用实验研究和临床观察已经证实的具有较好抗炎护肝作用的中药，以减轻肝脏炎症并使相关指标复常；治病过程中患者出现了肝肾阴虚的证候又随证调为滋肾清肝法治之。这一治疗过程实际上是以理化检查结果作为望闻问切的有效延伸，将现代疾病诊断作为辨证论治的必要深化。需要说明的是本例患者初诊为1996年，当时尚未诞生特效的抗丙肝病毒药物，而目前已有多种特效的抗丙肝病毒药，已实现完全清除丙肝病毒的目标。故而中医药治疗已不再将病毒清除作为治疗目标了。

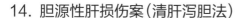

## 14. 胆源性肝损伤案（清肝泻胆法）

朱某，女，42岁，2007年5月6日初诊。

**主诉**：发热1周，胁痛，恶心呕吐3天。

**现病史**：患者于1周前受凉后感周身发紧，咽痛，发热，体温达38.5℃，用感冒药未效，继而右胁胀痛，牵及后背，恶心欲呕，厌油，不欲进食，乏力懒动，在当地医院住院治疗，查WBC升高，肝功能：ALT 154U/L，AST 79U/L，γ-GT 201U/L，B超示胆囊肿大，壁厚毛糙，呈炎性改变，诊为胆源性肝损害，给予抗生素及保肝治疗，现发热已退，仍胁痛恶心，腹胀食少，尿黄，便干。

**查体**：中年女性，体胖，巩膜及全身皮肤无黄染，腹软，肝脾肋下未触及，墨菲征(+)，舌红苔薄黄，脉弦滑略数。

**西医诊断**：胆源性肝损伤。

**中医诊断**：胆胀、胁痛（肝胆湿热）。

**治则**：清肝泻胆法。

**方药**：柴胡15g，郁金15g，金钱草15g，海金沙15g，炒枳实9g，茵陈15g，生栀子9g，黄芩9g，连翘9g，生甘草6g，胡黄连9g，生大黄6g，竹叶9g，炒稻芽15g，炒麦芽15g，白豆蔻9g。水煎服，每日1剂，每服3剂停1日。

本例在中医就诊前已经进行抗感染及保肝治疗，高烧已退，但肝损伤引起的胁痛恶心、食少腹胀、尿黄便干等仍然存在，此系肝胆余热未清，余毒未解，治宜清肝利胆，解毒泻热为法。

方中以郁金、金钱草、海金沙清热利胆，祛除肝损伤之因；胆道之通利需依赖肝气之疏达，故用柴胡、枳实以疏达肝气，方中茵陈、生栀子、连翘、生甘草、胡黄连、黄芩、竹叶诸药皆能清热利湿，利胆护肝，研究表明这些药物都具有良好的减轻肝组织损伤的作用；

生大黄通腑泄热，肠泄胆亦泻，通腑气就是利肝胆，以助减轻肝胆炎症；炒稻芽、炒麦芽和胃消食以改善患者食欲；白豆蔻健脾开胃，顾护胃气。

二诊：2007年5月21日。患者服12剂后感诸症减轻，胁痛已消失，呕吐已止，食欲改善，仍有后背胀痛，乏力，睡眠欠佳。舌红苔薄黄，脉沉弦。宗上方加炒酸枣仁15g、夜交藤15g、生牡蛎15g，水煎服，每日1剂，予12剂。

二诊诸症均减，仍背痛，睡眠欠佳，乃肝血亏虚，心神失养所致，宗原方加炒酸枣仁、夜交藤二味，炒酸枣仁养肝血，安心神，助睡眠，夜交藤养心安神，二药是安神催眠之最佳对药，笔者每多用之，极为效验，生牡蛎宁心安神以增催眠之效。

三诊：2007年6月7日。患者再服12剂后，诸症明显改善，仍大便稀，查肝功能ALT 67U/L，AST 40U/L，γ-GT 62U/L，B超示胆囊大小正常，壁稍厚，稍毛糙，胆汁透声好。舌红苔少，脉沉弦。上方去大黄、连翘，加陈皮9g、草果9g，水煎服，每日1剂。

三诊诸症改善，胁背疼痛已消，睡眠饮食已复常，ALT、AST、γ-GT已接近正常值，B超示胆囊炎症已明显减轻，大黄等清肝泻胆药可使大便稀溏，大便偏稀，故原方去大黄、连翘，加陈皮、草果以调理中州，顾护脾胃，以图长远。

四诊：2007年7月5日。

患者1个月后复诊，自述肝功能已正常，已无明显不适。嘱服胆清片巩固疗效。

四诊肝功能已正常，已无不适，停服汤剂，续服胆清片，嘱清淡饮食，忌酒以巩固疗效。

**按语：**胆源性肝损伤是多种胆系疾病引发的肝脏组织损伤，本例系由急性胆囊炎症诱发，临床上可先后或同时出现胆系感染和肝损伤的相应症状与体征。西医治疗以抗感染和保肝两大途径为主，一般而言，急性胆囊炎症消退较快，肝损伤恢复则需要一个较长过程。中医辨证治疗则可用清肝利胆以因果同顾，实际上对胆系感染和肝脏损伤亦均有针对，同时对这一过程中主症之外的某些单独出现的症状也可随症加用相应药物，从而取得较好的综合疗效。

## 15. 自身免疫性肝炎案（温化寒湿法）

王某,女,50 岁,2010 年 3 月 20 日初诊。

**主诉**:发现自身免疫性肝炎 1 月余。

**现病史**:患者于 1 个月前感乏力,继之出现面黄、尿黄,ALT 1 539U/L,AST 521U/L,TBil 259.4μmol/L,直接胆红素(DBil)187.1μmol/L,间接胆红素(IBil)72.3μmol/L,抗核抗体 1:100(+),HBsAg(-),抗 -HCV(-),抗 -HEV(-),诊为自身免疫性肝炎。经住院治疗 1 个月后好转出院。近仍感乏力,四肢困重,腹胀,小便黄,纳可,睡眠欠佳,畏寒,大便正常。现仍服用泼尼松 2 粒 / 次,每日 1 次,另服水飞蓟宾葡甲胺、甘草酸二胺胶囊、奥美拉唑胶囊等。

**查体**:中年女性,慢性肝病容,面黄呈灰暗色,巩膜中度黄染,腹软,肝于右肋下 1.5cm、剑突下 3cm 可触及,质韧,压痛(+),脾(-),双下肢轻度浮肿,舌淡苔薄白,脉沉细弱。

**实验室检查**:ALT 61U/L,AST 59U/L,TBil 37.3μmol/L,DBil 13.9μmol/L,IBil 23.4μmol/L。

**西医诊断**:自身免疫性肝炎。

**中医诊断**:黄疸(寒湿内蕴)。

**治则**:温化寒湿法。

**方药**:茵陈术附汤加减。

茵陈 30g,栀子 9g,白术 15g,熟附片 6g,干姜 3g,官桂 6g,车前草 15g,茯苓 15g,田基黄 30g,生甘草 6g,白茅根 30g,萹蓄 15g,瞿麦 15g。水煎 2 次共兑为 400~500ml,每日早晚 2 次温服。12 剂。

本例自身免疫性肝炎以黄疸求诊中医治疗,同时伴有肢体困重乏力,腹胀、畏寒等寒湿证候,系黄疸之阴黄证,阴黄之成一是由外来寒湿入里,如《伤寒论》所言"伤寒发汗已,身目为黄,所以然者,以寒湿在里不解故也。以为不可下也,于寒湿中求之";二是脾阳素虚,不能温化寒湿,胆液为寒湿所阻,泛溢于肌表而作黄,正如《临证医案指南》所言:"阴黄之作,湿从寒水,脾阳不能化热,胆液为湿所阻,渍于脾,侵淫肌肉,溢于皮肤,色如薰黄",以上之论都强调阴黄之成责于寒湿。寒者温之,湿者化之,寒湿内蕴,温化并用之,治宜温化寒湿法,方选茵陈术附汤加减。

方中茵陈、栀子、田基黄、车前草、白茅根、萹蓄、瞿麦利湿退黄,使黄从小便而出;白术、茯苓健脾祛湿;熟附片、干姜、官桂温阳化湿,湿去则疸消;甘草调和诸药。

**二诊**：2010年4月8日。患者服药12剂后，感周身困重减轻，腹胀好转，仍目黄、尿黄，偶有周身痒感，舌脉同前。上方加浮萍9g、白鲜皮15g，水煎服，每日1剂，每服3日停1日。

**三诊**：2010年5月12日。已服药2月余，自感症状减轻，尿黄已不明显，身痒消失，仍稍感泛酸烧心，余无明显不适，舌淡苔薄白，脉沉细。查肝功能：ALT 48U/L，AST 31U/L，TBil 24.8μmol/L，IBil 21.2μmol/L，余（−）。茵陈减量为15g，田基黄减量为15g，上方去白鲜皮、白茅根、熟附片，加海螵蛸30g、煅瓦楞子15g、草果12g，水煎服，以巩固疗效。

二诊症减，仍目黄、尿黄、身痒，身痒者为疸盐刺激所致，仍宗上方加浮萍、白鲜皮利湿祛风止痒。

三诊黄疸已大部消退，身痒消失，仍感反酸烧心，舌淡，苔薄白，脉沉细，是因肝气犯胃，中州失和所致，茵陈、田基黄两味清利退黄药用量减半，去白鲜皮、白茅根、熟附片，加海螵蛸、煅瓦楞子抑酸护胃，草果散寒祛湿。

**按语**：本例黄疸之阴黄证，温阳祛湿退黄本为正治之法，也确实收到了较好的疗效。古人曾有言"阳黄者栀子与大黄，阴黄者附子与干姜"，指出了阳黄与阴黄的用药要领，但就临床所见，湿热作黄者众，阳虚致黄者寡，因此黄疸之治清热利湿者多，温阳祛湿者少。同时肝为刚脏，内寄相火，故治肝之法宜清、宜舒、宜柔，顺其性而为之治，而慎用辛燥刚烈之品，如桂、附、姜等，古人有"肝病忌桂，木得桂则枯"之说，确为经验之谈。本例在用附子、干姜、官桂温阳利湿退黄过程中，用量都较小，用时都较短，即是采纳了古人之言和传统之论。

## 16. 慢乙肝肝纤维化案（活血消积法）

刘某，男，54岁，2021年2月28日初诊。

**主诉**：慢性乙肝史5年，肝纤维化四项指标升高半年。

**现病史**：患者有乙肝家族史，其母为乙肝病毒携带者。患者于5年前在当地医院诊为慢性乙型肝炎，予恩替卡韦抗病毒治疗及复方甘草酸苷等药物保肝治疗，后病情一直稳定。半年前例行复查发现肝纤维化四项指标升高，

本案例临床诊断慢性乙型肝炎并导致肝纤维化，西医已启动抗病毒进行病因治疗；中医病症为胁痛、腹胀，系肝病伐脾，使木郁土壅，而

未予针对性治疗。近半月因劳累后感右胁痛、腹胀、乏力而于 2 月 26 日在当地医院就诊，查 HBV-DNA：2.21E+03copies/ml；乙肝五项，HBsAg（+），抗 -HBe（+），抗 -HBc（+）；肝功能，ALT（-），AST（-），TBil（-），γ-GT 56U/L；腹部彩超示慢性肝病，脾厚 4.3cm；肝纤维化四项，透明质酸 424.60ng/ml（0~100），Ⅳ 型胶原 N 端肽 140.00ng/ml（0~30），Ⅲ 型前胶原 238.50ng/ml（0~30），层连蛋白 55.19ng/ml（0~50），诊为慢性乙型肝炎，肝纤维化，脾大，遂来就诊。现仍感右胁隐痛、腹胀、乏力，偶有齿衄。

**查体：**老年男性，一般情况尚可，神志清，查体合作。双侧巩膜无黄染，胸壁可见 2 枚血管痣，双肝掌（+）。腹软，肝于右胁下未触及，脾于左肋下可及，腹部压痛（-），腹水征（-）。舌稍暗微红，苔薄白，脉沉细略涩。

**西医诊断：**慢性乙型肝炎，脾大，肝纤维化。

**中医诊断：**胁痛（肝郁脾虚），肝积（气滞血瘀）。

**治则：**疏肝健脾，活血消积。

**方药：**逍遥散加减。

炙甘草 6g，当归 12g，白术 15g，白芍 15g，柴胡 12g，茯苓 15g，香橼 9g，水红花子 15g，牡丹皮 9g，茜草 9g，砂仁 6g，马鞭草 15g，泽兰 15g。水煎 2 次共兑为 500ml，早晚 2 次温服，每服 3 日停 1 日。予 14 剂。

见胁痛腹胀；气郁则血瘀，瘀血阻络，终成肝积，故有脾大、齿衄；均为肝郁脾虚证与气滞血瘀证，以疏肝健脾、活血消积为治法。

方中柴胡、白芍、香橼疏肝解郁以顺其疏达之性；茯苓、白术、甘草健脾益中；白芍与当归养血柔肝，以适其柔润之体；薄荷质轻味薄，不耐久煎故去之；另加水红花子、泽兰、马鞭草活血散瘀、软坚散结；牡丹皮、茜草凉血活血，茜草更有止血不留瘀的特点；砂仁化湿醒脾、和二诊:2021年3月14日。自述服药后胁痛、腹胀明显减轻,齿衄已止;仍稍感乏力,睡眠及饮食可。舌淡红,脉沉细。上方加生黄芪15g继服,服法同前,予14剂。

三诊:2021年4月10日。自述用药平妥有效,胁痛、腹胀已消失,乏力明显减轻,胸壁血管痣范围缩小,颜色变浅,肝掌(±)。舌淡红苔薄白,脉沉细弦。辅助检查:肝功能(-);腹部彩超示慢性肝病,脾厚4.1cm,余(-);肝纤维化四项,透明质酸227.30ng/ml,Ⅳ型胶原N端肽110.50ng/ml,Ⅲ型前胶原150.50ng/ml,层连蛋白37.82ng/ml,较前明显下降。上方加醋莪术9g继服,予14剂。另以上方10倍量,水泛为丸如绿豆大,每次10g,每日3次。以汤剂和丸剂间日交替服用。

四诊:2021年5月24日。自述服药平妥有效,已无明显不适,胸壁血管痣只留淡淡浅痕,饮食睡眠均正常。肝掌(±)。舌淡苔薄白,脉稍显沉弦。辅助检查:肝功能(-);腹部彩超示慢性肝病,脾厚4.1cm,余(-);肝纤维化四项,透明质酸167.50ng/ml,Ⅳ型胶原N端肽75.63ng/ml,Ⅲ型前胶原109.00ng/ml,层连蛋白36.33ng/ml,又有进一步好转。嘱暂停汤剂,水丸每次9g,每日3次。

胃消胀。肝气疏达而胁痛止,脾气健运则腹胀消,瘀血散而血管痣与肝掌则好转,脾大有回缩,肝纤维化四项亦随之改善,证明这一治则和方药对本病是适宜的。

二诊诸症减轻而仍感乏力,故加补气之黄芪。

三诊病情进一步好转,肝纤维化四项指标亦进一步降低,再加软坚之莪术,并以上方制为水丸与汤剂间日交替服用,以提高患者的治疗依从性。

四诊患者症状已基本消失,肝纤维化四项已接近正常,即嘱停服汤剂,以上方制水丸继服。

**五诊**：2021 年 6 月 15 日。患者已无不适，饮食睡眠均正常。辅助检查：肝功能 (-)；腹部彩超示慢性肝病，脾厚 3.9cm；肝纤维化四项，透明质酸 96.77ng/ml，Ⅳ 型胶原 N 端肽 32.63ng/ml，Ⅲ 型前胶原 5.57ng/ml，层连蛋白 26.62ng/ml。至此，肝纤维四项除Ⅳ型胶原 N 端肽稍偏高外，其余三项均已复常。

五诊患者已无任何不适，症状体征已消失，B 超示慢性肝病，脾厚 3.9cm，已回缩至正常，肝纤维化四项除Ⅳ型胶原 N 端肽稍偏高外，其余三项已全部复常。肝纤维化检测结果是肝纤维化程度和炎症活动度的重要依据，其异常升高幅度与肝纤维化程度密切相关，本例此四项指标基本复常说明该患者肝纤维化已经发生良性逆转。

**按语**：古人曾谓："健脾可以磨积，脾健积自消。"本例疏肝健脾法不仅可消除肝郁脾虚证候，对肝纤维化这一"微癥积"而言亦有较强的针对性。国内研究资料显示，在中医治法中以活血化瘀之法对肝纤维化效果最著，可有效抑制胶原网状纤维结缔组织的增生和沉积。笔者重点加用了水红花子、泽兰和马鞭草三药，此三药皆具活血散瘀、软坚散结之效，且药性平和，久用而不伤正，为笔者治疗肝纤维化最为常用之药。肝纤维化在临床上是大多数慢性肝病所共有的病理阶段，也是肝硬化的病理基础，有效地逆转肝纤维化不但可治愈大多数肝病，也将肝硬化的治疗关口前移，从而阻断肝硬化的发生。目前，西医对肝纤维化的治疗主要是病因治疗（如抗乙肝病毒、丙肝病毒）和对症治疗。除病因治疗外，尚无针对肝纤维化的治疗药物。就肝纤维化本身而言，并无中医病证与之相对应，有学者提出"微癥积"学说并将肝纤维化归类于此，《古今医统》曾云："养正则积自除，此积之微者也"，为肝纤维化的中医治疗指明了方向。本案例中医胁痛之肝郁脾虚、气滞血瘀证与西医之慢性乙型肝炎及肝纤维化表现为多重交叉和重叠，临床证治就需病证同辨、病证兼顾。本例所用疏肝健脾、活血消积就是既以中医证为目标，又以西医病为指向，又以具体的肝纤维化病变为靶心，形成了一个以病、证、症为轴心的证治链条，在肝纤维化指标复常的同时，与之相关联的血管痣、肝掌、脾大等证候也在消除或减轻，取得了证候与客观指标的同步改善，这也是笔者一直坚持的一个证治理念，实践证明这一思路对某些病证重叠者的治疗是可行且有效的。

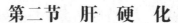

# 第二节 肝 硬 化

## 1. 肝硬化案（活血软坚法）

许某,女,27岁,1996年8月8日初诊。

**主诉**:肝区隐痛、腹胀、乏力3个月,伴齿衄1周。

**现病史**:患者于7个月前因纳呆、腹胀、低热等症在某传染病院查肝功能发现ALT升高,A/G倒置,诊为慢性活动性肝炎,HBsAg(+),经治疗月余后症状减轻,肝功能恢复后,间断服用护肝中成药治疗。近3个月来仍感肝区时常隐痛,牵及肩背,时有腹胀,纳可,近1周有时齿衄,盗汗,二便可。

**查体**:青年女性,一般情况可,巩膜及全身皮肤无黄染,未见肝掌及蜘蛛痣,腹软,肝于胁下未触及,剑下1cm可触及,质韧,脾未及,舌淡红苔薄黄,脉沉细。

**辅助检查**:肝功能(−),HBsAg(+)。腹部彩超示肝脏体积不大,形态规整,实质回声光点增粗不均,以右叶为著,有明显结节感,并可见一大小约2.6cm×3.6cm实性结节,肝内外胆管未见扩张;胆囊壁毛糙,囊内透声差;脾厚4.1cm,脾门静脉0.7cm。提示结节性肝硬化。

**西医诊断**:肝硬化。

**中医诊断**:肝积(血瘀阻络)。

**治则**:活血软坚。

**方药**:鸡内金15g,郁金15g,山甲珠15g(先煎),土鳖虫6g,生牡蛎15g,马鞭草15g,水红花子15g,丹参15g,蛤粉15g,浙贝母9g,青皮6g,三棱9g,莪术9g,威灵仙12g,十大功劳叶15g。上方水煎2次共兑为500ml,早晚2次空腹温服,每日1剂。

肝硬化之病理基础为肝内组织广泛的纤维化,属中医肝积范畴,其病机为血瘀阻络,结而成积,如唐容川所言:"瘀血在经络脏腑之间,则结为癥瘕。"血瘀治用活血化瘀,成积则并用软坚散结法。

方中水红花子、丹参、马鞭草、郁金活血化瘀;土鳖虫、三棱、莪术破血行瘀消积;山甲珠咸可软坚,性善走窜,可二诊：1996年8月22日。患者自述服上药后仍感右胁隐痛，口苦，胃脘满闷，乏力，尿黄，苔薄黄，脉沉细。上方加延胡索12g、金钱草15g。上方水煎2次共为500ml，早晚2次空腹温服，每日1剂。

三诊：1997年9月5日。患者服12剂后，胁痛减轻，仍口苦腹胀，舌脉同前，仍予上方加龙胆草6g、紫苏梗9g，每服2剂停1日。

四诊：1997年12月9日。患者间断服药3月余，诸症减轻，仍口苦腹胀，近日刷牙时齿衄，月经近1个月淋漓不断，每次持续近20日，色黑量少，舌淡红苔黄，脉沉细弦。查肝功能(-)，HBsAg(+)，抗-HBe(+)，抗-HBc(+)。腹部彩超：肝脏大小形态可，肝边缘不光滑，肝内光点粗，欠均匀，回声强，血管走行不清，胆囊4.3cm×2.3cm，门脉内径1.2cm，脾厚3.2cm，胰(-)。提示慢性肝病，肝内结节已消失。另拟养血止血为法：

当归12g，白芍15g，川芎15g，熟地黄15g，鸡血藤15g，丹参15g，三七粉3g(冲)，牡丹皮9g，鸡内金15g，炒三仙各12g，山甲珠12g(先煎)，生牡蛎15g，马鞭

通达经络，直达病所；威灵仙散瘀通路；鸡内金消食磨积；生牡蛎软坚散结；蛤粉、浙贝母化痰散结；青皮行气导滞；十大功劳叶清退虚热，止盗汗。全方活血软坚，消积散结，对肝硬化是为正治之法。

二诊仍感胁痛、胃脘满闷，是肝气郁滞，肝气失和所致，加延胡索止痛，因B超示胆囊壁毛糙示有炎症，胁痛即与此有关，故加金钱草清热利胆。

三诊：胁痛减，肝火冲逆，胃气失和，故仍口苦腹胀，加龙胆草泻火清肝以止口苦，加紫苏梗和胃消胀。

四诊：诸症减轻，仍口苦腹胀、齿衄，月经淋漓不断，色黑量少，是因肝火上逆，瘀血阻于胞宫所致，另调四物汤养血活血，加鸡血藤、丹参补血，加牡丹皮凉血，三七粉活血止血，马鞭草活血散瘀，加用山甲珠、鸡内金、生牡蛎、浙贝母散结消积，炒三仙、砂仁和胃消食，增进食欲。

草 15g,浙贝母 9g,砂仁 9g。水煎服,每日 1 剂。

**五诊**:1998 年 1 月 13 日。服药症减,月经已近正常,齿衄已止,仍感乏力,稍感腹胀,饮食欠佳。舌淡苔薄白,脉沉细,再拟疏肝健脾法,以柴芍六君子汤加减:

柴胡 12g,白芍 15g,党参 15g,白术 15g,茯苓 15g,竹茹 12g,砂仁 9g,鸡内金 15g,炒三仙各 12g,马鞭草 15g,鸡血藤 15g,丹参 15g,青陈皮各 9g。水煎服,每日 1 剂,每服 3 日停 1 日。

**六诊**:1998 年 3 月 3 日。上药加减服用近 2 个月,诸症减轻,食欲转佳,乏力已消失,仍感腰膝酸、失眠,苔薄黄,脉沉细。查肝功能(−),腹部彩超示肝脏大小形态未见异常,肝实质回声均匀,肝内血管走行清晰,肝内外胆管无扩张,肝内光点稍粗。胆囊 5.2cm×2.8cm,壁厚,门静脉 1.2cm,脾厚 3.1cm,提示慢性肝病,结节性肝硬化已消失。上方加枸杞子 15g、炒枣仁 15g,水煎服。

五诊诸症减轻,齿衄已止,肝气失疏,稍感腹胀,食欲欠佳,舌淡苔薄白脉沉细,显脾胃虚弱之征,另调疏肝健脾法,予柴胡六君子汤为主,加砂仁、鸡内金、炒三仙、青陈皮和胃消食;加鸡血藤、丹参养血活血;加马鞭草活血消积。

六诊上药服药近 2 个月,诸症减轻,食欲转佳,乏力消失,B 超示胆囊炎已消失,慢性肝病,至此,肝硬化已逆转。久病及肾,故患者仍感腰膝酸软、失眠,上方加益肾之枸杞子、养血催眠之炒枣仁继服。

**按语**:肝脏是人体血供最为丰富的脏器之一,中医谓之"肝藏血"。当慢性肝炎、肝硬化时,肝脏炎症持续存在,纤维化产生及假小叶形成,使肝内血流阻力增加,形成血瘀的病理基础。石寿棠说"始也气结,既也血结……往往腹中有硬块成形之患",本例 B 超所见肝内之硬化结节即是此所谓成形之物,因而活血祛瘀就成为最主要的治法。"坚者削之""结者散之",削与散均为消散之意,肝硬化结节之治疗除活血外常需消积散结之剂。本例即选用软坚散结之山甲珠、生牡蛎、三棱、莪术、鸡内金等药,实验证实上述药物都具有防止假小叶形成,减轻肝细胞变性坏死,软化或抑制肝脏结缔组织增生的作用,为中医消积之治提供了药理学依据。《丹溪心法》云:"自郁成积,自积成痰,痰挟瘀血,遂成窠囊。"因之本例亦遵此论选用蛤粉、浙贝母化痰散结之药。

活血散结之药每易耗气伤血,久用必可伤正,本例治疗过程中一度出现月经失常、衄血、食少腹胀等,因之先后给予养血补血及疏肝健脾法随证治之,收到较好疗效,实践证明古人之论验之于今日之临床,仍具有较为重要的指导意义。

## 2. 乙肝肝硬化案（健脾活血法）

**任某**,女,56岁,2019年3月21日初诊。

**主诉**：乙肝史10年,右胁刺痛、齿衄半个月。

**现病史**：患者于10年前发现乙肝"大三阳",肝功能异常,曾用拉米夫定及保肝药治疗,在当地医院多次复查HBV-DNA定量均在正常范围,肝功能正常。此后间断服用中药调理,病情稳定。近半个月来因情志刺激后时感右胁刺痛,当地医院诊为乙肝肝硬化并建议中医药治疗,遂来诊。现症,时感右胁刺痛,偶有腹胀、乏力、齿衄,纳可,小便调,大便质稀,日行1次,无腹痛,无咳嗽,眠安。舌淡红边有齿痕,苔薄白,脉沉细。

**查体**：老年女性,面色稍暗,巩膜及全身皮肤未见黄染,双肝掌(+)。腹部平坦,质软,无压痛及反跳痛,肝于肋下未触及,脾于左肋下1.5cm,可触及,质韧,无触痛,双下肢无水肿。

**辅助检查**：HBV-DNA<500copies/ml；肝功能,ALT 25U/L,AST 32U/L,GGT 57U/L,AKP 42U/L,TBil 18.6μmol/L,A/G 36/27；腹部彩超提示肝硬化,脾大。

**西医诊断**：乙肝肝硬化(代偿期)。

**中医诊断**：肝积(肝郁脾虚,气滞血瘀)。

**治则**：疏肝健脾,活血软坚。

**方药**：水红花子15g,醋鳖甲15g(先煎),醋龟甲15g(先煎),马鞭草15g,鸡内金15g,柴胡12g,白芍15g,炒桃仁9g,白术15g,青皮9g,茯苓15g,黄芪15g,威灵仙12g,楮实子15g,嫩白豆蔻9g,三七粉3g(冲)。上药水煎2次共兑为450~500ml,早晚2次空腹温服,每日1剂。每服3日停1日。

本例患者为乙肝后肝硬化代偿期,从病史和主诉可知,患者有乙肝感染史和情志刺激史,中医疫毒和杂气侵入人体后有专入某脏某腑的特点,乙肝病毒作为杂气和疫毒侵入人体专入肝脏,造成肝之络脉郁阻,气机郁滞,是为直接病因,而情志刺激如暴怒最易伤肝,使肝气郁结,是为间接诱因。从患者之症看,见肝郁脾虚之胁痛、腹胀、乏力、便稀；气滞血瘀之右胁刺痛、齿衄及面色晦暗、肝掌等。治宜疏肝健脾、活血软坚。

方中以柴胡、白芍、青皮疏肝解郁,以黄芪、白术、茯苓健脾助运；以水红花子、桃仁、马鞭草活血祛瘀消积；以醋鳖甲、醋龟甲、鸡内金软坚散结消癥；三七粉活血止衄,白豆蔻调中护胃；楮实子、威灵仙补肾清肝、散瘀止血、疏通经络。李时珍在《本草纲目》中将楮实子、威灵仙二药配伍名曰化铁丸，足见其通络消积功效之强，笔者治疗肝硬化常用之，多可获效。

二诊患者自述服药后诸症均减，仍腹胀便稀，是为脾气虚弱，加白扁豆、广木香以消胀止泻。

三诊脾虚之证减轻，患者感双目干涩、视物模糊，加茺蔚子、木贼草以清肝明目。

四诊胁痛齿衄已消失，肝掌（±），大便已成形，眼干有好转，仍舌有齿痕，是为脾虚湿盛，上方去三七粉、茺蔚子，加薏苡仁健脾祛湿，建莲子养心安神。

五诊患者自述除仍稍有右胁撑胀外，已无其他不适，肝功能正常，腹部彩超示慢性肝病，肝硬化已逆转，脾厚3.9cm，已正常。另调疏肝健脾法，用柴芍六君子汤治之，每日1剂，每服2日停1日，疏肝调畅气机，健脾补益正气，可久久服之，以作善后。

**二诊**：2019年4月11日。患者自述服药后平妥，胁痛较前减轻，齿衄出血量较前减少，仍感腹胀，大便偏稀，纳眠可，舌淡红，边有齿痕，苔薄白，脉沉弦细。上方加白扁豆30g、广木香9g，继服。

**三诊**：2019年5月15日。患者自述服药平妥。胁痛已消失，腹胀减轻，大便已成形，近日感双目干涩、视物模糊，上方加茺蔚子15g、木贼草15g，继服。

**四诊**：2019年6月27日。自述服药平妥。双目干涩、视物模糊明显好转，胁痛、齿衄已消失，大便已成形，每日1次。舌淡边有齿痕，苔薄白，脉沉细。双肝掌（±）。腹部彩超示肝实质回声增粗，肝硬化，脾大。宗上方去三七粉、茺蔚子，加薏苡仁30g、建莲子15g。继服。

**五诊**：2019年8月1日。患者自述服药平妥。近日除偶感右胁撑胀外，已无其他不适，纳眠及二便可。舌淡苔薄白，脉沉细。肝功能指标未见异常，腹部彩超提示慢性肝病，脾厚3.9cm。肝硬化已逆转。另调疏肝健脾法以善其后：

柴胡15g，杭芍15g，郁金15g，党参15g，白术15g，茯苓15g，炒山药15g，黄精15g，旋覆花12g(包)，香橼9g，鸡内金15g，建莲子

15g,炒当归12g,炙甘草3g,大枣5枚。水煎
2次共兑为450~500ml,早晚2次空腹温服,
每日1剂,每服2日停1日。

**按语:** 近年来许多研究都已表明,肝硬化病因控制和对症治疗对代偿期肝
硬化或可使其逆转,甚至回到无肝硬化阶段。本例即达到了这一效果。中医
对肝硬化证治应体现两个针对、一个兼顾。一是针对常见症状如胁痛、腹胀、
食少、衄血等,视其性质、程度而分别采用不同治法,本例胁痛为刺痛是由瘀血
所致,即用行气活血之药;腹胀便稀为脾虚,故用健脾助运之法;二是针对某些
异常检测指标,如肝功能、B超结果等,本例肝功能正常,B超示肝硬化、脾大,
故用活血软坚之药。一个兼顾就是自始至终坚持抗肝纤维化治疗,因为肝纤
维化是肝硬化的病理基础,本方所用之疏肝药、健脾药、活血药和软坚消积药
均有较好的抗肝纤维化作用,因此,本例证治不仅符合中医证治原则,也符合
肝硬化的现代病理及临床实际。

## 3. 乙肝肝硬化案(活血散结法)

陈某,男,31岁,2004年1月1日
初诊。

**主诉:** 发现乙肝大三阳6年,肝硬化
1年。

**现病史:** 患者6年前体检发现乙肝
大三阳,未予系统诊治。2003年行B超
示肝硬化,无明显不适,未予诊治。近期
右胁刺痛,复查腹部彩超提示肝硬化,
增生性结节,已于当地医院服用抗病毒
药物。现症见右胁刺痛,双膝酸软,纳
眠可,二便调,无腹胀腹痛,无恶心呕吐。
慢性肝病病容,双肝掌(+),未见蜘蛛痣。
腹平软,无压痛及反跳痛,肝肋下及剑
突下均可触及,脾肋下未触及。腹水征
(−),双下肢无水肿。舌淡,苔薄黄,脉沉
弦细。

肝脏在乙肝病毒的影响下,
炎症反复发生,伴发纤维结缔组
织异常增生,若合并不完全或完
全肝假小叶,则发展为肝硬化,
若增生结节异常明显,多为结节
性肝硬化,也是肝癌发生的病理
基础。本例患者乙肝病史多年,
体检即发现肝硬化,且腹部彩超
提示增生结节较大,成为并发肝
癌的高危结节,因此在抗病毒治
疗的同时,应用软坚散结的药物,
缩小结节,降低肝癌的发生概率。

**辅助检查**：肝功能（-）。AFP（-）。B超示肝脏体积不大，形态规整，实质回声光点增粗不均，以右叶为著，并可见一大小约16mm×26mm实性结节，肝内外胆管未见扩张。门静脉14mm，脾厚47mm。超声诊断为肝硬化。

**西医诊断**：乙肝肝硬化（代偿期）。

**中医诊断**：肝积（瘀热互结）。

**治则**：活血柔肝，软坚散结。

**方药**：鳖甲15g（先煎），鸡内金15g，土鳖虫6g，茵陈15g，重楼9g，半枝莲15g，砂仁9g，甘草3g，川芎15g，延胡索12g，当归12g，白芍15g，熟地黄15g，鸡内金15g。水煎2次共兑为400~500ml，早晚2次空腹温服，每日1剂。予12剂。

**二诊**：2004年1月15日。患者仍双膝酸软，偶有右胁刺痛。纳眠可，二便调，舌红，苔薄黄，脉沉细。上方加生地黄15g、枸杞子15g。水煎2次共兑为400~500ml，早晚2次空腹温服，每日1剂。

本例患者归属中医"积聚"范畴，右胁刺痛，脉弦细，为血瘀之证，苔薄黄，提示兼有湿热之象，故证属瘀热互结。治宜活血柔肝，软坚散结。

方中鳖甲，性味微寒而咸，归肝经、肾经，滋阴潜阳、软坚散结；土鳖虫、川芎、延胡索活血化瘀、通经止痛；当归、白芍、熟地黄养血活血，滋养肝体；鸡内金、砂仁、甘草健脾益气，祛湿散结；茵陈清退肝经湿热；重楼，微苦、凉，归肝经，清热解毒，散结消肿，现代药理学研究结果表明，重楼具有一定的抑制乙肝病毒和抗肿瘤作用；半枝莲味辛苦性寒，清热解毒，化瘀利水，实验研究，该药可抑制肿瘤细胞增殖，为临床常用之抗肿瘤中药，对于结节性乙肝肝硬化还有预防肿瘤发生的作用。

二诊服药平妥，右胁刺痛减轻，久病及肾，使肾气失养，故仍双膝酸软，舌红，脉沉细，加用生地黄、枸杞子增强滋阴补肾之效。

**三诊**：2004年2月9日。体质较前好转，肝区偶痛，视物不清。舌暗红，苔薄黄，脉沉细。上方加威灵仙15g、菊花12g。水煎2次共兑为400~500ml，早晚2次空腹温服，每日1剂。

　　**四诊**：2004年3月8日。乏力，肝区隐痛。纳眠可，二便调。舌暗红，苔薄黄，脉沉细。上方加炒水蛭6g。水煎2次共兑为400~500ml，早晚2次空腹温服，每日1剂，每服3日停1日。

　　**五诊**：2004年4月12日。患者偶肝区疼痛，纳眠可，二便调。舌红，苔薄白，脉沉细。B超示：肝脏大小形态未见异常，肝实质回声均匀，肝内血管走行清晰，肝内外胆管无扩张，肝内光点稍粗；门静脉14mm，脾厚44mm。超声诊断提示慢性肝病。三诊方加鸡血藤15g。水煎2次共兑为400~500ml，早晚2次空腹温服，每日1剂，每服2日停1日。予28剂，以巩固善后。

　　三诊服药平妥，体质较前好转，肝区疼痛明显减轻，伴视物不清，是为肝血瘀阻，络脉不通，加用威灵仙通络止痛，行周身气血；加菊花清肝明目。

　　四诊服药平妥，感乏力，肝区隐痛，舌暗，提示瘀血之象仍较明显，故加用炒水蛭增强破血逐瘀通经之效。中药每服3日停1日，减少中药攻伐之性，缓缓图之。

　　五诊服药平妥，前述诸症已明显减轻，偶发肝区疼痛，复查腹部彩超提示慢性肝病，结节未见，脾脏44mm，较前缩小，均提示临床疗效甚佳。宗三诊方，加鸡血藤活血舒筋、养血调经。中药每服2日停1日，以巩固疗效。

　　**按语**：肝硬化分为代偿期和失代偿期，代偿期肝硬化尤其是结节性肝硬化与《古今医通》所提到的"养正则积自除，此积之微者也"的微癥积之说颇为相似。血瘀是肝硬化形成的病理基础，瘀血的形成也有一定的阶段性规律，一般先由气郁阻滞络脉，久则成瘀，结于肋下而有肝脾肿大，肝区刺痛；停于肌表而有赤痕血痣，瘀血离经妄行则有吐衄并作。石寿棠《医原》说："始也气结，既也血结……往往腹中有硬块成形之患。"由气结致血瘀，从无形到有形，是由浅到深、由轻到重的病理过程，这一过程是符合肝硬化病机演变规律的。结节性肝硬化是发生肝癌的高危病理改变，因此，在抗肝纤维化的同时，根据中药现代药理学研究成果，加用具有抗炎、抗肿瘤作用的药物，如重楼、半枝莲等，对预防肝肿瘤的发生具有重要的临床意义，也进一步体现了中医宏观辨证与微观辨病的方法学优势。

## 4. 肝硬化结节案(活血散结法)

姚某,男,49岁,2023年7月16日初诊。

**主诉:**发现乙肝肝硬化1年,肝内结节1周。

**现病史:**患者有乙肝家族史,于10年前发现乙型肝炎,应用恩替卡韦抗病毒及保肝治疗,病情一直稳定。1年前例行体检时发现肝硬化,遂用扶正化瘀等中成药治疗。近半年来时感右胁刺痛,时有牙衄,近日于当地医院查腹部彩超提示肝硬化结节,遂来就诊。

**查体:**老年男性,一般情况可,神志清,查体合作。双肝掌(±),双巩膜及全身皮肤黄染,腹软,肝脾未触及,腹水征(-),双下肢无水肿,舌暗苔薄白,脉涩。

**实验室检查:**腹部彩超示肝脏体积缩小,被膜不光滑,呈锯齿状,肝实质光点增粗、增强,分布欠均,呈结节感。实质内探及数个低回声结节,大者1.4cm×1.0cm×0.8cm,边界清,内回声欠均,门静脉1.0cm,脾厚3.9cm,右肾中下部可见囊性暗区,大小约1.6cm×0.5cm×0.5cm,边界清,内透声好;下腹部肠管探及少许液性暗区,深约1.5cm,提示肝硬化及增生性结节,右肾囊肿及少量腹水。肝功能(-)。血常规(-)。乙肝五项,HBsAg(+),抗-HBe(+),抗-HBc(+)。

**西医诊断:**肝硬化、肝内增生性结节、肾囊肿、腹水(少量)。

**中医诊断:**肝积(血瘀阻络)。

**治则:**活血通络,祛瘀散结。

**方药:**当归12g,赤芍15g,马鞭草15g,丹参15g,桃仁9g,路路通15g,王不留行12g,土鳖虫6g,鸡血藤15g,郁金15g,鸡内金15g,台乌药12g,车前子30g(包),茯苓皮30g,延胡索12g,三七粉3g(冲)。

本例患者为乙肝肝硬化,B超见增生性结节,临床表现有肝掌、右胁刺痛、齿衄等瘀血征象,当属中医"肝积"范畴,中医学认为瘀血停着,结于胁下是形成积块的主要原因之一。王清任曾说"气无形不能结块,结块者必有形之血也";陈士铎也说"肝气一郁……日积月累,无形化为有形"。治宜活血通络,祛瘀散结。

方中当归、丹参、鸡血藤、赤芍养血活血;马鞭草、郁金、桃仁、土鳖虫活血破瘀散结;路路通、王不留行活络通经;鸡内金消食导滞化积;

上药水煎 2 次共兑为 500ml,早晚分 2 次空腹温服,每服 3 日停 1 日。予 12 剂。

**二诊**:2023 年 8 月 25 日。患者自述服药有效,胁痛及牙衄减轻,饮食及二便可,余无不适。舌暗苔薄白,脉沉弦。宗上方加生瓦楞子 30g,继服。

**三诊**:2023 年 10 月 10 日。自述前后服上方共 50 余剂,诸症减轻,胁痛、牙衄已止,少腹撑胀已消失,饮食及二便正常,舌暗红苔薄白,脉沉弦。双肝掌颜色变浅。查 B 超示肝脏形态欠规则,表面欠光滑,左叶 60mm,右叶 84mm,回声不均质,光点粗大,门静脉宽约 14mm,肝静脉走行清晰,肝内外胆管未见明显扩张;脾厚 37mm,胰腺(-),双肾轮廓清晰,实质内回声均质,集合系统未见明显异常。B 超诊断为肝硬化。至此,肝内结节消失,右肾囊肿消失,少量腹水消失。嘱注意生活调养,另调下方制为丸剂,久久服之。

当归 150g,丹参 150g,杭芍 150g,柴胡 150g,马鞭草 150g,桃仁 100g,牡丹皮 100g,路路通 150g,鸡血藤 150g,熟地黄 150g,红花 100g,川芎 150g,鸡内金 150g,三七粉 100g,郁金 150g,黄芪 150g,生瓦楞子 150g。上药共为细末,水泛为丸,如绿豆大,每次 10g,每日 3 次。

延胡索行气活血止痛;台乌药行气消胀;三七粉活血止血;车前子、茯苓皮利水祛湿。全方既针对肝积之证,又针对胁痛、齿衄及少量腹水等症,瘀去则积消,络通则结散,终使肝硬化增生性结节消失,相应症状亦为缓解。

二诊服药平妥,诸症减轻,舌脉同前,原方加生瓦楞子以增其消积散结之功。

三诊服药有效,结节已消,诸症缓解,结节虽消,硬化仍在,故另调养血活血之方水泛为丸以作长期治疗。

**按语**:肝硬化增生结节常见于肝硬化中晚期发生的纤维结缔组织增生,致使肝变形、变硬,肝叶萎缩,部分患者的增生性结节可导致肝细胞癌。本例患者已有10余年乙肝史,1年的肝硬化病史,而后发现增生结节,肝脏体积缩小,且有少量腹水,正与此论相符。西医学认为增生性结节是一种不可逆的病理过程,除抗病毒及病因治疗外,尚无特效的方法与药物。我国30多年来的中医药抗肝纤维化的研究证实,在积极正确的病因治疗的基础上坚持辨证论治及专方专药等可使部分患者的肝纤维化发生良性逆转。本例患者的增生性结节的消失是因之于肝纤维化的逆转。而在抗肝纤维化的治法与方药中以活血化瘀药应用较广,效果也较好。在主要针对该患者肝硬化结节的同时,另加止痛药、止血药、利水药,竟使痛消血止,腹水尽祛,右肾囊肿也因之而消失,取得了多方面的疗效。辨证论治的某些方法学与疗效学优势也得到了体现。

## 5. 肝硬化结节案(活血散结法)

徐某,男,40岁,2023年6月21日初诊。

**主诉**:查体发现肝硬化结节1天。

**现病史**:患者4年前因车祸入院,行脾脏切除术,体检发现HBsAg(+),腹部彩超具体不详。2年前腹部彩超提示肝硬化,服用替诺福韦抗病毒治疗至今。后定期体检,间断服中成药治疗。2天前于当地复查肝功能提示GGT 69U/L,腹部彩超提示肝硬化,遂来就诊。现未诉明显不适,纳可,眠安,小便黄,大便偶不成形。

**查体**:中年男性,巩膜无黄染,双肝掌(−),未见蜘蛛痣。腹部平坦,无压痛及反跳痛,肝脾肋下未及,双下肢无水肿。舌红有裂纹,苔根黄厚,脉沉细。

**辅助检查**:肝功能,ALT 35U/L,AST 34U/L,GGT 69U/L,前白蛋白(PALB)153mg/L。乙肝五项,HBsAg 1 769.03IU/ml ↑,HBeAg 0.19PEIU/ml ↑,HBcAb 0.01S/CO ↑。腹部彩超示肝脏大小形态尚可,肝表面欠光滑,肝实质回声增粗、增强,光点分布不均匀,呈小结节样,肝静脉变细,显示

本例为肝硬化伴发结节性增生。肝硬化相关的结节病变,包括再生结节、不典型增生结节和肝细胞癌,不典型增生结节可为肝癌的癌前病变,因此临床治疗至关重要。中医学将其归属于"微癥积",系痰、湿、瘀、热凝结于肝络,故发为积病。患者脉沉细,大便不成形,为脾胃气虚之证,故治疗以活血祛瘀、软坚消积为主要治法,兼以益气扶正。

不清,肝内见数个实性结节,最大位于肝右叶,约 8mm×8mm,门静脉内径 11mm。印象:肝硬化声像图,肝内多发实性结节,脾脏切除术后。

**西医诊断**:乙肝肝硬化结节。

**中医诊断**:肝积(瘀血阻络)。

治则:软坚散结,通络消积。

**方药**:醋鳖甲 15g(先煎),醋龟甲 15g(先煎),水红花子 15g,马鞭草 15g,醋莪术 9g,鸡内金 15g,柴胡 12g,酒当归 12g,桃仁 9g,青皮 9g,焦白术 15g,茯苓 15g,黄芪 15g,威灵仙 12g,楮实子 15g,白豆蔻 9g,芡实 12g,赤石脂 12g,神曲 12g。上药水煎 2 次共兑为 500ml,早晚 2 次空腹温服,每日 1 剂,予 28 剂,每服 3 剂,服 1 日养正消积胶囊,二者交替服用。替诺福韦继服。

方中黄芪、焦白术、茯苓健脾益气,气充则血活,血行则结散;当归补血活血;柴胡、青皮疏肝行气,气行则血行,血行则结消;桃仁、莪术、马鞭草活血行瘀消癥积;鸡内金、神曲健脾导滞化积;水红花子散血消癥、消积止痛;鳖甲、龟甲软坚散结;《本草纲目》谓楮实子、威灵仙二药能消骨鲠,足见其散结消积力之强;芡实补脾益肾祛湿,增强健脾磨积功效,为笔者治疗肝硬化常用药;赤石脂甘温酸涩,固肠止泻;白豆蔻醒脾和胃。全方共奏益气化瘀、软坚散结之效。

二诊服药平妥,患者无明显不适,加用三棱破血行气以增强消积之功效。

**二诊**:2023 年 8 月 23 日。患者体力可,无明显不适,纳可,眠安,小便色黄,大便调。舌红苔黄腻,脉弦。辅助检查:肝功能,GGT 92U/L,PALB 194mg/L,总胆汁酸(TBA)18.7μmol/L,谷氨酸脱氢酶(GLDH)9.4U/L。上方加三棱 9g。予 28 剂。上药水煎 2 次共兑为 500ml,早晚 2 次空腹温服,每日 1 剂,每服 3 日停 1 日。

**三诊**：2023年10月11日。服药妥。现无明显不适，纳可眠安，大便每日3~4次，质可，小便调。舌红苔薄黄，脉沉弦。辅助检查：肝功能，ALT/AST：46/40，GGT 86U/L。腹部彩超示肝脏大小形态可，肝表面欠光滑，肝实质回声增粗、增强，光点分布不均匀，肝静脉变细，显示欠清，门静脉内径10mm，提示肝硬化，脾脏术后所见。仍宗原方，予28剂，每服3日停1日。水飞蓟宾葡甲胺片每次2片，每日3次。替诺福韦继服。

三诊患者服药平妥。复查腹部彩超未见肝内典型增生结节，提示结节已消失。复查肝功能转氨酶轻度异常，故加用水飞蓟类保肝药以护肝降酶。

**四诊**：2023年11月29日。患者现无明显不适，服药期间大便偏稀，无腹痛腹胀，余无明显不适。舌淡红苔薄白，脉沉弦。中药上方加扁豆30g，诃子9g，予28剂。上药水煎2次共兑为500ml，早晚2次空腹温服，每日1剂。

四诊患者述服药期间仍大便偏稀，是为脾虚失运，加扁豆以实脾，加诃子以涩肠止泻。中药继服，以促进肝硬化的逆转。

**按语**：肝硬化是各种慢性肝病进展至以肝脏弥漫性纤维化、假小叶形成、肝内外血管增殖为特征的病理阶段，若纤维组织增生、假小叶形成较为明显，可出现典型的肝硬化结节，包括再生结节、不典型增生结节（低级别和高级别）、肝细胞肝癌和肝脏良性占位性病变（FNH）样结节等，因此结节临床诊疗尤为重要，常影响肝硬化的预后与转归。中医将其归属"积聚""癥积""微癥积"范畴，多属本虚标实，标实以瘀血、痰湿毒邪为主，本虚以正气虚衰为甚。其治则亦主要以活血祛瘀、软坚散结及化痰散结为主，对于脾气虚弱则多辅以健脾磨积法，正如古人所谓"脾健积自消"。实践证明，中医药辨证论治确可使部分患者的肝硬化结节消除，达到病证双重改善，从而改善肝硬化的预后。

## 6. 肝硬化结节案（健脾磨积法）

冉某，女，53岁。2017年7月1日初诊。

**主诉**：肝区隐约不适1月余。

**现病史:** 患者发现 HBsAg 阳性 5 年余,因无明显不适,未予治疗。近 1 个月患者自觉肝区隐约不适,查肝功能各指标未见明显异常。患者现肝区胀闷不适,厌油腻,乏力,双目干涩,二便调,眠可。

**查体:** 老年女性,慢性肝病容,双巩膜及全身皮肤无黄染,双肝掌(+),腹部平软,肝脾肋下未触及,双下肢无水肿。舌淡暗边有齿痕,苔薄白,脉沉弦。

**辅助检查:** 腹部彩超示肝脏体积缩小,表面不光滑,不均质,内见散在数个高回声结节,边界不清,大者 1.3cm×0.9cm,血管走行欠清晰,肝内外胆管无扩张,门静脉无增宽,胆、胰、脾、肾未见异常声像。印象:肝硬化并硬化结节形成。HBV-DNA<1.0E+03copies/ml。

**西医诊断:** 乙肝肝硬化(代偿期)。

**中医诊断:** 肝积(气虚血瘀)。

**治则:** 益气活血,健脾磨积。

**方药:** 水红花子 15g,鳖甲 15g (先煎),龟甲 15g(先煎),马鞭草 15g,莪术 9g,鸡内金 15g,柴胡 12g,炒当归 12g,桃仁 9g,青皮 9g,焦白术 15g,茯苓 15g,黄芪 15g,威灵仙 12g,楮实子 15g,白豆蔻 9g,茺蔚子 15g。上方水煎 2 次共为 500ml,早晚 2 次空腹温服,每日 1 剂,共 24 剂,每服 3 日停 1 日。

结节性肝硬化是指由纤维组织包绕的再生结节引起的肝脏广泛破坏,慢性乙型肝炎为其主要病因。笔者认为,乙型肝炎病毒隶属中医"疫毒""杂气"范畴,特异性入侵肝脏后,日久耗伤肝体,致肝阴亏耗、肝气郁滞,久则肝郁乘脾犯胃,使脾胃功能失司,水液代谢失常,内生痰湿;"气为血之帅",气滞则血瘀,痰湿与瘀血凝结于肝络,故发为积病。患者乏力、舌淡边有齿痕、脉沉提示脾虚之象,肝区胀闷、舌质暗、肝掌皆为气虚血瘀之征,故辨证为气虚血瘀证。治宜益气活血。

张仲景在《金匮要略》中指出:"见肝之病,知肝传脾,当先实脾。"实脾者健脾益气也,脾虚属中气不足,无力引领鼓动血行,导致"气虚而血瘀",瘀久则成积,积在肝则为肝积,此结节性肝硬化者正为肝积之证,治宜益气活血。

方中黄芪、焦白术、茯苓健脾益气,气充则血活,血行则结散;当归补血活血;柴胡、青皮疏肝行气,气行则血行,血行则结消;桃仁、莪术、马鞭草活血行瘀消癥积;鸡内金导滞化积;水红花子、茺蔚子散血消癥、消积止痛;鳖甲、龟甲软坚散结;楮实子、威灵仙散结消积;白豆蔻醒脾和胃。全方共奏益气化瘀、健脾磨积之效。

**二诊**：2017 年 8 月 3 日。服药平妥，厌油、乏力减轻，眼干涩好转。近时稍感后背胀痛，右胁隐痛。舌淡苔薄白，脉沉弦细。上方去青皮，加醋延胡索 12g、羌活 9g，继服 24 剂，每服 3 日停 1 日。

**三诊**：2017 年 9 月 4 日。服药平妥，仍偶有肝区隐痛。舌淡苔薄白，脉沉细。辅助检查：肝功能(−)；B 超示肝脏大小形态尚可，实质回声增粗增强，门静脉 0.9cm，肝内外胆管未见明显扩张，胆囊大小形态尚可，壁不厚内透声可，胰(−)，脾厚 3.7cm，实质回声均质，双肾(−)，提示慢性肝病声像图。至此，肝硬化及硬化结节已消失。另取疏肝行气法，方选柴胡疏肝散加减。

**方药**：柴胡 15g，白芍 15g，枳实 9g，甘草 3g，香附 15g，紫苏梗 9g，郁金 15g，佛手 9g，青皮 9g，旋覆花 12g(包煎)，木香 9g，白豆蔻 9g，醋延胡索 12g，白芷 9g。水煎服，每日 1 剂，继服 24 剂，每服 3 日停 1 日。

二诊患者服药平妥，诸症减轻，近感胁痛，是因肝气郁滞所致，加用醋延胡索、羌活以活血止痛、温通经脉。

三诊患者服用平妥，诸症已明显减轻。腹部彩超提示肝脏未见明显增生结节，至此肝硬化已逆转为慢性肝病声像图。瘀血已消，肝气郁而不达，故见肝区隐痛，另用疏肝行气法。方中柴胡、枳实、香附、白芍、佛手、青皮、木香、紫苏梗、旋覆花疏肝理气宽中、行气降逆；白芷散寒止痛；白豆蔻健脾和中；郁金、醋延胡索行气解郁止痛。全方调畅气机，行气止痛，以适肝之疏达之性。

**按语**：肝硬化尤其是结节性肝硬化隶属于中医"积病"范畴。《活法机要》曾谓"壮人无积，虚人则有之"，临床上肝脾肿大多见于慢性肝病患者，就整个病程而言多属本虚标实，除肿大的肝脾作为积块局部属实证外，每露正败之象，如形体消瘦、气短乏力、纳呆便溏等，笔者认为，此时正气衰败特别是脾气虚弱已成为主要矛盾，如仍行气破血，一味攻伐，非但于消积无助，反使脾气更加虚弱，这对于疾病预后是极为不利的。古人曾有"健脾即可以磨积，脾健积自消"之说，认为此类患者宜从健脾立法，稍佐活血软坚之品，或进汤剂调补，或以丸散缓图，久必收效，这也是久病治本的一个方面。笔者用健脾磨积法，临床常选药物如生黄芪、党参、白术、茯苓、龙眼肉、莲子、芡实、扁豆、怀山药、薏苡仁、石斛、木瓜、乌梅、太子参等，或具益气健脾之功，或有益脾护阴之效，脾气实则肝体有所养而适其柔润之性，则瘀易去，积易消。

## 7. 肝硬化腹水案（健脾利水法）

田某,女,65岁,1996年4月12日初诊。

**主诉:**腹胀伴双下肢浮肿8个月,加重2周。

**现病史:**8个月前患者无明显诱因出现腹胀、尿少、双下肢浮肿,伴纳差、神疲乏力,在当地医院诊为肝硬化腹水(原因不明),给予利尿药治疗,后时轻时重,近日因劳累后突感腹胀加重,尿少,双下肢浮肿,乏力,纳少而就诊。

**查体:**老年女性,消瘦,面色萎黄,神志清,精神可,双巩膜及全身皮肤无黄染,无蜘蛛痣,双侧掌(-),腹大膨隆,按之如囊裹水,胸腹壁未见静脉曲张,肝脏未触及,腹水征(++),双下肢凹陷性水肿。舌淡苔薄白腻,脉沉细。

**辅助检查:**肝功能,ALT(-),AST(-),γ-GT(-),A/G=35/30;血常规,WBC 2.2×10⁹/L,红细胞(RBC)3.27×10¹²/L,血红蛋白(HGB)95g/L,血小板计数(PLT)80×10⁹/L。B超示肝脏体积明显缩小,边缘呈锯齿状,肝内光点粗,回声略强,血管走行欠清;胆囊5.5cm×4.1cm,壁水肿,厚约0.9cm,门静脉1.4cm,脾厚4.5cm,腹腔内可见不规则液性暗区,最深处达5.8cm,提示肝硬化腹水,脾大。

**西医诊断:**肝硬化腹水。

**中医诊断:**臌胀(脾虚水泛)。

**治则:**健脾利水法。

**方药:**黄芪30g,炒白术30g,茯苓皮30g,黄精15g,薏苡仁3g,炒山药15g,草果9g,芡实12g,泽兰15g,王不留行12g,郁李仁15g,防己12g,大腹皮15g,砂仁9g,炒麦芽15g,白豆蔻9g。水煎2次共兑为500ml,早晚2次空腹温服,每服2日停1日。予7剂。

本例腹水患者初诊时原因未明,只作对症治疗。腹大按之如囊裹水,纳呆食少乏力,下肢浮肿,面色萎黄,脉沉细弱均为脾虚水泛之征,治疗以健脾利水法。

方中黄芪、白术、黄精、薏苡仁、炒山药、芡实均可健脾益气,除湿利水;茯苓皮健脾之力较弱,而利水之力则更强;郁李仁润肠通便、利水消肿;砂仁、草果消食化积,辛香燥湿;泽兰、王不留行、防己和血通络、消积利水;大腹皮行气消胀;炒麦芽开胃消食;白豆蔻化湿调中、顾护胃气,全方共奏健脾利水之效。

**二诊**:1996年4月21日。自述服药有效,腹胀减轻,小便量稍增,仍纳少乏力,双下肢浮肿,舌淡苔薄白,脉沉细。宗上方去王不留行、草果,加车前子30g(包)、炒三仙各12g,水煎继服,予12剂。

二诊服药有效,脾虚失运,胃气不充,消化无力故食饮欠佳,去王不留行、草果,加车前子以增利水之力,加炒三仙以增进食欲。

**三诊**:1996年5月13日。自述症状明显好转,饮食及体力均较前转佳,仍感双眼视物模糊,双下肢较轻度浮肿,舌淡苔薄白,脉沉细弱。查肝功能(-),B超示肝硬化图像,腹腔内见少量液性暗区,最深处为3.1cm,提示腹水已减少,上方加白蒺藜15g、茺蔚子15g继服,予12剂,每服2剂停1日。

三诊诸症进一步好转,B超示腹腔积液已大为减少,唯仍感视物模糊是因肝经郁热,上冲于目而致,加白蒺藜、茺蔚子清肝明目。

**四诊**:1996年8月6日。患者已服药60余剂,诸症明显减轻,现小腹时有隐痛,大便黏腻不爽,苔薄黄腻,脉沉细滑。另调下方与上方间日1剂,交替服用。

老木香9g,厚朴9g,当归12g,白芍15g,葛根24g,黄芩9g,黄连6g,乌药12g,炒枳实9g,扁豆花15g,焦山楂15g,甘松9g。上方水煎2次共兑为450ml,早晚2次温服,与原方间日1剂交替服用。

四诊先后服药60余剂,诸症减轻,是因湿热聚于下焦,故仍感小腹隐痛,大便黏腻不爽,苔薄黄腻,脉沉细滑,另调清肠祛湿方与原方间日服之,以调适大便,行气止痛。

**五诊**:1996年9月13日。自述服药后,腹痛已止,大便已正常。无明显不适,嘱仍用三诊方间日1剂。

五诊腹痛已止,大便正常,仍宗原方,间日1剂服之。

**六诊**: 1996年10月21日。患者前后共服用本方120余剂,自觉体力饮食正常,二便调,腹胀已消失,腿肿已消,舌淡苔薄白,脉弦。查肝功能(−),B超示肝右叶厚8.0cm,肝左叶厚5.6cm,边缘不光滑,肝内血管走行不清晰,门静脉内径1.3cm,胆囊5.8cm×2.7cm,厚0.6cm,水肿,脾厚4.2cm,提示慢性肝病,肝硬化,至此,腹水已消。另调健脾益气、软坚散结法以善其后:

生黄芪24g,白术15g,怀牛膝12g,宣木瓜12g,黄精15g,芡实12g,薏苡仁3g,防己12g,茯苓30g,鳖甲15g(先煎),龟甲15g(先煎),瓦楞子30g,楮实子15g,浙贝母9g,嫩豆蔻9g,马鞭草15g。上药水煎服,每服2剂停1日。

六诊前后共服120余剂,腹水已消,诸症悉除,自觉体力饮食正常,B超示慢性肝病,肝硬化,至此腹水已除,肝功能(−),久病脾气虚弱,无力鼓动血行,肝积未除,故另调健脾益气、软坚散结法以针对肝硬化与肿大之脾脏,以治其本,从而杜绝腹水再生的条件。

**按语**:"有是证用是药"是中医临证的不二法则,臌胀亦然。本例患者不同的阶段表现出不同的证候,临证时就随证变而法变,随法变而方变,随方变而药异,体现了中医阶段性治疗和环节治疗的方法学与疗效学优势。

## 8. 肝硬化腹水案(温补脾肾法)

**戴某**,男,52岁,2006年4月7日初诊。

**主诉**: 肝炎史3年,腹部反复胀大半年。

**现病史**: 患者3年前发现慢性乙型肝炎,ALT升高,AST升高,HBsAg(+),HBeAg(+),抗-HBc(+),B超示肝硬化腹水,脾大。经用保肝利水治疗后病情好转,后时有反复,用利尿药每可收效。半年前因过劳后又感腹大,尿少,乏力,肢冷,用利尿药治疗效欠佳,仍感腹胀大,乏力倦怠,畏寒肢冷,尿少,饮食差,遂入院治疗。

**查体**: 老年男性,慢性肝病容,消瘦,面萎黄,腹膨隆,肝脾未满意触及,腹水征(+),

本例乙肝后肝硬化腹水属中医臌胀之脾肾阳虚型,患者腹水反复3年,病情日久,伤及脾肾之阳,盖水之制在脾,水之主在肾,脾阳虚则湿难运化,肾阳虚则水不化气而致水湿内停。肾阳虚衰,寒水内停,则小便不利、尿少;脾阳虚衰,运化失职,不能温养四肢,故腹胀、纳差、畏寒肢冷,乏力倦怠;舌淡苔薄白,脐微突出,双下肢中度浮肿,舌淡苔薄白,脉沉缓。

**辅助检查:** 乙肝大三阳,HBV-DNA 2.6E+007 copies/ml,ALT 67U/L,AST 62U/L,TBil 21.5μmol/L,A/G=29/31,B超示肝硬化腹水,脾大。WBC↑,PL↓。

**西医诊断:** 乙肝后肝硬化腹水。

**中医诊断:** 臌胀(脾肾阳虚)。

**治则:** 温补脾肾,化气行水。

**方药:** 桂附理中汤合真武汤加减。

淡附片9g,干姜3g,肉桂4.5g,党参15g,黄芪15g,炒白术15g,茯苓15g,车前子30g(包),巴戟天10g,淫羊藿10g,川椒目9g,砂仁9g,白芍15g,地骷髅30g,玉米须30g。水煎2次共总为500ml,早晚2次温服。每日1剂。

另予拉米夫定100mg,每日1次。螺内酯、氢氯噻嗪等利尿药及一般支持疗法。

**二诊:** 患者治疗半个月后尿量增加,腹水减少,症状减轻,体力改善,怕冷腰酸好转,仍有时腹胀,食欲欠佳,

脉沉缓为阳气亏虚、寒湿内停之证。其证因于阳虚水泛,故治疗当以温补脾肾、化气利水为基本治法,方选桂附理中汤合真武汤加减。

方中附子、干姜、肉桂温肾助阳,以化气行水,兼暖脾土,以温运水湿;巴戟天、淫羊藿性温善补肾阳,益精血;黄芪、党参、炒白术益气健脾,既助附子温阳散寒,又合茯苓宣散水湿;茯苓、车前子利水渗湿,使水邪从小便去,且肉桂配茯苓可增加利水之效;地骷髅、玉米须、椒目行气消胀、利水消肿。白芍其义有四:一者利小便以行水气,《神农本草经》言其能"利小便",《名医别录》亦谓之"去水气,利膀胱";二者柔肝缓急以防腹痛;三者敛阴舒筋;四者可防止附子燥热伤阴,以利于久服缓治。砂仁温通,善化湿行气,兼醒脾和胃。全方温先天,益后天,使阳旺气行水化,脾健中运温化,共奏温阳化气、理中祛湿、利水消肿之功。

二诊服药后患者尿量增加,但仍有腹胀、食欲差,烧心反酸,恐温阳助火,故加黄连、吴茱萸清泻肝火,

偶有烧心反酸,上方加黄连 6g、吴茱萸 3g、炒莱菔子 15g,继服。

和胃降逆,制酸消胀;加炒莱菔子行气消食,继服。

**按语:**阳虚水泛型臌胀多见于肝硬化后期顽固性腹水患者,病情迁延日久,伤及脾肾之阳,然肝为刚脏,内寄相火,刚阳之性易于激发而升越上亢,故临证用药颇感棘手,古人有"肝病忌桂,木得桂则枯"之说,提示大凡辛燥药物均应慎重。一方面临床应审慎辨证,严格指征,严谨组方,慎重选药,在应用辛热方剂和药物时宜辨证佐用适宜的柔润之剂,刚柔相济,既可使阳虚之证清除,又可救偏补弊,适其柔润之体,从而最大限度地减少辛热药物的不良反应;另一方面临床应用温阳法,辛燥药物一般不宜用量过大,用时不宜过久。

## 9. 肝硬化腹水案(温阳利水法)

田某,女,65 岁,1996 年 4 月 12 日初诊。

**主诉:**腹胀伴双下肢浮肿、尿少 8 个月。

**现病史:**8 个月前患者无明显原因出现腹胀、尿少,随即双下肢轻度浮肿,伴纳差、神疲乏力,在当地医院诊为肝硬化腹水,曾予利尿药,时好时犯,近日突感腹胀加重,尿少,双下肢浮肿,纳少,乏力来诊。

**查体:**老年女性,消瘦,神志清,精神可,腹膨隆,腹胸壁未见静脉曲张,肝脾未扪及,腹水征(+),双下肢呈凹陷性水肿,舌淡红苔薄黄腻,脉沉细。

**实验室检查:**肝功能,ALT(−),AST 47U/L,TBil 21.5μmol/L,A/G=35/30,HBsAg(+);血常规,WBC $2.2 \times 10^9$/L,RBC $3.27 \times 10^{12}$/L,HGB 95g/L,PLT $80 \times 10^9$/L;B 超示肝脏体积明显缩小,边缘呈锯齿状,肝内光点粗,回声略强,血管走行欠清,胆囊 5.5cm×4.1cm,壁水肿,厚约 0.9cm,门脉内径 1.3cm,脾厚 3.6cm,腹腔内见不规则液性暗区,最深处达 5.8cm,提示肝硬化腹水。

**西医诊断:**肝硬化腹水。

**中医诊断:**臌胀(阳虚水泛)。

本例肝硬化腹水属中医臌胀之阳虚水泛型,责之于脾虚失运,阳虚不能温化水湿,形成水液的异常积聚,聚于腹则成臌,聚于下肢则为肿,治宜健脾助运,温阳利水,方选决水汤合实脾饮加减治之。

**治则**：温阳利水。

**方药**：决水汤合实脾饮加减。

茯苓皮30g，车前子30g（包），王不留行12g，肉桂6g，赤小豆30g，炒白术15g，薏苡仁30g，厚朴9g，大腹皮15g，淡附片9g，干姜3g，草果9g，广木香9g，宣木瓜12g，黄芪15g，郁李仁15g，灯心草3g，生姜皮3g。水煎2次共兑为500ml，早晚2次空腹温服，每日1剂，每服3日停1日，服1日鲫鱼汤，二者交替服用。

**鲫鱼汤方**：鲜鲫鱼1尾（半斤），剖腹去肠杂，另以砂仁9g，椒目9g，橘皮9g，红皮蒜（去皮）1头，松罗茶9g，生姜3片，纱布包之，置于鱼腹之内，以线缝之，水煮，不放盐，吃鱼喝汤，每日1剂，与决水汤方交替服用。

**二诊**：1996年4月18日。腹胀减轻，小便量稍增，仍纳少乏力，双下肢浮肿，苔薄黄腻，脉沉细弱。上方灯心草改30g，先煎代水，继服。

**三诊**：1996年5月13日。上二方交替服用1个月，自觉明显好转，尿量增加，腹胀已消，饮食及体力均较前转佳，仍稍感视物模糊，双下肢轻度浮肿，苔薄黄，脉沉细弱。查肝功能(-)，B超示肝硬化

决水汤为《辨证录》所载，"决水"者极言其利水功效之巨，方中王不留行通经利水，走而不守，为消肿迅猛之药；肉桂引车前子、赤小豆、茯苓皮、灯心草直入膀胱而利导之。实脾饮温阳健脾，行气利水，以淡附片、干姜、草果温阳燥湿；黄芪、白术、薏苡仁健脾祛湿；郁李仁利水消胀；宣木瓜化湿通络，善消下肢浮肿；木香、厚朴、草果、大腹皮行气利水，共奏利水消胀之功，原方中生姜改为生姜皮更宜于清利，恐甜令中满，故去大枣。

脾虚日久，白蛋白低，利水更耗正气，故加用鲫鱼汤方，鲫鱼富含蛋白，是天然之利尿食品，更加砂仁、椒目、陈皮、红皮蒜、松罗茶等通利之药，以助其利水之效。

上二方交替服用，利水方为主，鲫鱼方为辅，可谓相得益彰。临床每可获效，笔者在临床上每常用此法。

二诊服药平妥有效，诸症减轻，改灯心草30g，先煎代水继服。灯心草质轻味薄，量小难以奏效，量大体积太大，则不宜与诸药合煎，故单用大量灯心草先煎代水，再煎诸药，则既发挥了其量大力专之长，又利于诸药配伍之便，此法笔者多喜用之。

三诊尿量大增，诸症减轻，仍感视物模糊，苔薄黄，是为肝经郁热，故去附子、干姜，另加冬瓜皮利水而不伤阴，加蝉蜕既可利水消肿，又能清肝明目，加木贼草清肝明目。

图像,腹腔内见少量液性暗区,最深 3.1cm,提示腹水已好转,上方去干姜、附片,加冬瓜皮 15g、蝉蜕 9g、木贼草 15g,水煎服,每服 3 剂停 2 天,停服鲫鱼汤方。

**四诊**:1996 年 8 月 6 日。二方共服 60 余剂,诸症明显减轻,上腹时有隐痛,大便黏滞不畅,苔薄黄,脉沉弦滑,原方加甘松 9g、扁豆花 30g 继服,隔日 1 剂。

**五诊**:1996 年 9 月 13 日。服药后大便已正常,无明显不适,仍以利水方隔日 1 剂。

**六诊**:以 5 月 13 日方加减化裁服 120 余剂,自觉体力、饮食及二便已调,诸症消失,苔薄白,脉沉弦,查肝功能(-)。B 超示肝右叶厚 8.0cm,左叶厚 5.6cm,边缘不光滑,光点粗大,回声强,肝内血管走行不清晰,门静脉内径 1.3cm,胆囊 5.8cm×2.7cm,壁厚 0.6cm,水肿,提示慢性肝病,肝硬化。至此腹水已消,另以健脾调中、软坚散结法以作病因之治:水红花子 15g,泽兰 15g,生黄芪 24g,白术 15g,牛膝 12g,宣木瓜 12g,汉防己 12g,茯苓 30g,薏苡仁 30g,鳖甲 15g(先煎),龟甲 15g(先煎),砂仁 9g,路路通 15g,金钱草 15g,半边莲 15g。水煎服,每服 2 日停 1 日。

四诊偶有上腹隐痛,因之于气滞,故加甘松行气止痛,大便黏滞则之于湿热,故加扁豆花清肠导滞。

五诊已无明显不适,舌脉同前,以 5 月 13 日方间日 1 剂服之。

六诊自感诸症已消,体力转佳,饮食及二便正常,肝功能已正常,B 超示腹水已消,仍有胆囊水肿、肝硬化,是为气虚血瘀,肝经癥积,故另调健脾益气、活血软坚法,加金钱草、半枝莲等利胆之剂,肝硬化为臌胀形成之原因,腹水去,将治疗目标转至肝硬化之治,以祛除和减少腹水再生的条件,这其实也是肝硬化腹水最好的善后治疗。

**按语**:肝病水湿积聚主要表现在水聚于腹部的臌胀及双下肢浮肿。在生理状态下,水液代谢有赖于肺之宣降、脾之运化、肝之疏泄、肾之开阖、膀胱之气化及三焦水道之通调等众多脏腑功能的共同作用。肝病特别是终末期肝病如肝硬化失代偿期、肝癌等,可导致多脏器功能失调或衰竭,使体内水湿不得运化转输,形成水液的异常积聚,出现腹水或水肿。本例臌胀系脾虚不运、阳虚水泛所致,用健脾温阳法收到较好的利水效果。臌胀治疗疗程长、治疗难度大,医患均需有足够耐心,在治疗中充分顾及疗效和患者依从性的关系。臌胀治疗过程中会有各种不同的并发症发生,临床证治正可以发挥辨证治疗的灵活性,更容易体现阶段性治疗和环节治疗的方法学优势。

## 10. 肝硬化腹水案(温阳实脾法)

焦某,女,49岁,2009年7月21日初诊。

**主诉**:腹大胀满1周。

**现病史**:患者于2年前劳累后感腹胀满、尿少、乏力,在当地医院查乙肝五项指标、HBV-DNA、生化指标及B超等,诊断为乙肝后肝硬化(失代偿期),经用西药利尿药、补充白蛋白、拉米夫定抗病毒治疗等病情好转。1周前因劳累后,又感腹大胀满、纳差、乏力、四肢困重、双下肢浮肿、手足不温而来诊。

**查体**:中年女性,慢性肝病容,面色晦暗,腹膨隆,脐突,肝脾未满意触及,腹水征(+),双下肢呈凹陷性水肿,舌淡苔薄白,脉沉缓。查肝功能,ALT 45U/L,AST 56U/L,A/G=26/35,HBsAg(+),HBeAg(−), 抗-HBc(+),HBV-DNA2.6E+002copies/ml。B超示肝硬化,脾厚大,腹水(最深处达56mm)。

**西医诊断**:肝硬化失代偿期。

**中医诊断**:臌胀(脾阳不充)。

**治则**:温阳实脾,行气利水。

**方药**:实脾饮加减。

淡附片9g,干姜6g,茯苓15g,白术30g,黄芪30g,草豆蔻9g,厚朴9g,车前子30g(包),冬瓜皮15g,木香9g,木瓜12g,大腹皮15g,牵牛子3g,薏苡仁30g,白豆蔻9g,生姜皮3g为引,水煎

本例肝硬化腹水属中医臌胀之脾阳不充证,患者腹胀、纳差、四肢困重、手足不温、腹膨隆、双下肢水肿,舌淡苔薄白,脉沉缓均为脾阳不充之征象,治宜温阳实脾,行气利水。

方用实脾饮加减,实脾饮出自《济生方》一书,功在温阳健脾,行气利水,专为脾阳不充之臌胀、下肢水肿等阴水之证者而设。

方中淡附片、干姜温运中阳,以化水湿;实脾饮作为温阳实脾之剂,为治疗阴水之代表方剂,但方中温阳行气之药有余,健脾益气之力不足,故本方黄芪、薏苡仁、白术、茯苓以健脾利水;草豆蔻温中化湿;加车前

2 次共兑为 450~500ml，早晚 2 次空腹温服，予 7 剂。

二诊：2009 年 8 月 2 日。患者服 10 剂后感腹胀减轻，小便量增加，全身症状明显好转，腹水消退已近大半，腿肿减轻，仍感口干、舌燥，B 超示肝硬化伴少量腹水（最宽处约 13mm），上方去干姜，加玄参 12g、石斛 12g 继服。

三诊：2009 年 10 月 7 日。患者先后服 60 余剂，腹水已消失，患者仍稍感腹胀乏力，是为脾气亏虚之征。另调：黄芪 150g，白术 150g，炒山药 150g，黄精 150g，莲子 150g，薏苡仁 150g，茯苓 150g，砂仁 100g，西洋参 150g，龙眼肉 100g，当归 150g，鸡内金 150g，海蛤壳 150g，枳壳 100g，青皮 100g，瓦楞子 150g。水泛为丸，每次 10g，每日 3 次，以图巩固。继用西药抗病毒药及保肝药等基础治疗。

子、冬瓜皮利水消肿；木香、厚朴、大腹皮、木瓜理气宽中，行气利水；牵牛子以增其利水消肿之效，加白豆蔻以和胃调中；生姜皮易生姜作为引药更助于行水；原方去甘草，因甘草可使水钠潴留，有碍于利水消肿；去大枣因甜令中满，腹大胀满者不宜妄投。故而本方温阳健脾而又行气利水，以实现胀消肿退的治疗目标。

二诊患者服药有效，腹胀腿肿减轻，利水易伤阴，阴伤则口干舌燥，去干姜以减温燥，加玄参、石斛以养阴生津。

三诊患者先后服 60 余剂，胀消肿退，停用汤剂，另以健脾消积法配制水丸以治疗肝硬化，以杜绝腹水再生。抗病毒药及阶段性保肝治疗等基础治疗仍继续。

按语：肝硬化腹水之中医脾阳不充证临床每多见之，温阳健脾利水是为正治之法，用之得当，多可收效。腹水是肝硬化失代偿期的一个重要并发症，而作为臌胀则是中医一个独立的病症，臌胀的治疗对肝硬化而言是一重要的阶段性治疗，待腹水消退后即调为健脾消积，针对原发病以作善后治疗，同时乙肝病毒和由此产生的肝脏炎症是肝硬化的直接原因，因此，抗乙肝病毒和阶段性保肝治疗也是本病最重要的治疗途径，应继续按要求长期进行。

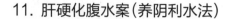

## 11. 肝硬化腹水案（养阴利水法）

徐某,男,54岁,2010年4月15日初诊。

**主诉**:腹胀、尿少2个月。

**现病史**:患者于4个月前发现慢性乙型肝炎,ALT升高,AST升高,TBil 27.5μmol/L,HBV-DNA 4.90E+06copies/ml,诊为慢性乙型肝炎,经保肝治疗后好转。未予抗病毒治疗。2个月前因劳累后感腹胀、膨隆、尿少、双下肢浮肿,在当地医院诊为肝硬化腹水。查肝功能,ALT 79U/L,AST 121U/L,TBil 31.6μmol/L,A/G=27/35。B超示肝硬化,腹水,脾厚5.9cm。经住院用保肝、补充白蛋白利水治疗,腹水减少,腹胀稍感减轻。近半个月来仍感烦热口干,咽干,腹胀,尿少黄赤,皮肤干燥瘙痒,大便干,腰痛乏力来诊。

**查体**:患者老年男性,消瘦,慢性肝病容。双巩膜及全身皮肤轻度黄染,双肝掌(+),腹部膨隆,胸、腹壁静脉曲张,脐外突,肝脾未满意触及,腹水(++),双下肢无水肿,舌红少苔,脉细数。

**辅助检查**:ALT 68U/L,AST 92U/L,TBil 29.2μmol/L,HBsAg(+),HBeAg(+),抗-HBC(+),HBV-DNA 5.40E+06copies/ml,WBC 9.7×10⁹/L,PLT 56×10⁹/L。

**西医诊断**:乙肝肝硬化失代偿期,脾功能亢进。

**中医诊断**:臌胀(阴虚水泛)。

**治疗**:建议继续保肝、补充白蛋白、利尿治疗,立即用拉米夫定与阿德福韦酯抗病毒治疗。

**治法**:养阴利水。

**方药**:猪苓汤加减。

石燕15g,猪苓45g,茯苓皮30g,滑石15g,白茅根30g,阿胶11g(烊化),冬瓜皮15g,通草9g,炒莱菔子15g,楮实子15g,枸杞子15g,生白术15g,扁豆皮30g,茵陈15g,生地黄15g,太子参15g,浮萍9g,地锦草15g,白豆蔻9g。水煎2次共兑为500ml,早晚2次,温服。

本例肝硬化腹水属中医臌胀之阴虚水泛型,患者就诊前已经西医诊断并用利水治疗2个月,耗伤阴津,水未尽去而阴津已伤,呈现阴虚水泛之象,在治疗上宜用养阴利水之法,方选猪苓汤加减治之。

方中石燕味甘咸,性凉,入肾与膀胱经,能除湿热、利小便,是笔者治疗阴虚腹水之最为常用之药；重用猪苓、茯苓皮、滑石、白茅根、通草、扁豆皮等滋阴利水；阿胶滋阴养血润燥；炒莱菔子行气消胀；生白术益气滋阴润肠，既可助脾运，又可治便干；枸杞子益肾养肝；楮实子益肾通经利水；太子参益气养阴，生地黄滋阴凉血，茵陈、地锦草清肝利胆、利湿退黄；浮萍利尿透疹止痒；白豆蔻醒脾护胃。全方利水而不伤阴，养阴而不恋邪，共奏养阴利水之效。

二诊服药有效，尿量增加，烦热、口干、舌红等阴虚之症减轻。仍有齿衄，是血热上逆所致，故加藕节炭继服。

三诊又服 12 剂后，腹水已消大半，诸症继续好转，因肝积乃臌胀生成之源，因此除继服上方外另加赤芍、鳖甲、龟甲活血软坚，以期对肝硬化与脾大有所缓解。

二诊：2010 年 4 月 26 日。患者服用上方 12 剂后自感腹胀减轻，24 小时尿量增加至达 2 400ml，口渴、口干、烦热症状亦有减轻。仍偶有牙衄。舌淡红少苔，脉沉细数。上方加藕节炭 12g 继服，予 12 剂。

三诊：2010 年 5 月 10 日。服药有效，腹水已消大半，诸症减轻。查 HBV-DNA1.46E+03copies/ml，ALT（－），AST 56U/L，TBil 21.3μmol/L。B 超示肝硬化，脾厚 5cm，腹腔少量积液。舌淡红，苔薄黄，脉沉细。宗上方加赤芍 15g、鳖甲 15g（先煎）、龟甲 15g（先煎）。

**按语**：阴虚水泛型臌胀临证用药颇感棘手，滋阴易恋湿，利水易伤阴，故需选益阴利水之药，使利水而不伤阴。本病乙肝病毒载量较大，是导致肝硬化并发生腹水的主要原因，因此及时应用抗乙肝病毒药物是最为关键的一环，用拉米夫定 1 个月后三诊复查 HBV-DNA 降至 1.46+03copies/ml，ALT、AST、TBil 已经或接近正常。治疗过程要中西药物互相协同，抗病毒西药针对病因及生化指标，中药养阴利水方主要祛除腹水及阴虚血燥引起的诸多临床证候，二者发挥了较好的互补作用。

## 12. 肝硬化腹水案（清热利水法）

徐某,男,38岁,1997年9月26日初诊。

**主诉**:腹胀大、双下肢浮肿1月余。

**现病史**:患者有饮酒史8年(每天饮白酒400ml),从未间断。1个月前感腹胀大,右胁隐痛不适,双下肢水肿,伴乏力,尿少色黄,食欲差,大便正常,时有双手震颤。

**查体**:青年男性,面色苍黄,慢性肝病容,双巩膜中度黄染,胸部可见蜘蛛痣数个,双肝掌(+),腹软稍膨隆,肝脾触及不满意,腹水征(+),双下肢轻度浮肿。舌暗苔黄厚,脉弦细。

**辅助检查**:肝功能,ALT 85U/L,AST 174U/L,AKP 242U/L,GGT 516U/L,TBil 69.0μmol/L,A/G=32.9/34.1,HBsAg(−)。B超示肝脏体积缩小,边缘呈锯齿样,肝内光点粗大,回声强,肝内血管走行不清,胆囊壁水肿增厚,大小为5.8cm×3.8cm,门静脉内径1.4cm,脾厚5.6cm,脾门静脉内径0.9cm,腹腔内呈不规则液性暗区,最深为5.9cm,提示肝硬化腹水。

**西医诊断**:酒精性肝硬化并腹水。

**中医诊断**:臌胀(湿热蕴结),黄疸(肝胆湿热)。

**治则**:清热利水,利胆退黄。

**方药**:栀子9g,水红花子15g,龙胆草9g,黄柏9g,知母9g,赤芍30g,鸡内金15g,茵陈15g,地耳草15g,金钱草15g,竹叶9g,茯苓皮30g,猪苓15g,车前子30g(包),牛膝12g,王不留行12g,砂仁9g,生甘草3g,地骷髅30g。上方水煎2次共为500ml,早晚2次空腹温服,予10剂。

本例酒精性肝硬化腹水,系长期嗜酒,酒毒伤肝,继而伤及脾土,脾虚不能运化水湿,故见腹胀大、下肢浮肿等臌胀之征,尚表现巩膜及全身皮肤黄染、尿少色黄等黄疸之象,是嗜酒导致湿热蕴于肝胆,结于中焦所致,治以清热利水为主,兼以利胆退黄。

方中以水红花子、茯苓皮、猪苓、车前子、王不留行、地骷髅活血通经,行气宽中,利水消胀;用茵陈、龙胆草、栀子、竹叶、地耳草、金钱草、黄柏清热利湿退黄;赤芍凉血退黄;牛膝活血通经,益

**二诊**：1997年10月6日。患者服上药10剂后感诸症减轻，腹胀稍缓，小便量增加，仍感两胁隐痛，眠差，双下肢轻度浮肿，尿黄，大便调。舌淡红苔薄黄，脉沉细数，原方加延胡索12g。上方水煎2次共为500ml，早晚2次空腹温服，每日1剂。

**三诊**：1997年10月20日。患者又服半个月后自感腹胀消失，胁痛减轻，小便量已正常，双下肢浮肿已消，饮食及大便正常，尿黄。查B超示肝脏大小形态正常，肝内血管走行清晰，肝内外胆管无扩张，光点粗大，门静脉1.4cm，胆囊5.5cm×2.4cm，壁水肿增厚，胰腺(-)，脾厚5.6cm，慢性肝病。至此，肝硬化腹水已消失。肝功能：ALT 78U/L，AST 86U/L，TBil 56μmol/L，A/G=35/31.2。

**查体**：青年男性，慢性肝病容，巩膜中度黄染，胸部可见蜘蛛痣，腹软，肝于右肋下未触及，剑下1.5cm，质韧。脾于左肋下2cm，质韧，腹水征(-)，双下肢无水肿。舌暗红苔薄黄，脉沉细滑。另调清热利湿、凉血退黄法：

茵陈24g，地耳草24g，金钱草15g，滑石15g，石韦15g，通草9g，车前草15g，赤芍30g，牡丹皮9g，水牛角粉30g(包)，生

肝肾，利水通淋；知母止渴除烦热；砂仁醒脾开胃；鸡内金软坚散结，开胃消食；生甘草清热解毒，调和诸药。全方清热利水而不伤阴，清热祛湿兼可退黄。

二诊患者服药平妥有效，诸症减轻，以利水消胀之效较显，仍胁痛、失眠，此系肝经余热，阻塞气机，扰动心神所致，故加延胡索一味，延胡索除有较好的行气活血止痛作用外，尚有镇静催眠及安神之效，对本例胁痛失眠最为相宜。

三诊腹水、腿肿已消，黄疸仍未全退，胆红素仍偏高，尿黄，是肝经湿热未清之征，故另调清热利湿、凉血退黄方治之。茵陈、水牛角粉、地耳草、金钱草清热利胆退黄；滑石、石韦、通草、车前草利尿祛湿退黄；生地黄、赤芍凉血退黄；八月札祛湿消肿、利尿退黄，尚可消积散结；马鞭草活血祛瘀消积；橘络通经止痛；白豆蔻醒脾护胃。时值秋季，嘱用鲜玉米须为引，玉米须既可利湿退黄，又能清热消肿，是清利湿热之天然良药。

地黄 15g,八月札 15g,路路通 15g,马鞭草 15g,橘络 12g,白豆蔻 9g,玉米须 30g 为引。上药水煎 2 次共为 500ml,早晚 2 次空腹温服,每服 3 日停 1 日。予 14 剂。

**四诊**:1997 年 11 月 6 日。

患者自述服药后黄疸减轻,尿色变淡,体力转佳,巩膜及全身皮肤轻度黄染,舌淡红苔薄黄,脉沉弦细。上方去生地黄,加鳖甲 15g(先煎)、龟甲 15g(先煎),继服。

四诊诸症减轻,血热之征渐祛,故上方去生地黄,肝积仍在,故加鳖甲、龟甲以消癥化积,积极治疗肝硬化,以防腹水再生。

**按语**:在现代医学中,肝硬化腹水是肝硬化失代偿期的一个并发症,与中医臌胀相对应;而本例又有黄疸体征,而黄疸则亦为中医一个独立的病证,这样就形成了西医肝硬化腹水与中医臌胀、黄疸两个病证的重叠对应,在中医治疗上形成两个治疗环节即利水消胀和祛湿退黄,一般说腹水消退较快,黄疸清除较缓,因此在治疗上先以清热利水为主,兼以退黄;腹水消退后,再以清热祛湿退黄为主,兼以活血软坚以治其本,如此对不同环节有先有后,有主有次,才能收到较为满意的疗效。

## 13. 肝硬化腹水案(活血利水法)

庞某,男,60 岁,1997 年 1 月 6 日初诊。

**主诉**:腹胀大 5 个月。

**现病史**:患者于 1996 年 8 月无明显原因即感腹胀,继而尿量减少,在医院做腹部彩超示肝硬化腹水,用利尿剂、保肝药及补充白蛋白等治疗,诸症稍缓。近日仍感腹胀,纳可,齿衄,眠差,双下肢浮肿,尿少,大便调,日行 1~2 次。

**查体**:老年男性,巩膜轻度黄染,肝掌(+),腹大膨隆,肝脾未触及,腹水征(+),双下肢轻度浮肿,舌暗红苔薄白,脉沉细弦。

**辅助检查**:肝功能,ALT 43U/L,AST 63U/L,GGT 110U/L,A/G= 37.9/20.64,TBil 26.17μmol/L;腹部彩超示肝右叶明显被压缩,呈锯齿状,内部光

本例肝硬化腹水除腹胀大,双下肢浮肿等证外,尚有齿衄、肝掌等明显的瘀血之征,腹部彩超提示肝硬化、脾大,更是瘀血结聚而成,患者因腹胀大就诊求医,此臌胀即所谓血臌,治当活血利水法治之。

点增多增粗,血管走行不清,门静脉1.7cm,胆囊7.2cm×3.2cm,壁厚呈双边,胰头2.0cm,胰体1.0cm,脾厚5.5cm,肋下2cm,腹腔见大量液性暗区,提示肝硬化腹水,脾大。CT示肝硬化、脾大、腹水。HBsAg(+),抗-HBe(+),抗-HBC(+)。

**西医诊断**:肝硬化,腹水,门静脉高压,脾大。

**中医诊断**:臌胀(血瘀阻络)。

**治则**:活血利水法。

**方药**:水红花子15g,泽兰15g,牡丹皮9g,炒山药15g,楮实子15g,净蝉蜕9g,猪苓15g,大腹皮15g,半边莲15g,生黄芪15g,鸡内金15g,炒莱菔子15g,茯苓30g,王不留行12g,路路通15g,牛膝12g。上药水煎2次共兑为450~500ml,早晚2次空腹温服,每日1剂。予14剂。

方中水红花子、泽兰、路路通、牡丹皮、王不留行皆有活血通络、利水消肿之效;牛膝引血下行,有资料报道可降低门静脉高压;半边莲利水消肿且可利胆退黄;蝉蜕、猪苓、茯苓具有利水消肿之效;大腹皮、莱菔子行气利水消胀;楮实子利水消积;生黄芪益气健脾,利水消胀;炒山药、鸡内金健脾助运。活血治其本,利水治其标,收到满意效果。

**二诊**:1997年1月20日。患者服药后诸症减轻,小便量增加,腹胀减轻,苔薄白,脉沉细弦,仍宗原方继服。

二诊腹胀减轻,小便量增加,宗原方继服。

**三诊**:1997年2月20日。患者服药30剂后,腹胀已消失,尿量每24小时2 500ml,腿肿已消失,仍感全身痒,尿黄,耳鸣,大便稀,时齿衄。查体:肝掌(+),腹软,肝未触及,脾于左肋下2cm可触及,腹水征(-),双下肢无水肿,舌红苔薄黄,脉沉细。另调凉血活血、利胆退黄法治之:

三诊腹水消失,尿量增加后,黄疸之证有所彰显,仍有齿衄,是热入营血,湿聚肝胆之征,故另调凉血活血、利胆退黄之剂,重用地黄炭、当归、牡丹皮、水牛角粉、怀牛膝、白茅根、地锦草等凉血活血、退黄止衄;茵陈、地耳草清热茵陈 15g，地耳草 15g，地黄炭 15g，牡丹皮 9g，水牛角粉 30g（包），怀牛膝 12g，车前草 15g，炒当归 12g，茯苓 15g，白茅根 30g，冬瓜皮 15g，地肤子 15g，地锦草 15g，浮萍 9g，嫩白豆蔻 9g。水煎 2 次共兑为 450~500ml，早晚 2 次空腹温服，每日 1 剂。

**四诊**：1997 年 5 月 26 日。患者以上方加减化裁，前后共服药 100 余剂，自感体力如常，腹胀已消失，时腰酸耳鸣，饮食可，二便正常，牙衄已止。舌淡红苔薄白，脉沉细。辅助检查：肝功能，ALT 40U/L，AST 40U/L，AKP 59U/L，GGT 76U/L，TBil 18.4μmol/L，A/G=44.0/23.0，HBsAg（-）。腹部彩超示肝脏大小形态正常，肝内回声均质，血管走行清晰，光点粗大，门静脉 1.3cm，胆囊 5.5cm×4.2cm，胰头厚 1.7cm，胰体 1.1cm，脾厚 3.1cm，双肾（-），提示慢性肝病观察，胆囊炎。至此，腹水已全消，脾脏回缩，门静脉高压缓解。另宗滋肾清肝法治之：

女贞子 15g，墨旱莲 15g，肥知母 9g，盐黄柏 9g，泽泻 9g，茯苓 15g，牡丹皮 9g，霜桑叶 12g，黑芝麻 30g，生地黄 15g，灵磁石 15g，嫩白豆蔻 9g。水煎 2 次共兑为 450~500ml，早晚 2 次空腹温服，每日 1 剂。每服 3 日停 1 日。

利胆退黄；车前子、冬瓜皮、茯苓利水消肿；以地肤子、浮萍祛湿止痒，白豆蔻顾护脾胃，终使黄退衄止、瘀血渐消。

四诊服药 100 余剂后，复查腹部彩超提示肝硬化已逆转，脾大已回缩，唯偶感腰酸耳鸣，是为肝病日久及肾，使肾阴亏虚及长期应用辛燥药物利尿使肾水亏耗所致，再调滋肾清肝法治之。二至丸、六味地黄丸、桑麻丸三方合而用之。二至丸滋补肝肾，专治眩晕耳鸣；六味地黄丸滋阴益肾，补泻兼施；桑麻丸为桑叶清上，黑芝麻填下，对肾虚耳鸣头晕尤为相宜，笔者尤为推崇并喜用二药。方中另用灵磁石平肝潜阳，具有聪耳明目之效，专治耳鸣耳聋之症。肝肾同源，补肾阴即柔肝体，肝体得养，功能渐复则可取长远之效。

**按语**：本例腹水患者回顾性诊断应为特发性门静脉高压所致，脾肿大、肝掌，是为血瘀之征。中医学认为臌胀一证虽成因复杂，但古人执简驭繁，概括分为气、血、水三臌。本例恰与血臌对应。活血利水法是为正治之法，也收到了较好效果。本例证治过程较好地体现了辨证论治的灵活性，本病治疗经过了三个不同的阶段，臌胀在先，黄疸位中，耳鸣在后，因而利水消胀在前，利胆退黄居中，滋肾清肝殿后。证变而法异，法异而方变，古人倡导的"有是证用是药"是其不二法则。

## 14. 肝硬化腹水案(行气消胀法)

陈某,男,54 岁,2007 年 5 月 26 日初诊。

**主诉:**腹胀大不能转侧半个月。

**现病史:**患者有长期嗜酒史 20 年,1 年前曾发现肝区痛,目黄、尿黄、乏力。在当地医院查肝功能,TBil 32.6μmol/L,ALT 97U/L,AST 68U/L,GGT 262U/L。B 超示肝硬化,脾厚 4.9cm。住院治疗后好转,已戒酒,出院后坚持上班。半个月前因劳累后感上腹撑胀,继而腹部膨隆,右胁痛,不能转侧,尿少,双下肢轻度浮肿,来诊。

**查体:**老年男性,慢性肝病容,双巩膜及全身皮肤轻度黄染,腹膨隆,叩之如鼓,肝脾未触及,腹水征(+),双下肢轻度浮肿。舌淡红,苔薄黄腻,脉弦滑。

**辅助检查:**肝功能 ALT 62U/L,AST 53U/L,TBil 27.6μmol/L,GGT 185U/L,A/G=27/34。B 超示肝硬化腹水,脾大。

**西医诊断:**酒精性肝硬化(失代偿期),腹水。

**中医诊断:**臌胀(气滞水聚,湿热内蕴)。

**治则:**行气消胀,清热利湿。

**方药:**平胃散合灯草莱菔汤加减。

苍白术各 15g,厚朴 12g,橘皮 9g,生甘草 3g,茯苓 15g,川木香 9g,大腹皮 15g,香橼皮 15g,砂仁 9g,刘寄奴 15g,炒莱菔子 15g,茵陈 15g,地耳草 15g,车前草 15g,石韦 12g,灯心草 30g(先煎代水)。上方水煎 2 次共兑为 500ml,早晚 2 次空腹温服,每服 3 日停 1 日,予 12 剂。

本例肝硬化腹水属中医臌胀之气鼓,古人论何为气鼓时说:腹大中空,叩之如鼓,或有振水之声,两胁胀痛,不得转侧,朝宽暮急,善太息,嗳气,或矢气后腹胀稍缓,饮食减少或食后腹胀,每遇情志刺激则加重,尿少或赤短,舌淡苔薄白,脉多弦紧。此例正如此。除气滞腹胀之证外,尚表现为巩膜及全身皮肤黄染、胆红素升高、尿黄、苔黄腻等湿热之象。故治宜行气消胀,兼清热利湿。

本方以平胃散加木香、大腹皮、香橼皮、砂仁行气消胀利水;灯草莱菔汤为灯心草合莱菔子二味组成,一为清心利水,一为下气利水,灯心草质轻味薄,量小常难奏效,以大量灯心草(30g)先煎代水,煮沸约 20 分钟后单独搁置,水冷后再浸泡方中诸药水煎，以增其利水之效；方中加地耳草、茵陈清热利胆退黄，车前草、石韦利尿通淋、祛湿退黄，以上四味清利之药都具有良好的护肝之效，对于降低 TBil、ALT、AST 及 GGT 等生化指标可有助益；本方加刘寄奴除可通络利水外，尚可破血消积，以期软缩肝脾。

二诊患者服药后，病已减大半，原方继服，另加黄芪一味益气健脾助运。

三诊腹水全消，黄疸已退，诸症悉减，已无明显不适，唯 B 超示肝硬化及肝功能稍有异常，嘱服谷胱甘肽片以作保肝之治。行气消胀、清热利湿日久最易耗伤正气，故另以疏肝健脾法，以柴芍疏肝，以六君子汤健脾益气，更加鳖甲、龟甲、马鞭草软坚散结、破血消积以针对肝硬化和脾大，预防和避免腹水再生。

二诊：2007 年 6 月 11 日。患者服上方共 12 剂后，自感腹胀减轻，腹水已消大半，尿量增加，尿黄减轻，双下肢浮肿已消，饮食改善，苔薄白，脉沉弦。上方加黄芪 24g，继服 12 剂。

三诊：2007 年 7 月 12 日。患者服用上方 1 个月，自感腹胀消失，尿量基本正常，双下肢浮肿消退，体力正常，饮食如常，大便调，小便已不黄。查肝功能，ALT 46U/L，AST 42U/L，TBil 22.6μmol/L，GGT 96U/L，A/G=30/32，B 超示肝硬化，脾厚 4.5cm。至此，腹水已消。生化指标有明显改善。患者巩膜及全身皮肤已无明显黄染，腹软，肝于肋下及剑下均未及，脾于左肋下 2.5cm，压痛(-)，腹水征(-)，双下肢无水肿。舌淡苔薄白，脉沉细。予健脾调中法治之，以柴芍六君子汤加味：

柴胡 15g，白芍 15g，台党参 15g，焦白术 5g，茯苓 15g，炙甘草 3g，陈皮 9g，薏苡仁 30g，莲子 9g，扁豆皮 15g，地耳草 15g，淡竹叶 9g，鳖甲 15g(先煎)，龟甲 15g(先煎)，马鞭草 15g，砂仁 9g。水煎 2 次共为 500ml，早晚

2 次空腹温服,每服 2 日停 1 日。予 20 剂。

嘱加服谷胱甘肽片,每次 2 片,每日 3 次,以作护肝之治,1 个月后复查肝功能。

**按语**:风劳鼓格为四大难证之一,鼓证正在其内。鼓证成因复杂,证候繁多,古人立论分类亦甚为纷繁,但要言之不外气血水三鼓,正如喻嘉言所云:"胀病亦不外水裹、气结、血瘀";临证详辨气、血、水,理清肝脾肾,则其治可知大概矣。本例为气结水聚,行气消胀是为正治,更因证兼湿热,故兼以清热利湿,顺势引导使水利之于内。疏肝行气药质轻味薄,性多辛燥,清利之药用久亦可耗伤正气,故此二类药用量不宜过大,用时不宜过久,腹水消后即调健脾培土方药,以巩固疗效。

## 15. 肝硬化腹水案(行气利水法)

胡某,男,58 岁,2021 年 4 月 5 日初诊。

**主诉**:腹胀半月余,加重 1 周。

**现病史**:患者长期大量饮酒史 20 余年,每天白酒饮量约 500ml。3 年前发现右胁痛,黄疸,脾大,牙衄、鼻衄,肝功能 ALT 升高,AST 升高,GGT 升高,TBil 升高,数值均不详,B 超示肝硬化、脾大,在当地医院诊为酒精性肝硬化,嘱戒酒并予保肝治疗,病情逐渐趋于稳定。半个月前因暴怒后感周身不适、腹胀、尿少,双下肢浮肿,在当地医院诊为肝硬化腹水,予保肝利尿治疗,效不显著。近日仍感腹胀、纳差、尿少、腿肿而就诊。

**查体**:老年男性,面色苍黧,巩膜及皮肤轻度黄染,腹膨隆,胸腹壁可见轻度静脉曲张,脐心微突,腹部扣之如鼓,肝脾未触及,腹部压痛(±),腹水征(+),双下肢凹陷性水肿。舌淡苔薄白腻,脉沉濡。

**辅助检查**:AST 45U/L,TBil 22.4μmol/L,GGT 51U/L,A/G 34/41。腹部彩超可见肝被膜不光整,回声欠均匀,探及数个低回声结节,较大者 0.6cm×0.5cm,门静脉 1.2cm,脾厚 5.4cm,长约 15.3cm,肝周、脾周及下腹部均探及游离液性暗区,提示肝硬化、

本例酒精性肝硬化失代偿出现腹水征,恰属中医臌胀之证,对于其形成,《景岳全书》谓"纵酒无节,多成水臌",可见中西医对本病形成的病因认识是一致的。酒毒伤肝,气结而不行,肝郁久致脾虚失运,水湿不化聚而成臌。治宜行气除胀、利水消肿。

脾大、腹水(大量)。

**西医诊断**:酒精性肝硬化(失代偿期)。

**中医诊断**:臌胀(气滞水泛)。

**治则**:行气除胀,利水消肿。

**方药**:自拟蝉衣利水方。

净蝉蜕12g,炒莱菔子15g,地骷髅30g,大腹皮15g,车前子30g(包),砂仁9g,冬瓜皮15g,茯苓皮30g,炒王不留行12g,牵牛子3g,水红花子15g,郁李仁15g,川椒目6g,通草6g。上药水煎2次共兑为500ml,每日1剂,早晚2次空腹温服,每服6日停1日。予12剂。

笔者所拟"蝉衣利水方"即专为气结水聚之臌胀而设。方中以净蝉蜕宣达肺气,通调水道,作全方统领之药,张锡纯曾谓其"善利小便",笔者常用蝉蜕作利水之药,验之临床,确有良效;莱菔子与地骷髅同为一体,一为成熟种子,一为地下老根,子专于消食导滞、降气消胀,根长于宽胸行气、利水除肿,二药同用共奏行气利水之效;方中大腹皮、砂仁、川椒目均为味辛性温之药,功专行气利水,温中祛湿;而车前子、冬瓜皮、通草则俱为味甘性寒之品,均具利尿消肿之功,两组药辛甘互济、寒温并行,使利水之效更著,消胀之力更宏;茯苓皮味甘性平,专利肢体水肿,对患者双下肢水肿尤为适宜;方中稍佐泻下逐水之牵牛子,以增全方利水消胀之力;王不留行、水红花子二药既可活血通经消积,又能利水消肿,以针对患者齿衄、胸腹壁静脉曲张等瘀血之证。本方为一派利水药组成,利小便即实大便,利水日久易致肠燥便干、阴液亏耗,郁李仁一味既有利水消肿之效,又可润肠通便、养阴润燥,以补久利伤阴之弊,是笔者最为常用之药。本方用于气结水聚之臌胀每可获效。

二诊：2021年4月18日。患者自述服药后效果显著，腹水已减大半，腹胀急明显减轻，饮食较前好转，尿量增加，双下肢浮肿减轻，唯小便仍黄色，偶有齿衄。舌淡红苔薄黄腻，脉沉濡。上方去川椒目，加地耳草15g、花蕊石9g，继服，予12剂。

三诊：2021年5月2日。患者自述服药有效，腹膨隆已消失，尿量已趋于正常，尿黄减轻，双下肢浮肿已消，仍偶有牙衄。舌淡红苔薄黄，脉沉弦细。辅助检查：AST 43U/L，GGT 54U/L，TBil 21.3μmol/L，腹部彩超示肝大小形态尚可，被膜不光整，实质回声增粗欠均匀，右肝内探及0.8cm×0.7cm回声结节，门静脉1.1cm，脾厚5.3cm，长约15.5cm，脾静脉1.1cm，肝肾间及下腹部探及少量液性暗区，提示肝硬化、脾大、腹水（少量），肝实性结节。上方去牵牛子、车前子，加海蛤壳15g、三七粉3g（冲服），予15剂，每日1剂，每服2剂停1日。

四诊：2021年5月26日。患者自述服药有效，已无明显不适，双下肢浮肿已消，牙衄已止，舌淡苔薄白，脉沉细。辅助检查：肝功能（-），腹部彩超示肝硬化、脾大，未探及腹腔积液。至此，腹水已消失。另调健脾磨积法以作善后之治，方选香砂六君子汤加减：

党参15g，白术15g，茯苓15g，炙甘草3g，陈皮9g，木香9g，砂仁9g，黄芪15g，薏苡仁30g，莲子9g，大枣3枚，泽兰15g，水红花子15g，醋鳖甲15g（先煎），醋龟甲15g（先煎）。水煎2次共兑为500ml，早晚2次空腹温服，每服2日停1日。予15剂。

二诊腹水已减半，腹胀减轻，饮食好转，仍小便色黄，偶有齿衄，舌淡红苔薄黄腻，脉沉濡，是血热逆于上，湿热注于下，遂去川椒目，加地耳草以清热利湿，加花蕊石以凉血止衄。

三诊腹膨隆已消失，尿量已正常，双下肢浮肿已消，仍有齿衄。B超示腹水少量，肝硬化、脾大，是血热不循常经，肝积之症仍在，上方去牵牛子、车前子，加海蛤壳软坚消积，三七粉活血止血。

四诊诸症已消失，B超未探及积液，提示腹水已消失，仍肝硬化、脾大。"壮人无积，虚人则有之"，健脾即可消积，另调健脾磨积善其后，以香砂六君子汤加活血化瘀、软坚散结之药，并嘱15剂后停服汤药而以复方安络化纤丸与扶正化瘀胶囊交替服用。

嘱汤剂停药后,可用复方安络化纤丸与扶正化瘀胶囊间日交替服用,以巩固疗效。

**五诊**:2022年6月3日。患者自初诊至今1年多来,已完全戒酒,合理调整饮食与劳逸,曾间断服用安络化纤丸、扶正化瘀胶囊及人参健脾丸等中成药。自觉无任何不适,体力如常人,肝功能正常,近日查B超示肝脏大小形态可,包膜欠光滑,实质回声增强,肝内光点增粗,肝内血管清晰,门静脉1.2cm,脾厚5.7cm,脾静脉0.9cm,提示慢性肝病,脾大,肝硬化已逆转,功能有恢复,腹水未再生。

1年后随访,已无任何不适,体力如常人,B超为慢性肝病、脾大,提示肝硬化逆转,腹水未再生,达到了预期治疗目标。

**按语**:急则治其标,缓则治其本,是标本之治的总原则。本病例以腹水、膨胀证就诊,此为标,肝硬化与肝积则为本,而先治其标,利水消胀,水消胀除后继治其本。治标者以汤剂为主,汤者荡也,快刀利斧;治本者以汤丸并进或以丸剂为主,丸者缓也,缓缓以图,抽丝剥茧,临床收到令人满意的疗效。水消胀除,肝硬化逆转,健脾磨积之治还杜绝了腹水再生,大大延缓了腹水再生的时间,发挥了很好的预防性治疗作用。

## 16. 肝硬化胸水案(宣肺利水法)

田某,男,60岁,2020年8月3日初诊。

**主诉**:胸闷咳喘1周。

**现病史**:患者大量饮酒30余年,曾间断体检,自述肝功能ALT反复异常,腹部彩超曾提示脂肪肝,因无明显不适,未予系统诊治及戒酒。1周前受凉后出现感冒症状,咳嗽,咳白痰,轻微鼻塞、头痛,无发热寒战,自服感冒药。近1周自觉咳嗽明显,活动后及左侧卧位后胸闷憋喘,纳减,易疲劳,食后腹胀,小便量可,大便偏稀,日行1~2次。

**查体**:老年男性,神志清,精神可,面色晦暗,面颊部毛细血管扩张,颈前散在蜘蛛痣,巩膜及皮肤无黄染,双肝掌(+)。右肺底呼吸音低,余未闻及干湿性啰音。腹部平坦,无压痛及反跳痛,肝脾肋下未触及。双下肢无水肿。舌暗红苔白厚腻,脉沉滑。

本例肝硬化患者出现胸闷憋喘、咳嗽,影像学检查提示胸腔积液,归属中医"悬饮"范畴。患者长期大量饮酒,损伤肝脾,日久及肾,致气血津液代谢失常,内生痰饮,停于胸胁,肺气宣发不利,而致咳嗽,胸闷憋喘,苔白厚腻脉滑亦提示痰饮内蕴之证。治当宣肺利水。

**辅助检查**：肝功能，ALT 78U/L，AST 80U/L，GGT 102U/L，ALB 36g/L，TBil 29.8mmol/L。腹部彩超示肝硬化，脾大45mm，右侧胸腔积液。胸部CT提示双肺少量炎症灶，右侧胸腔积液。

**西医诊断**：胸腔积液，酒精性肝硬化。

**中医诊断**：悬饮（水湿内停）。

**治则**：宣肺利水。

**方药**：葶苈子15g，白芥子15g，瓜蒌皮15g，车前子15g，桑白皮15g，芦根15g，半夏9g，苏子9g，陈皮9g，黄芪15g，茯苓皮30g，砂仁9g，大枣5枚。

上药水煎2次共兑为500ml，早晚2次空腹温服，每日1剂。予7剂。嘱患者戒酒，清淡软食。

**二诊**：2020年8月10日。患者自述诸症减轻，胸闷憋喘较前减轻，已能平卧，饮食较前增加，仍自觉乏力，大便质稀。舌脉

方中葶苈子性味苦、辛，大寒，药力较峻猛，专泻肺中痰火及水饮；桑白皮性味甘寒，药性较缓和，善泻肺中邪热，二者均具泻肺平喘、利水消肿之功，两相结合，协同增效，是临床常用药对；大枣性温、味甘，能缓和葶苈子苦寒之性（葶苈大枣泻肺汤），三者为笔者临床治疗肝性胸水必要药物。白芥子味辛、性温，利气豁痰、温中散寒、通络止痛；苏子辛温，降气消痰、止咳平喘；半夏性温，燥湿化痰；陈皮味辛、苦、温，行气健脾、调中止呕、燥湿化痰，配合白芥子、苏子、半夏共奏温化寒痰之效；瓜蒌皮味辛、甘、性寒，具有清化痰热、理气宽胸之效。车前子味甘、微寒，清热利尿；茯苓皮甘淡平，利水消肿；芦根甘寒，清热、生津、利尿，三者共奏利水之效。黄芪健脾利水，砂仁健脾和中，共同顾护后天之本，减少痰饮生成，恢复水液正常代谢。全方共奏宣肺利水之效。

二诊患者服用平妥，胸闷憋喘减轻，已能平卧，但仍觉乏力明显，大便偏稀，是为脾气不充而致，故加大黄芪用量，并加用干姜，以增强益气健脾、温中化痰之效。

同前。宗前方黄芪改为 30g,加用干姜 6g。上药水煎 2 次共兑为 500ml,早晚 2 次空腹温服,每日 1 剂。予 14 剂。

**三诊**:2020 年 8 月 24 日。患者述症状已明显减轻,活动后稍感憋喘,无咳嗽,纳食明显改善,体力较前改善,舌暗淡苔薄白腻,脉沉稍弦。每服 3 日停 1 日。予 14 剂。

三诊患者诸症明显减轻,只有活动后稍感憋喘,已无咳嗽,纳食、体力均改善,上方继服。

**四诊**:2020 年 9 月 14 日。患者共服用 35 剂,已无明显不适,纳可,体力可,舌淡暗苔薄白,脉稍沉弦。复查肝功能,ALT 51U/L,AST 45U/L,GGT 75U/L,ALB 37g/L,TBil 28μmol/L。腹部彩超示肝硬化,脾大。提示胸腔积液已消失。遂改用肝硬化方,并嘱患者严格戒酒。

四诊患者已无明显不适,复查肝功能 ALT、AST、GGT 均明显改善,腹部彩超未提示胸腔积液,提示病情改善,胸水消失。另调肝硬化方以治疗基础疾病,并嘱严格戒酒,祛除肝硬化病因。

**按语**:肝性胸水是指肝硬化等疾病患者出现胸腔积液,并排除心、肺、肾等疾病引起者,是肝硬化肝功能失代偿期较多见的并发症之一,多见于右侧,或双侧,左侧少见,可单发,亦可与腹水并发。中医认为,肺主气化,为水之上源,通调水道,宣达三焦,下输津液,在水液代谢运行中发挥气化宣达的重要作用。肺气不利则水液不能宣发下达,故小便不利,水液停聚。肺与大肠相表里,利水不效则用宣达肺气之法,又称"提壶揭盖",肺气宣和,则水湿之邪或散之于体表,或下达于膀胱,或出之于大肠。在用药方面,《金匮要略》云"病痰饮者,当以温药和之",此乃治疗痰饮病之大法,笔者在临证时,针对酒精性肝病的特点,在应用清热、健脾、宣肺、利水治法的同时,常加用如葶苈子、瓜蒌皮、白芥子、苏子、陈皮等甘温药物温化痰饮,并加用如黄芪等甘温健脾药物,杜绝痰饮的生成,达到标本兼治的目的。嘱患者严格戒酒,清淡软食,避免寒凉之品。

## 17. 肝硬化腹水并胸水案(宣肺利水法)

孙某,女,49 岁,2007 年 6 月 21 日初诊。

**主诉**:发现肝硬化腹水 6 月余。

**现病史**:患者发现 HBsAg 阳性 3 年,素日无明显不适,未定期诊治。半年前患者无

本例为肝硬化腹水合并胸水,系由肝病日久,肝病及

明显原因自感腹胀,尿少,双下肢浮肿,于当地医院诊为"肝硬化腹水",经中西医治疗好转。1个月前感冒发热后,自感腹胀,尿少,胸闷,气短,咳喘,咳痰,乏力,厌食,呕恶,于当地医院行腹部彩超示肝硬化腹水,胸部X片示胸腔积液。现仍咳喘、胸闷、腹胀、尿少,双下肢浮肿。

**查体**:患者中年女性,面色晦暗,巩膜无黄染,双肝掌(-)。双肺呼吸音低,可闻及少许干、湿啰音。腹膨隆,肝脾未触及,腹水征(+),双下肢凹陷性水肿,舌胖苔薄白,脉沉细。

**西医诊断**:肝硬化,腹腔积液,胸腔积液。

**中医诊断**:臌胀(肺气失宣)

**治则**:宣肺利水法。

**方药**:炙麻黄9g,炒杏仁9g,生石膏15g,赤小豆30g,瓜蒌皮15g,甜葶苈子15g,苏子12g,桑白皮15g,黄芪皮15g,茯苓皮15g,冬瓜仁30g,橘皮9g,芦根30g,车前子30g(包),连翘9g,生薏苡仁30g,生姜皮3g为引。水煎2次共兑为500ml,早晚2次温服,每日1剂。

**二诊**:2007年6月28日。患者服6剂后感胸闷气短减轻,尿量增加,腹胀改善,食欲好转,仍大便不畅,舌淡苔白腻,脉沉细。上方加郁李仁15g、黄连6g。继服。

脾,使脾虚不能运化水湿,聚于中焦而成腹水,而见腹胀、乏力;胃气上逆则见呕恶、厌食;木火刑金,使肺气失宣,不能宣发水湿,故见胸闷气短、咳嗽咳痰;水湿停于四肢故见下肢浮肿,表现出腹胀、胸闷喘促、气短、尿少等一系列肺气失宣的证候。治宜宣达肺气、利水消胀。方用麻黄连翘赤小豆汤加味治之。

方中麻黄、赤小豆、桑白皮、炒杏仁宣肺利水、止咳平喘;葶苈子、瓜蒌皮泄肺利水,专治水饮攻肺之喘急;苏子降气平喘、润肠通便;生石膏、冬瓜仁、连翘清热泻火、利水解毒;芦根清肺除烦;橘皮理气和胃、化痰平喘;赤小豆、车前子利水清热、清肺消胀;黄芪皮、薏苡仁、茯苓皮健脾祛湿;生姜皮辛温宣散以作引经之药。全方共奏宣肺利水之效。肺宣则水消,水消则胀除。

二诊患者服药平妥,胸闷气短减轻,腹胀改善,利水易致肠燥因而大便不畅,故宗原方加用郁李仁润肺滑肠、下气利水,黄连清热祛湿,使水湿之邪从大便而去。

**三诊**:2007年7月5日。患者先后服20剂后,诸症减轻,无明显咳喘、腹胀,复查胸部X片提示胸腔积液已基本消失,腹部彩超提示仍有少量腹水。另调益气健脾法治之:

黄芪15g,生白术15g,赤小豆30g,茯苓15g,薏苡仁30g,郁李仁15g,黄精15g,冬瓜仁15g,炒山药15g,黑豆3g,扁豆皮30g,砂仁9g,厚朴9g,车前子30g(包),海蛤壳15g。水煎服,每日1剂,以巩固疗效。

三诊患者服药平妥。自述诸症明显减轻,已无明显咳喘腹胀,胸腔积液已消失,但仍有少量腹水。脾胃为后天之本,水液代谢之源,为巩固疗效和预防腹水再发,另调益气健脾法缓治之。取四君子之意,选用黄芪、白术、茯苓益气健脾、祛湿利水,薏苡仁、炒山药顾护脾胃,扁豆皮味甘性平,气清香而不窜,性温和而不燥烈,与脾性最合,有健脾和中、益气化湿功效,静中有动,使补而不腻,行而不滞,共取健脾运化水湿之效;黑豆味甘性平,滋补肾阴、健脾利湿;黄精补气养阴、健脾润肺益肾,在补益脾气的同时,滋补肺肾之气阴,增强其调节水道、温化水液之功;针对痰湿热毒之余邪,取冬瓜仁、海蛤壳清肺化痰利水,肃清水之上源;厚朴、郁李仁燥湿化痰通便;车前子清热利尿,畅通二便,使邪有出路;砂仁调和诸药。全方共奏清上、调中、泻下,宣畅三焦,调畅气机,促进水液代谢之功。

**按语**:肺主气化,为水之上源,通调水道,宣达三焦,下输津液,在水液代谢中发挥着气化宣达的重要作用。肺气不利则水液不能宣发下达,故小便不利,使水液停聚于腹腔与胸腔。肺与大肠相表里,肺气失宣则排便不畅,肺气上逆则喘满。宣肺利水法是为正治之法,宣肺利水法又称"提壶揭盖"法,肺气宣和,则水湿或散之于体表,或利之于小便,或出之于大肠,则腹水、胸水尽消矣!

# 第三节 肝 癌

## 1. 肝癌案(解毒化积法)

赵某,男,65岁,2017年2月20日初诊。

**主诉**:乙型肝炎史10年,肝癌3个月。

**现病史**:患者10年前查体发现HBsAg(+),大三阳,未予治疗。之后亦未定期体检。3个月前单位体检发现肝癌,2个月前于医院行肝癌切除术,术后恢复可。1个月前行

本例为肝癌术后老年患者,以腹胀、食欲差为主要表现,检查甲胎蛋白偏高。患者长期感染乙肝病毒,肝气郁结,

肝动脉化疗栓塞术(TACE)治疗,效尚可。已口服恩替卡韦3月余。现纳差,纳后腹胀,稍有口干、口苦,胸闷气短,体力尚可,眠可,二便调。既往少量饮酒史。父亲有乙肝病史。舌暗淡红,苔微黄腻,脉沉弦。

**辅助检查:**肝功能,ALT 139.9U/L,AST 167U/L,A/G 39.6/45,AKP 144U/L,GGT 74.6U/L,TB 13.9μmol/L,DB 3.2μmol/L。血常规,WBC $4.56 \times 10^9$/L,RBC $4.53 \times 10^{12}$/L,HB 140g/L,PLT $120 \times 10^9$/L。甲胎蛋白(AFP)114.73ng/ml。上腹部CT示①肝左叶癌症术后改变;②胆囊缺如,请结合临床;③右侧胸腔积液。

**西医诊断:**原发性肝癌。

**中医诊断:**肝积(肝郁脾虚,湿毒内蕴)。

**治则:**疏肝健脾,解毒化积。

**方药:**木蝴蝶12g,豆蔻9g,鸡内金15g,山慈菇6g,浙贝片9g,胆南星9g,蜂房9g,莪术9g,薏苡仁30g,白花蛇舌草15g,急性子9g,半枝莲15g,重楼12g,焦神曲12g,黄芪15g,板蓝根15g,葶苈子15g,桑白皮15g,白芥子9g。水煎2次共总为500ml,早晚2次温服。每服3日,停1日。

另予恩替卡韦胶囊、双环醇片、水飞蓟宾等抗病毒与保肝药常规服用。

气机郁滞,脾气不足,气滞血瘀,瘀毒内蕴。治疗以疏肝健脾,解毒化积,宣肺泻水为法,自拟化积方加减。

方中应用黄芪健脾益气,"脾旺而不受邪",现代研究证明,黄芪总皂苷可抑制小鼠肝癌H22肿瘤细胞的增殖,其机制可能与增强机体的免疫功能有关;浙贝片、胆南星、山慈菇、白芥子、急性子行气化痰散结;蜂房有祛腐解毒、祛瘀生新之功,且能止痛;同时选用清热解毒抗肿瘤中草药重楼、半枝莲、白花蛇舌草、板蓝根,以清解瘀毒之邪;清热解毒药多苦寒之性,久服易损伤脾胃,故加入顾护脾胃药如薏苡仁、鸡内金、木蝴蝶、豆蔻、神曲;莪术活血散结;葶苈子、桑白皮宣肺泻水,二诊：2017年5月22日。患者手术刀口偶有隐痛不适，余无明显不适，纳眠可，小便调，大便偏稀。舌淡红苔黄，脉沉弦。辅助检查：AFP 4.77ng/ml。肝功能，ALT 37.9U/L，AST 36U/L，A/G 39.7/40.1，GGT 48.3U/L，TBil 21.2μmol/L，DBil 4.8μmol/L，ALP 110U/L。血常规，WBC 4.15×10$^9$/L，RBC 4.49×10$^{12}$/L，HB 138g/L，PLT 106×10$^9$/L。上腹部强化CT示①结合病史，肝左叶癌症术后改变；②右侧肾上腺区结节灶，较前相仿；③右肾下级小囊肿。上方加扁豆30g、木香9g、姜黄9g。

三诊：2017年6月28日。患者诸症减轻，复查肝功能基本正常。上方继服2个月。每服3日，停1日。半年后随访患者，病情稳定，未见反复。

以祛胸腔积液。全方标本兼顾，肝脾肺胃同治，诸药配伍，祛邪而不伤正，共奏疏肝健脾和胃、化痰消积散结、宣肺泻水之功。

二诊患者诉仍有刀口隐痛，大便稀，此乃气血瘀阻，脾虚湿盛所致，复查肝功能较前好转，甲胎蛋白明显下降，故加扁豆、木香、姜黄。《本草述》谓姜黄"治气证痞证……胃脘痛，腹胁肩背及臂痛"，伍木香以通行十二经之气，使气血调畅，瘀散滞通而痛止；加扁豆健脾胜湿止泻。

三诊服药有效，胁痛、大便改善，诸症缓解，上方继服2个月，以巩固疗效。

按语：原发性肝癌是发生于肝脏的全身性疾病，即局部属实，整体属虚，起病隐匿，一经确诊，即使癌灶很小，亦有较大治疗难度。若发现较早，又无禁忌者，应优先选择局部治疗，如手术或介入治疗，争取将其原位灭活，配合中药内服，防止肿瘤复发、转移。经现代药理研究发现胆南星、急性子、山慈菇、白花蛇舌草、重楼等都具有较为确定的抗肿瘤效果。中医药在配合放疗、化疗、介入、手术等治疗方面均发挥较好的协同和辅助作用，综合调理，缓解症状，减轻痛苦，提高生命质量。本例患者既缓解了术后纳差、腹胀、胁痛症状，又使异常升高的甲胎蛋白值降至正常，实现了病证同调，治疗与预防兼顾，在阻止肿瘤复发方面也收到了显著疗效。

## 2. 肝癌案（解毒消积法）

李某,男,67岁,1995年4月15日初诊。

**主诉**:右肋疼痛半个月。

**现病史**:患者半年前感右肋疼痛,于当地医院查B超提示肝内占位性病变,HBsAg(+),肝功能(-),AFP(+),先后行介入治疗2次,效欠佳。近半个月感右胁胀痛,脘闷腹胀,每遇情志刺激而加重,伴食少纳呆,口苦咽痛,心烦易怒,小便黄,大便不畅,眠尚安。

**查体**:老年男性,形体消瘦,双肝掌(-),未见蜘蛛痣,巩膜无黄染。腹部平坦,腹无压痛及反跳痛,肝于右肋下2.5cm、剑下4.5cm可触及,质硬,触痛(+),脾肋下未及,墨菲征(-),腹水征(-),双下肢无水肿。舌淡红,苔薄白腻,脉沉弦。

**西医诊断**:肝癌,慢性迁延性肝炎(乙型)。

**中医诊断**:肝岩(肝郁脾虚证)。

**治则**:疏肝健脾,解毒消积。

**方药**:柴胡12g,当归12g,杭白芍15g,白术15g,茯苓15g,急性子9g,甘草3g,郁金15g,鸡内金15g,枳实9g,香附15g,八月札15g,半枝莲15g,鳖甲15g(先煎),延胡索9g,白花蛇舌草15g,砂仁9g,大枣5枚。上药水煎2次共兑为500ml,早晚2次空腹温服,每日1剂。予7剂。

本该患者右胁胀痛,脘闷腹胀,食少纳呆,右上腹包块,口苦咽干,每遇情志刺激而诸症加重,心烦易怒,有乙型肝炎病毒感染史,B超证实有占位病变,AFP(+),舌淡红苔薄白腻,脉沉弦,其证候、舌脉之象均为肝癌之肝郁脾虚之证,治宜疏肝健脾,解毒消积。

方中柴胡疏肝解郁,条达肝气,当归、白芍滋阴养血,柔润肝体;白术、茯苓、甘草健脾祛湿,从而共同达到疏肝健脾之效;鸡内金健脾消积;延胡索、郁金、香附、枳实,在疏肝行气的同时,又具有活血祛瘀、化痰散结之功,配合鳖甲祛除"痰瘀";白花蛇舌草、半枝莲,具有清热解毒、祛瘀散结之效;急性子解毒散结;八月札味苦性寒,疏肝解郁和胃、活血止痛散结,为抗癌中草药中少有的理气散结药,为笔者治疗肿瘤常用之药;砂仁、大枣顾护脾胃、调和诸药。全方共奏行气止痛、健脾消积功效。

二诊患者述服药平妥,疼痛较前改善,食欲转佳,但仍感腹胀、乏力,因之于脾气虚弱,故在前方基础上加用党参健脾益气,槟榔行气消积,进一步达到扶正祛邪的作用。

三诊患者治疗月余后,自述服药平妥,疼痛已基本消失,余症亦明显改善。中药原方改为间日一剂,以上方为丸剂,以作长期后续,在巩固疗效的同时,以期阻断疾病的进一步发展。

**二诊**:1995 年 4 月 22 日。患者自述,疼痛减轻,食欲较前改善,仍稍感腹胀、乏力,舌淡红苔薄白,脉沉弦。上方加槟榔 6g、党参 15g。上药水煎 2 次共兑为 500ml,早晚 2 次空腹温服,每日 1 剂。

**三诊**:1995 年 5 月 25 日。患者先后服用上方 30 剂后,自感症状减轻,疼痛基本消失,肝功能(-),AFP(-),舌淡红苔薄白,脉沉弦细。上方间日 1 剂,予 7 剂,并以上方 10 倍量,水泛为丸,每次 15g,每日 3 次。

**按语**:本例为肝脏恶性肿瘤患者。肝脏恶性肿瘤是我国最常见恶性肿瘤之一,亦是最主要的肿瘤致死病因,多在慢性肝炎、肝硬化等基础上发生,其发病由多种因素导致,常见病因如病毒(乙型肝炎病毒、丙型肝炎病毒等)、酒精、黄曲霉毒素、免疫、化学毒物等。中医认为"肝癌"为多种病理产物如"痰、瘀、热、毒"等互结而成,根据其临床发病特征,多将其归属于"癥积"的范畴。2022 年中国原发性肝癌的发病人数为 36.77 万,位列各种癌症新发病人数的第 4 位,对人们的健康与生命威胁甚大,现代医学虽有多种治疗措施,包括手术、放射治疗、化学治疗及免疫治疗等,但仍存在诸多的片面性与局限性,而中医药辨证论治既可整体调控,又可选用某些抗肿瘤中药以针对肝癌的具体病变,在减轻症状、增强体质、提高患者生活质量及延长患者生存期等方面都可发挥现代医学所难能替代的作用。

## 3. 肝癌案(解毒化积法)

**李某**,男,63 岁,2019 年 3 月 17 日初诊。

**主诉**:乙型肝炎史 10 年,右胁胀痛伴纳差 2 月余。

**现病史**:患者 2018 年 12 月因上腹部疼痛就诊于当地医院,查 CT 示肝占位伴包膜

本例原发性肝癌属中医"肝积",患者既往有慢乙肝病

下出血,肝实质内多发小类圆形低密度影,腹盆腔积液,遂至住院行"肝部分切除术",好转出院。出院后自觉右胁胀痛,纳差,食欲不振,下肢无力,常感乏力,心情抑郁,眠可,大便溏,小便正常。

**查体**:患者体形消瘦,巩膜及皮肤黏膜无黄染,肝于肋下 2cm、剑突下 3.5cm 可触及,质韧,有压痛,脾脏未触及,墨菲征(-),双下肢中度水肿。舌体较胖大,舌质淡,边有齿印,舌苔薄白,脉弦细。

**辅助检查**:ALT 28U/L,AST 35U/L;AFP 25.36ng/ml。肝脏病理示中分化肝细胞癌伴片状坏死,肿瘤突破包膜,手术切缘未见肿瘤累及,距肿瘤最近处 1mm,周围肝组织符合慢性炎症。

**西医诊断**:原发性肝癌。

**中医诊断**:肝积(肝郁脾虚,湿毒内蕴)。

**治则**:疏肝健脾,解毒化积。

**方药**:党参 20g,黄芪 20g,柴胡 9g,厚朴 9g,陈皮 12g,清半夏 9g,茯苓 20g,白术 15g,水红花子 15g,莪术 9g,茯苓皮 15g,薏苡仁 30g,白芍 15g,鸡内金 15g,炒麦芽 15g,麸炒神曲 15g,焦山楂 15g,白花蛇舌草 15g,半边莲 15g,半枝莲 15g,醋延胡索 12g。14 剂,水煎 2 次共总为 500ml,早晚 2 次温服。每日 1 剂。

史,迁延失治,发展成为肝癌,患者久感疫毒,损伤肝脾,肝郁日久,疏泄不畅,气机不利,影响脾升胃降,加之肝部分切除手术后,脾胃受损,虚而不能运化,痰湿内生。

患者初诊时以肝郁脾虚湿滞的症状为主,肝失条达,气机郁滞,络脉失和,故见右胁胀痛;脾虚水液运化失常,水液失于布散而生湿,湿性重浊趋下,故患者下肢肿且无力。其证因于肝郁脾虚,湿毒内蕴,故治疗以疏肝健脾益气兼以解毒利湿消积,消补并用,扶正祛邪并举。

方中党参补中益气;黄芪健脾益气兼能利尿消肿;茯苓、白术相配则健脾祛湿之功益著;半夏燥湿和中;柴胡、厚朴、陈皮皆能疏肝行气;水红花子、茯苓皮消积利湿;薏苡仁健脾利水,清热燥湿;白芍柔肝止痛;莪术软坚散结;延胡索活血散瘀,理气止痛;白花蛇舌草、半枝莲、半边莲清热解毒,抗肿瘤;鸡内金、炒三仙开胃消食,补而不滞。全方标本兼顾,肝脾胃同治,诸药配伍合用,祛邪而不伤正,共奏疏肝健脾和胃,祛湿消积散结之功。

**二诊**: 2019 年 4 月 14 日。患者仍右胁胀痛,较前缓解不显,食欲渐增,纳可,大便偏稀软,下肢酸软无力,轻度水肿,舌质淡暗,苔薄白,边有齿痕,脉弦细。遂在上方基础上加炒罂粟壳 6g,乳香、没药各 6g,仙鹤草 15g。14 剂,水煎服,每日 1 剂。

二诊患者诉仍有胁痛,是毒瘀聚于肝经,流窜经脉所致,下肢无力,大便偏稀软,故加罂粟壳止痛;乳香、没药化瘀止痛消肿,张锡纯《医学衷中参西录》云乳香、没药"二药并用,为宣通脏腑、流通经络之要药,故凡心胃胁腹肢体关节诸疼痛皆能治之";仙鹤草,又名脱力草,具有补虚止痢抗癌功效。

**三诊**: 2019 年 5 月 5 日。患者诸症减轻,胁痛缓解,腰酸伴下肢乏力,大便成形,夜寐安,纳眠可,二便正常,双下肢无水肿。舌淡红,苔薄白,脉弦细。予首诊方去炒三仙、茯苓皮,加熟地黄 15g、枸杞子 15g。14 剂,水煎服,每日 1 剂。后以此方随症加减,服药安妥。2019 年 7 月 3 日复查 CT 示:肝癌术后改变,较前肝左叶及邻近包膜下低密度灶减少;原肝右叶异常强化区范围减少;肝囊肿;右肾囊肿。半年后随访患者,病情稳定,未见反复。

三诊时胁痛、大便改善,仍有腰酸伴下肢乏力,肝肾同源,肝病日久及肾,故加熟地黄、枸杞子以滋补肝肾之阴。肝体阴而用阳,肝阴易亏,肝癌患者,或素体阴虚,或癌毒化火损伤阴津,故证治常需加用滋补肝肾之药。

**按语**: 清·沈金鳌云:"治积聚者,计惟有补益攻伐相间而进,方为正治。"临床中肝癌患者病情复杂,尤其是肝癌术后患者,更是虚实夹杂,中医药在术后调整、抗复发及阻止肿瘤转移方面可以发挥较好作用,但需要把握好扶正与祛邪的关系,中医用药应既针对肝癌本身,又要顾护全身正气;既要祛邪,又要扶正;祛邪是针对疾病,扶正是改善全身的体质状况,提高患者生活质量,为最终康复或延缓生命创造条件。

## 4. 肝癌术后案(解毒化痰法)

刘某,男,65岁,2018年3月20日初诊。

**主诉**:肝癌术后2月余。

**现病史**:患者10年前查体发现HBsAg(+),未规范诊疗,2个月前体检发现肝癌并行肝癌切除术,术后恢复可。1个月前行TACE治疗,效尚可。现口服恩替卡韦抗病毒治疗2月余。现症见纳后腹稍胀,口干、口苦,体力尚可。纳食一般,眠可,二便调。

**辅助检查**:肝功能,ALT 139.9U/L,AST 167U/L,A/G 39.6/45,ALP 144U/L,GGT 74.6U/L,TBil 13.9μmol/L,DBil 3.2μmol/L。血常规,WBC $4.56 \times 10^9$/L,RBC $4.53 \times 10^{12}$/L,HB 140g/L,PLT $120 \times 10^9$/L。AFP 4.73ng/ml。HBV-DNA<100IU/ml。上腹部CT示①肝左叶Ca术后改变;②胆囊缺如,请结合临床;③所示右侧胸腔积液。

**查体**:老年男性,一般情况尚可,面色晦暗,巩膜及皮肤黏膜无黄染,右下肺呼吸音低,腹软,肝、脾脏未触及,墨菲征(-),舌淡红苔微黄腻,脉沉弦。

**西医诊断**:原发性肝癌。

**中医诊断**:肝积(痰毒凝结)。

**治则**:清解毒邪,化痰消积。

**方药**:木蝴蝶12g,鸡内金15g,山慈菇9g,浙贝片9g,胆南星9g,蜂房9g,莪术9g,薏苡仁30g,白花蛇舌草15g,急性子9g,半枝莲15g,重楼12g,焦神曲12g,黄芪15g,板蓝根15g,葶苈子15g,瓜蒌皮15g。水煎2次,共兑为400~500ml,早晚2次温服。

本例原发性肝癌已经过手术和介入治疗。患者面色晦暗,慢性肝病容及腹胀,是瘀血内结之征,而生化提示肝功能异常,CT则示肝癌术后及胸腔积液。临床辨治既要以证为目标,又要以病为指向,治宜清解毒邪、化痰消积,兼以泻肺行水为主。

方中半枝莲、白花蛇舌草、板蓝根、重楼清热解毒;急性子、山慈菇、蜂房解毒散结;莪术破血去积;薏苡仁健脾祛湿。而实验研究证实以上诸药均具有一定的直接杀伤肿瘤细胞和抑制其生长增殖的作用,可抑制癌细胞DNA、RNA和蛋白质合成，并能导致癌细胞凋亡，降低其侵袭性等效能。板蓝根、重楼等药还具有良好的抗炎护肝作用以促使肝功能复常；浙贝片、胆南星化痰散结；葶苈子、瓜蒌皮宣肺泻水以祛除胸腔积液；鸡内金消食导滞化积；木蝴蝶疏肝和胃，与焦神曲共同固护胃气；黄芪健脾益气，扶正固本。全方对手术介入治疗而言起到了重要的协同作用。

二诊：2018年4月16日。患者食后腹胀减轻，未述其他明显不适，纳尚可，眠一般，二便调。舌质暗淡，苔根黄厚，脉沉弦细。辅助检查：CT示①结合病史，肝左叶癌症术后改变，肝周少量积液；②右肾上腺区结节灶；③右肾下级小囊肿。AFP 6.27ng/ml。肝功能，ALT 39.1U/L，AST 42U/L，A/G 39.8/38.1，GGT 62.1U/L，TBil 14.8μmol/L，DBil 2.7μmol/L。处方仍宗原方水煎2次，共兑为400~500ml，早晚2次温服。

二诊服药平妥，腹胀减轻，余无不适，宗原方继服。

三诊：2018年5月7日。患者右胁手术刀口隐隐作痛，体力可，精神可，余无明显不适，纳眠可，二便调。舌暗淡，苔黄厚，脉沉弦。上方加延胡索12g。水煎2次共兑为400~500ml，早晚2次温服。12剂。

三诊服药平妥，仍感右胁隐痛，胁痛者气滞也，加延胡索以行气止痛。

四诊：2018年5月20日。患者右胁手术刀口偶有隐痛不

四诊肝功能已复常，CT示肝癌术后改变，肝周积液已消失，胸腔积液已消失，

适,余无明显不适,纳眠可,小便调,大便偏稀。舌淡红苔黄,脉沉弦。辅助检查:AFP 4.77ng/ml,HBV-DNA<100copies/ml。 肝 功 能,ALT 37.9U/L,AST 36U/L,A/G 39.7/40.1,GGT 48.3U/L,TBil 21.2μmol/L,DBil 4.8μmol/L,ALP 110U/L。血常规,WBC 4.15×$10^9$/L,RBC 4.49×$10^{12}$/L,HB 138g/L,PLT 106×$10^9$/L。上腹部强化 CT 示①结合病史,肝左叶 Ca 术后改变;②右侧肾上腺区结节灶,较前相仿;③右肾下级小囊肿。前方加白扁豆 30g,水煎 2 次共兑为400~500ml,早晚 2 次温服。12 剂。

病情稳定,大便稍稀者脾虚也,前方加白扁豆健脾止泻。

**五诊:**体力尚可,余无明显不适,纳眠尚可,二便调。舌红苔黄腻,脉弦细。前方间日 1 剂,继服 12剂善后。

五诊病情持续稳定向好,体力饮食二便均正常,原方间日 1 剂以善其后。

**按语:**原发性肝癌根据其临床发病特征,多将其归属于"癥积"的范畴,中医学认为情志抑郁、饮食所伤及感受邪毒等是导致肝癌发病的主要外在病因。本例病因则主要为疫毒内侵,而正气亏虚,正如《医宗必读》所云"积之成者,正气不足而后邪气踞之"。在治疗上既要清解毒邪,化痰散结,又要扶正固本,以图久远。在选方用药时既以中药性味归经、功效主治为依据,又要将现代药理学结论作为借鉴和参考,从而提高方药的针对性。

## 5. 高甲胎蛋白血症案(利湿解毒法)

王某,男,43 岁,2009 年 7 月 26 日初诊。

**主诉:**HBV 携带 6 年余,AFP 升高 1 周。

**现病史:**患者 6 年前查体发现 HBV 携带,未予重视与诊治。后转氨酶反复升高,服用保肝降酶药物(具体用药不详),效尚可。患者于 1 周前复查 AFP 24.89ng/ml,遂来就诊。自诉无明显不适。纳眠可,二便调。

本例高甲胎蛋白血症治疗上以辨病为主,以高 AFP为治疗靶点,充分参考某些中药的现代药理研究结论,重点选用药理研究证实具有抑癌

**查体**:查体无明显阳性体征。舌质淡苔薄,脉沉弦。AFP 24.89ng/ml。肝功能,ALT 48U/L,AST 52U/L。腹部彩超示肝脏弥漫性损害。

**西医诊断**:高甲胎蛋白血症,慢性乙型病毒性肝炎。

**治则**:清热、利湿、解毒。

**方药**:自拟重楼方加减。

重楼 15g,白花蛇舌草 15g,半枝莲 15g,半边莲 15g,白术 15g,太子参 15g,茵陈 15g,胡黄连 9g,莪术 9g,紫苏梗 9g,厚朴 9g,白豆蔻 9g,薏苡仁 30g,急性子 9g,水煎服,每日 1 剂。

作用的中药,并根据患者的体质状况随机配伍相应药物。治以清热化湿解毒,益气扶正为法。

方中重楼、白花蛇舌草、半枝莲、半边莲、薏苡仁清热化湿解毒;莪术、急性子活血行气消积;茵陈、胡黄连清热化湿解毒,且可抗炎护肝;紫苏梗、厚朴行气调中,白豆蔻化湿行气,温中和胃;白术、太子参健脾益气,扶正固本,增加机体抗病能力。

**二诊**:2010 年 9 月 9 日。患者服上药 20 剂,无明显不适感。复查 AFP 14.43ng/ml,ALT 59U/L,AST41U/L。上方加败酱草 15g、板蓝根 15g 继服。

二诊服药平妥无不适,甲胎蛋白值明显下降,ALT、AST 轻度升高,是湿热之毒内蕴,故加败酱草、板蓝根清热解毒和抗炎护肝之效。

**三诊**:2010 年 10 月 14 日。患者复查 AFP 9.76ng/ml。肝功能恢复至正常。上方继服 14 剂,间日 1 剂以巩固疗效。

三诊甲胎蛋白及肝功能等各项指标恢复明显,前方间日 1 剂继服以巩固疗效。

**按语**:AFP 是肝癌诊断和预后判定的首要标志物,在慢性乙肝中甲胎蛋白持续升高往往预示着癌变倾向或肝癌已经形成。甲胎蛋白具有复杂的生物学功能,既能刺激人肝癌细胞增生,又具有免疫抑制作用。因此,有效地使持续升高的甲胎蛋白值降至正常水平或可阻抑肝癌的发生。现代医学并无针对甲胎蛋白升高的治疗方法与药物,挖掘中医药的有效方药具有重要的临床价值。

## 6. 高甲胎蛋白血症案（祛瘀解毒法）

李某,男,37岁,2011年5月26日初诊。

**主诉:**乙肝史10年,乏力1月余。

**现病史:**患者于10年前查体时发现乙肝大三阳,未予治疗,5年前发现ALT升高,遂用保肝药治疗(药物不详)及阿德福韦酯抗病毒治疗1年。因HBV-DNA应答欠佳而停药。2008年曾行干扰素治疗5个月,疗程未结束即自行停药。本月12日查 HBV-DNA 3.56E+05copies/ml。HBsAg(+),抗-HBe(+),抗-HBc(+),ALT 104U/L,AST 59U/L,TBil 25.61μmol/L,AKP 116U/L,γ-GT 123U/L,AFP 148.5ng/ml。B超示弥漫性肝损害声像图,现仍感重度乏力,恶心,厌油,右胁痛,偶见牙龈及鼻腔衄血,纳食一般,眠可,小便微黄,大便正常。

**查体:**青年男性,一般情况可,巩膜及全身皮肤轻度黄染,胸部可见一蜘蛛痣,双肝掌(±),腹软,肝于右肋下1.5cm、剑突下2.5cm可触及,质韧。压痛(+),脾于左肋下可及,腹水征(−),双下肢无水肿,舌淡红,苔薄黄腻,脉沉弦滑。

**西医诊断:**慢性乙肝,高AFP。

**中医诊断:**胁痛(湿热内蕴,瘀毒阻络)。

**治疗:**恩替卡韦5mg,每日1次;甘草酸二铵每次2片,每日3次。

**治则:**清热利湿,祛瘀解毒。

**方药:**茵陈15g,龙胆草9g,生栀子9g,竹叶9g,败酱草15g,生甘草9g,板蓝根15g,土茯苓15g,山豆根9g,路路通15g,橘络12g,丹参15g,粉丹皮9g,半枝莲15g,重楼9g,三七粉3g(冲)。上药水煎2次,共兑为500ml,早晚2次,空腹温服。予14剂。

本例慢性乙型肝炎伴高AFP,肝气郁结则胁痛,胃气上逆则恶心呕吐,尿黄则是湿热内蕴之象,蜘蛛痣、衄血、肝掌等则为瘀血阻络之证,治宜清热利湿,解毒祛瘀。

方中茵陈、龙胆草、生栀子、竹叶清泻肝胆湿热兼退黄;败酱草、板蓝根、土茯苓清热解毒,可祛除肝经毒邪,减轻肝实质炎症,从而有助于酶学指标的复常;半枝莲、重楼、山豆根除可清解毒邪,减轻肝脏炎症外,现代药理研究还证实三药均具有抑制肿瘤细胞增殖的作用,或可有助于 AFP 值降低;路路通味苦性平,入肝肾经,通经活络以止胁痛;橘络味甘苦性平,行气通络止痛;丹参、粉丹皮凉血活血化瘀,可改善肝脏微循环,有助于肝功能复常;三七粉活血止血以止衄。重用生甘草,一药多用,生甘草味甘性平,入心肝脾肺经,既能清热解毒,缓急止痛,又可调和诸药以为使药;生甘草还是一味重要的免疫调控药,有显著的免疫抑制作用,而肝脏的活动性炎症恰恰需要免疫抑制才能减轻,因此,生甘草是治疗各种肝病应用频率最高、疗效显著的药物。全方共奏清解肝经毒邪,恢复肝功能之效。

二诊患者胁痛已减大半,仍感恶心,饮食欠佳,此为胃气失和,故去路路通、橘络、山豆根,加竹茹、姜制枇杷叶以止呕,加炒三仙以增强食欲。

**二诊:**2011 年 6 月 15 日。患者自述服药有效,胁痛已减大半,乏力减轻,仍稍感恶心,食欲欠佳,舌淡红,苔薄黄腻,脉弦略滑。上方去路路通、橘络、山豆根,加竹茹 12g,姜制枇杷叶 9g,炒三仙各 12g,水煎继服 12 剂。

**三诊:**2011 年 7 月 2 日。自述服药平妥,诸症已减大半,小便已不黄,食欲改善,鼻衄已止,查体胸部蜘蛛痣已变浅,双肝掌(±),腹软,肝于肋下 1cm、剑突下 2cm 可触及,质韧,压痛(±)脾未触及,腹水征(-),舌淡红,

三诊患者症减,生化指标及 AFP 已接近正常,B 超示脂肪肝,毒邪已减,湿浊未尽,故去重楼、土茯苓,加生薏苡仁祛湿化浊,决明子以清肝消脂。

苔薄黄腻,脉弦。查肝功能,ALT 42U/L,AST 39U/L,γ-GT 61U/L,AFP 已降至 15.31ng/ml。B 超示中度脂肪肝。上方去土茯苓、重楼,加生薏苡仁 30g、决明子 15g,水煎继服,予 12 剂,每服 2 剂停 1 日。

　　**四诊**:2011 年 7 月 19 日。患者除稍感肝区隐痛外,已无明显不适,肝功能已正常。AFP 5.96ng/ml。至此,AFP 已正常。舌脉同前,上方去半枝莲,加延胡索 12g,继服,每服 2 日,停 1 日,予 14 剂。

四诊 AFP 已正常,仍感肝区隐痛,故去半枝莲,加延胡索以行气止痛。

　　**按语**:本例慢性乙型肝炎,除具有常见的临床证候和肝功能异常外,突出表现为 AFP 异常升高,一般认为 AFP 增高是肝癌或癌前病变的重要参考指标,AFP 长期升高的患者肝癌发生率明显高于 AFP 正常者。而本例患者系感染乙肝病毒导致肝细胞破坏,肝细胞处于修复中,肝细胞再生时 AFP 也可能升高,随着炎症减轻肝功能恢复正常时 AFP 也会恢复正常,本例恰与此相符。随着抗乙肝病毒药和保肝药及中药复方的应用,病毒载量下降,肝功复常,AFP 也降至正常,应该说本例 AFP 复常是三种治疗方法合用的结果,而中医药辨证论治发挥了重要的协同作用。

## 7. 高甲胎蛋白血症案(解毒利湿法)

　　**高某,女,36 岁,2023 年 11 月 20 日初诊。**

　　**主诉**:右胁隐痛伴乏力 20 余天。

　　**现病史**:患者发现 HBsAg(+)10 余年,定期体检,未作治疗。20 余天前自觉乏力明显伴右胁隐痛,查肝功能提示 ALT 1 164U/L,AST 1 130U/L,就诊于当地中医院,予替诺福韦抗病毒治疗。1 天前复查肝功能 ALT 118U/L,AFP 576ng/ml。现乏力倦怠,右胁及后背隐痛,纳稍减,眠差易醒,大便调,小便黄赤。

　　**查体**:青年女性,双肝掌(−),未见蜘蛛痣,巩膜无黄染。腹部平坦,腹无压痛及反跳痛,肝

本例患者右胁隐痛,属中医"胁痛"范畴。患者感染嗜肝疫毒时间较长,损伤肝胆,肝失疏泄而致脾失健运,气血津液运行失常而内生痰湿,久蕴化热,内生湿热结合外感疫毒致湿热毒久蕴肝脾,肝脾功能失常从而出现胁

脾肋下未及,墨菲征(-),双下肢无水肿。舌红,苔薄黄腻,脉沉弦。

**辅助检查**:肝功能,ALT 118U/L,AST 179U/L,AKP 131U/L,前白蛋白(PALB)87mg/L,GGT 95U/L;AFP 576ng/ml。

**西医诊断**:慢性乙型病毒性肝炎,高甲胎蛋白血证。

**中医诊断**:胁痛(肝胆湿热)。

**治则**:清肝利胆,解毒利湿。

**方药**:茵陈15g,苍术12g,赤小豆30g,板蓝根15g,败酱草15g,生甘草6g,栀子9g,车前草15g,白茅根30g,胡黄连6g,紫苏梗9g,海螵蛸30g,淡竹叶9g,炒酸枣仁15g,夜交藤15g,豆蔻9g。上药水煎2次共兑为500ml,早晚2次空腹温服,每日1剂。予21剂。

**代茶饮**:半枝莲15g,白花蛇舌草15g,莪术9g,薏苡仁30g,蛇莓12g,甘草6g。代茶饮用,日数次,每日1剂。

口服中药汤剂与代茶饮交替服用,每服3日汤剂,服1日代茶饮。继用替诺福韦,加用保肝降酶药水飞蓟宾。

痛、乏力倦怠、纳减、眠差等,舌红苔薄黄腻,均提示肝胆湿热证。治宜清肝利胆、解毒利湿。

方中茵陈味苦、辛,性微寒,具有清热利湿退黄之效,为肝胆疾病最常用药物之一,研究证实该药具有较好的护肝功效,可有效减轻肝组织炎症;栀子性苦寒,清热利湿、凉血解毒,能清泄三焦之火,配合淡竹叶、白茅根清热利尿,赤小豆解毒利水,使湿热从小便而祛;板蓝根、败酱草清热解毒,车前草清热利湿;胡黄连性苦味寒,清热、凉血、燥湿,善退虚热、清湿热,《本草正义》言惟其质重色黑,沉降性尤速,导热下趋,最为迅疾,且不致久留中州,妨碍脾胃之气,为笔者治疗肝胆湿热证所常用,配合苍术健脾燥湿,从而取得祛湿而不伤中之效;炒酸枣仁、夜交藤养血安神;海螵蛸、豆蔻、紫苏梗健脾祛湿、行气护胃;甘草清热解毒、调和诸药。代茶饮方中半枝莲、白花蛇舌草、蛇莓清热解毒,莪术破血消积,薏苡仁健脾祛湿,研究证实以上均具有较好的降低AFP的作用。两方联用,共二诊：2023 年 12 月 25 日。服药平妥。患者前述诸症减轻，体力改善，仍感后背胀，饮食可，睡眠欠佳，大便调。舌红苔薄白，脉沉稍弦。复查肝功能：ALT 134U/L，AST 125U/L，AKP 106U/L，GGT 77U/L，TBil 26.8μmol/L，DBil 11.7μmol/L，IBil 15.1μmol/L。上腹部强化 CT 示①肝脏多发囊肿；②脾脏多枚乏血供信号，考虑良性，建议复查；③门静脉略增粗，管腔内血湍流信号可能。

**中药口服方与代茶饮融合方：**

茵陈 15g，板蓝根 15g，生甘草 6g，栀子 9g，车前草 15g，胡黄连 6g，淡竹叶 9g，炒酸枣仁 15g，夜交藤 15g，豆蔻 9g，地耳草 15g，滑石 15g，石韦 12g，郁金 15g，大枣 3 枚，半枝莲 15g，白花蛇舌草 15g，莪术 9g，薏苡仁 30g。上药水煎 2 次共兑为 500ml，早晚 2 次空腹温服，每日 1 剂。予 21 剂。

加用降酶药双环醇。

三诊：2024 年 3 月 5 日。服药平妥。前述诸症明显改善，偶感右胁痛，小便色黄。舌脉同前。复查肝功能：ALT 10U/L，AST 35U/L，AKP 78U/L，GGT 26U/L，TBil 15.5μmol/L，DBil 3.8μmol/L，IBil 11.7μmol/L；AFP 16.1ng/ml；乙肝五项，HBsAg（+），HBsAb（+），HBeAg（+），HBeAb IgG（+），HBcAb IgG（+）。宗上方去胡黄连，加延胡索 12g。上药水煎 2 次共兑为 500ml，早晚 2 次空腹温服，每日 1 剂。予 24 剂。

奏清肝利胆、解毒利湿功效。

二诊患者服药平妥，诸症减轻，体力及饮食改善，仍感背胀、眠差。影像学检查初步排除肝内恶性病变，复查肝功能转氨酶较前降低不显，考虑与乙肝病毒仍低水平活动、肝细胞修复较慢有关，是为湿热毒邪郁于肝经，肝胃失和所致，故将初诊口服方与代茶饮方融合，加强清解毒邪功效，在此基础上加用地耳草、石韦、滑石、郁金、白花蛇舌草以增强其清热利湿之功。

三诊患者诸症明显减轻，除偶感右胁痛外，已无明显不适。复查肝功能各指标基本恢复正常，AFP 已明显降低，接近正常水平，乙肝五项已出现 HBsAb（+），提示患者病情明显好转。宗前方去胡连，加延胡索加强活血止痛之效，并嘱继服，清除余邪，巩固疗效。

按语：甲胎蛋白作为肿瘤标志物之一，多与肝癌的发生发展密切相关，亦可在多种肿瘤中表现出较高浓度，常作为肝恶性肿瘤的阳性检测指标，临床上主要作为原发性肝癌的血清标志物，用于原发性肝癌的诊断及疗效监测。此外，急慢性肝炎、肝硬化等良性肝病患者血清 AFP 水平有不同程度升高，但大多低于 1 000ng/L，其升高与肝细胞坏死和再生程度有关，常反映肝细胞的再生能力。该患者 AFP 异常增高，已超出反映肝细胞再生能力的常规范围（低于 400ng/L），当防止肝细胞转变为非良性增生的可能，因此在辨证用药的同时，常加用一些研究证实具有抗肿瘤作用的中药，通过抗肿瘤而使 AFP 值降低。本方案辨证之方药针对中医之证兼顾西医之病，而代茶饮方则主要针对 AFP 单一指标，两相协同，以实现使 AFP 复常的预期目标。

# 第四节　脂　肪　肝

## 1. 脂肪肝案（清热利湿通络法）

**魏某**，男，44 岁，2023 年 8 月 21 日初诊。

**主诉**：右胁刺痛 1 月余。

**现病史**：患者半年期体检，腹部彩超提示脂肪肝、胆囊炎、胆囊息肉，肝功能指标未见异常，血脂轻度升高，因无明显不适而未予诊治。近 1 个月自觉右胁隐痛，时如针刺，伴齿衄，口干苦，双目干涩，左小指关节、左肩背刺痛，纳眠可，二便调。

**查体**：中年男性，形体肥胖，巩膜无黄染，双肝掌（−），未见蜘蛛痣。腹部稍膨隆，肝脾肋下未触及，墨菲征（−）。舌红苔薄黄腻，脉沉弦。

**辅助检查**：腹部彩超示轻度脂肪肝、胆囊炎、胆囊息肉（数个，大者 3mm×3mm）。

**西医诊断**：脂肪肝、胆囊息肉、胆囊炎。

**中医诊断**：胁痛（郁热互结）。

**治则**：清热利湿，活血通络。

本例患者为脂肪肝合并胆囊息肉、胆囊炎，属中医"胁痛"范畴。患者右胁隐痛，口干苦，齿衄，舌红苔薄黄腻，为湿热蕴结肝胆，右胁疼痛时如针刺，指关节、肩背疼痛，为血瘀阻络之征，治当清热利湿、通络止痛。

**方药**：柴胡 15g，白芍 15g，青皮 9g，延胡索 12g，白芥子 9g，羌活 12g，木贼草 15g，忍冬藤 15g，络石藤 15g，金钱草 15g，郁金 15g，龙胆草 9g，黑栀子 9g，三七粉 3g（冲）。上药水煎 2 次共兑为 500ml，早晚 2 次空腹温服，每日 1 剂。予 24 剂。

方中柴胡、金钱草、郁金、龙胆草清热利胆，黑栀子清热凉血解毒；白芥子理气散结、通络止痛，白芍柔肝止痛，青皮行气止痛，延胡索活血止痛；木贼草清热止血、清肝明目，三七化瘀止血、活血定痛；忍冬藤、络石藤、羌活祛风通络、消瘀止痛，为笔者临床治疗肢体关节疼痛的常用药。全方共奏清热利胆、通络止痛之效。

**二诊**：2023 年 9 月 11 日。服药平妥。仍肝区疼痛，未再齿衄，口干苦较前减轻，双目干涩改善，双侧膝关节疼痛，纳可，眠差易醒，小便色黄，大便日行 4~5 次，偏稀。舌红苔黄腻，脉沉弦。上方加独活 12g。上药水煎 2 次共兑为 500ml，早晚 2 次空腹温服，每日 1 剂。予 24 剂。

二诊患者服药平妥，齿衄消失，余症较前改善，仍感双膝关节疼痛是因筋脉失养，大便偏稀，加用独活通痹止痛。

**三诊**：2023 年 10 月 9 日。服药平妥。肝区疼痛较前减轻，咽痛，纳眠可，大便日行 3~4 次，偏稀，小便色黄。舌红苔黄，脉沉弦。中药上方加牛蒡子 9g、赤石脂 15g。上药水煎 2 次共兑为 500ml，早晚 2 次空腹温服，每日 1 剂。予 24 剂。

三诊患者肝区疼痛较前减轻，仍便稀，仍感咽痛，是毒结于咽而湿聚于肠，中药加用牛蒡子解毒利咽，赤石脂涩肠止泻。

**四诊**：2023 年 11 月 6 日。服药平妥。右胁疼痛较前减轻，口苦，纳眠可，小便色黄，大便成形，日行 2 次。舌红苔薄白，脉沉弦。另以疏肝清热、利胆散结为治。

**方药**：柴胡 12g，连翘 9g，紫苏梗

四诊服药平妥，前述诸症明显减轻，仍口苦，小便色黄，针对胆囊炎、胆囊息肉，以肝胆湿热，胆内气结视之，以疏肝清热、利胆散结法组方治之。方中柴胡、连翘疏肝行气、清热解毒，金钱草、海金

9g,麸炒枳实 9g,佛手 9g,海金沙 15g,金钱草 15g,鸡内金 15g,木香 9g,白芍 15g,郁金 15g,青皮 9g,牡蛎 15g,甘草 3g,延胡索 12g,木蝴蝶 9g。上药水煎 2 次共兑为 500ml,早晚 2 次空腹温服,每日 1 剂。予 24 剂。

**五诊**:2023 年 12 月 18 日。服药平妥。前述诸症明显减轻,偶右胁下牵及后背隐痛不适,稍口苦,纳眠可,晨起小便黄,大便调。舌红苔薄白,脉沉弦。腹部彩超示肝胆胰脾肾声像图未见异常。中药上方加白芷 9g。上药水煎 2 次共兑为 500ml,早晚 2 次空腹温服,日 1 剂。予 24 剂。

沙、郁金清热利胆;紫苏梗、枳实、木香行气宽中、利胆散结;佛手、鸡内金健脾消积,牡蛎利胆消积;白芍、青皮柔肝止痛,延胡索活血止痛,木蝴蝶理气止痛;甘草调和诸药。

五诊服药平妥,患者右胁隐痛已明显减轻,复查腹部彩超未见明显异常,至此脂肪肝、胆囊炎、胆囊息肉已消失。中药加用白芷燥湿理气止痛。

**按语**:脂肪肝、胆囊炎、胆囊息肉是现代医学三个独立的疾病,同时发生于一人之身,且共同表现为胁痛为主的中医病症,中医辨为湿热互结、瘀血阻络,用清热利湿、活血通络之法治之,此法针对的既是中医一证,又是西医三病,根据疾病的不同阶段,先后采用相应的治法与方药,因而取得了病证共同复常的理想效果。

## 2. 脂肪肝案(祛湿化痰法)

刘某,男,49 岁,2009 年 6 月 2 日初诊。

**主诉**:脘腹胀满 5 天。

**现病史**:患者有长期饮酒史。半个月前体检时腹部 B 超提示中度脂肪肝,肝功能指标轻度异常,HBV-DNA(−),未予治疗。近日感脘腹胀满,食少,右胁胀闷不适,四肢困重,大便黏腻不爽,眠尚可。

**查体**:中年男性,形体肥胖,肝掌(−),未见蜘蛛痣,巩膜无黄染。腹稍膨隆,质软,无压痛及反跳痛,肝脾未触及,腹水征(−),双下肢无水肿。舌淡红,苔白厚腻,脉沉细弱。

本患者素体肥胖,本为痰湿体质,因长期酒食不节,日久损及脾胃,中焦运化失司,气机升降失职,水停湿聚,痰浊内生,以致痰湿互结,内郁肝胆而成本证,症见肥胖、舌淡红苔白腻等脾虚痰湿之象,治当健脾祛湿、温化痰浊,选五苓散合三仁汤加减。

辅助检查：血生化，ALT 42U/L，AST 40U/L，GGT 95U/L，血糖（GLU）5.7mmol/L，甘油三酯（TG）2.7mmol/L，总胆固醇（TCHO）5.67mmol/L，低密度脂蛋白（LDL）3.62mmol/L，腹部彩超示中度脂肪肝。

**西医诊断：**脂肪肝。

**中医诊断：**肝癖（痰湿内蕴证）。

**治则：**健脾祛湿，温化痰浊。

**方药：**炒白术15g，茯苓15g，猪苓15g，泽泻12g，桂枝6g，薏苡仁30g，豆蔻9g，厚朴9g，佩兰9g，荷梗9g，通草6g，冬瓜仁15g，芦根15g，黄精15g，橘络9g，决明子15g，荷叶9g。上药水煎2次共兑为500ml，早晚2次空腹温服，每日1剂。予12剂。嘱戒酒，清淡饮食，控制体重。

五苓散（茯苓、猪苓、泽泻、白术、桂枝等）温阳化气、利水渗湿；三仁汤（豆蔻、薏苡仁、厚朴、通草等）调畅三焦气机、化湿祛浊；另加佩兰、荷梗芳香化湿；冬瓜仁、芦根利湿化痰。黄精，别名土灵芝，甘平，归脾肺肾经，具有补气养阴、健脾润肺补肾之功，研究证实具有较强的调节糖脂代谢的作用，而高血糖、高血脂又是脂肪肝的主要原因，为笔者临床常用药。决明子清解郁热，润肠通便，且有较好的降脂功效；荷叶清热解毒、利水消肿，也有较好的调整血脂的作用，为脂肪肝常用之药；橘络理气化痰通络引诸药入肝经。全方共奏健脾祛湿、温化痰浊之效。脾健湿自去，痰化浊自消，而脘腹胀满可祛。

**二诊：**2009年6月15日。患者服药平妥，诸症减轻，仍食欲欠佳，舌淡红苔白厚腻，脉沉细弱。上方去桂枝，加炒莱菔子15g、鸡内金15g。上药水煎2次共兑为500ml，早晚2次

二诊患者服药平妥，前述诸症减轻，但仍觉食欲欠佳，上方去桂枝，加莱菔子消食导滞、降气化痰，鸡内金健脾消食化积，以改善患者食欲。

空腹温服,每日 1 剂。予 12 剂。嘱戒酒,清淡饮食,控制体重。

**三诊**:2009 年 6 月 29 日。患者症状继续好转,饮食已基本正常。舌脉同前,予 24 剂,嘱服 7 剂后,改为间日 1 剂。嘱戒酒,清淡饮食,控制体重。

**四诊**:2009 年 8 月 2 日。患者先后服用一个半月后,改为间日 1 剂,又服 1 月余,诸症消失,复查腹部 B 超示轻度脂肪肝。停汤药,继服舒肝祛脂颗粒。

三诊患者自述诸症均已好转,饮食恢复正常。嘱患者中药间日 1 剂,以巩固疗效。

四诊患者复查 B 超示轻度脂肪肝,提示中药治疗成效显著。改用舒肝祛脂颗粒巩固疗效。

**按语**:脂肪肝是一种多病因引起的以肝细胞内中性脂肪异常沉积为主的临床综合征,常见病因包括病毒、酒精、药物、高血糖、高脂血症、过度肥胖等。中医根据临床证候将其归属于"肝癖""痞满""肥气"等范畴,认为其发病主要与酒食不节、劳逸失度、情志失调、脾胃虚弱等有关,致"气、湿、痰、瘀"相互蕴结于肝经。而中医药因其多靶点作用机制成为脂肪肝目前治疗的重要途径,一般包括病因治疗、调节脂质代谢、抑制炎症反应、阻抑肝纤维化等四个主要环节。因此,在中医证治时应首先分清不同病因,进行针对病因的治疗,将病因与现症同时纳入辨证,标本兼顾方可提高疗效。本例患者肥胖、甘油三酯、总胆固醇及低密度脂蛋白等指标均增高,提示高脂血症,故加入调整血脂的药物,收到较为理想的效果。

## 3. 脂肪肝案(化痰散结法)

沙某,女,61 岁,教师,1992 年 3 月 3 日初诊。

**主诉**:右胁胀痛 1 个月。

**现病史**:患者既往有脂肪肝、胆囊炎病史,近 1 个月来感右胁痛胀,腹胀,呕恶,五心烦热,心前区闷痛不适,周身困重,B 超示脂肪肝及胆囊炎。

**查体**:老年女性,肥胖体质,腹软,肝

本例胁痛患者主要表现为右胁痛胀,腹胀,呕恶,五心烦热,心前区闷痛不适,周身困重,属中医胁痛之痰湿壅盛,肝脾肿大为痰凝气结所致,

于右肋下 2.5cm 可触及,剑下 4cm 可触及,质韧,压痛(+),墨菲征(+),脾于肋下未及,舌淡红苔薄白腻,脉沉缓。

**西医诊断:**脂肪肝、胆囊炎。

**中医诊断:**胁痛(痰湿蕴结证)。

**治则:**化痰散结。

**方药:**清半夏 9g,橘红 9g,茯苓 15g,象贝 9g,海蛤粉 15g,决明子 15g,生牡蛎 15g,石菖蒲 9g,连翘 9g,延胡索 9g,郁金 15g,白豆蔻 6g,生栀子 9g,生甘草 3g。水煎 2 次,共兑为 500ml,早晚 2 次,空腹温服,予 21 剂。

**二诊:**1992 年 3 月 25 日。患者服药后肝区痛胀及呕恶明显好转,仍感烦热,双下肢困重,舌脉同前,上方加宣木瓜 12g,水煎继服,每服 3 日停 1 日。

**三诊:**1992 年 5 月 12 日。患者已服药 50 余剂,自述诸症均减,除偶有两胁隐痛外,已无明显不适,舌淡红苔薄白,脉沉缓。腹软,肝于右肋下 1cm 可触及,剑下 3cm 可触及,质韧,墨菲征(+),脾肋下未及。复查 B 超示肝脏大小形态未见异常,肝实质回声均匀,肝内血管走行清晰,肝内光点较密集,肝内外胆管无扩张,胆囊 5.6cm×2.3cm,壁毛糙,胆汁透声好。提示胆囊炎。原方去栀子,加玉蝴蝶 9g,水煎服,隔日 1 剂。

治宜化痰散结。

方中清半夏、橘红祛痰化湿;茯苓健脾祛湿化痰;决明子清肝祛湿降脂;石菖蒲豁痰通窍;象贝、海蛤粉、生牡蛎散结消积;生栀子清热除烦;连翘清热解毒散结;延胡索行气止痛;郁金疏肝理气、活血止痛;白豆蔻健脾化湿、顾护胃气;生甘草清热解毒、调和诸药。全方共奏化痰祛湿,散结消积,行气止痛之效。

二诊患者肝区胀痛及呕恶明显好转,仍有烦热、四肢困重,是痰浊余热未清,前方加宣木瓜平肝舒筋,和胃化湿。

三诊患者服药近 2 个月,诸症均减,仍偶有两胁隐痛。腹部彩超检查提示肝脾肿大明显回缩。前方去栀子防久服苦寒伤中,改用性味相对平和之玉蝴蝶清热消痰,间日 1 剂,以图长效。

按语：张景岳曾云"五脏之病……俱能生痰"，临床所见，肝病则气机失其条达疏布，遂使肺失肃降，脾失健运，肾失开阖，水道壅塞，水湿停滞，聚饮为痰，故肝病中痰湿生成的机会颇多，痰湿凝结，阻于血络又是形成肝脾肿大等腹内积块的重要机制，所以，古人之"自郁成积，自积成痰，痰挟瘀血"的论述是符合临床实际的。临床上每见于体胖之患者或痰湿壅盛之人，除肝脾肿大外，每兼有胁胀痛、腹胀纳呆、呕恶、大便黏滞不爽等，治宜化痰散结法。常用药如清半夏、象贝、蛤粉、射干、炒杏仁、橘红、夏枯草、桔梗、海藻、昆布、海浮石、全瓜蒌、薏苡仁、生白术等，均有较好的化痰祛湿、散结消积作用，对痰湿素盛之体或因痰湿阻络所致的脂肪肝均属适宜。

## 4. 脂肪肝案（芳香化浊法）

患者，韩某，男，41 岁，1995 年 5 月 13 日初诊。

**主诉**：脂肪肝病史 4 年。

**现病史**：患者于 4 年前查体时发现脂肪肝，未予系统治疗。近日感右肋不适，脘腹胀闷，肢体困重乏力，阴雨天加重，眠差。

**实验室检查**：肝功能，ALT 正常，AST 正常，γ-GT 70U/L，TCHO 6.75mmol/L，TG 2.86mmol/L。B 超示肝表面尚规则，均质，光点粗多，小斑片，肝脏回声增强，后方回声明显衰减，肝静脉稍细，门静脉 1.2cm，胆总管 0.4cm，分支左支清楚，右支减少。胆囊 7.0cm×4.0cm，壁厚 0.6cm，毛糙，透声好，胰腺正常，脾厚 3.0cm，肋下未触及。提示脂肪肝。

**查体**：患者体胖，一般情况尚好，心肺（-），腹软，肝脾肋下未触及，墨菲征（±），双下肢无水肿。舌淡，苔薄黄腻，脉沉滑。

**西医诊断**：脂肪肝。

**中医诊断**：痞满（痰浊壅闭）。

**治则**：芳香化浊，化痰祛湿。

肥胖是脂肪肝的重要原因之一，肥胖患者半数可有轻度脂肪肝，重度肥胖患者脂肪肝发生率可达 61%~90%，肝内脂肪的堆积与体重成正比。本例患者为肥胖之人，痰湿体质，其形成责之于过食膏粱厚味，或过量饮酒，使湿热内生，聚湿为痰，痰湿壅塞，从而表现出右胁及脘腹胀满不适，肢体困重无力，阴雨天则加重，甚或呕恶少食，大便不爽等一系列为痰湿所困的证候。治宜芳香化浊，化痰祛湿。

**方药:**藿香9g,厚朴9g,茯苓15g,制半夏6g,川贝母9g,决明子15g,山楂片15g,荷叶9g,全瓜蒌15g,茵陈15g,冬瓜仁15g,橘红9g,大豆黄卷15g,生薏苡仁30g,芦根15g,泽泻9g,白豆蔻9g。水煎服,每日1剂。

**二诊:**1995年5月25日。患者服药12剂后,诸症稍减,仍有双下肢发胀,纳呆,腹胀,舌淡红,苔薄白腻,脉沉细弦。上方去芦根、制半夏,加炒莱菔子15g、宣木瓜12g。

**三诊:**1995年6月5日。患者服上方1个月后,诸症已消,再将上方药味共为细末,水泛为丸,每次10g,每日3次,前后共服用近10个月,已无明显不适。查肝功能正常,γ-GT正常。B超示肝表面规则,均质,光点粗多,斑片,肝静脉正常,门静脉

方中藿香、白豆蔻、厚朴芳香化浊祛湿;半夏、橘红、川贝母、瓜蒌燥湿化痰以除胸腹满闷;茯苓、泽泻、生薏苡仁、茵陈、大豆黄卷淡渗利湿;芦根、冬瓜仁宣化祛湿。以上诸药多为性平味淡、质轻疏利之品,痰浊化、水湿祛则诸症可减可消。如只从辨证而言,此法此方此药或许已算方证对应而契合,但此例患者生化检查显示TCH升高,TG升高,是为高脂血症,而高脂血症恰恰正是脂肪肝的成因之一,而高脂血症却非从四诊而来,无法形成辨证的证候链条,中医治疗就只能参考某些中药的现代药理研究结论而选用具有较好调整血脂的中药,本方加用决明子、山楂片及荷叶即属此意。此三药分别清肝明目、润肠通便、和胃消食、化浊降脂和清解暑湿,与辨证并未相悖,而同时又都具有较好的降脂作用。笔者每喜用之。

二诊诸症已好转,仍有双下肢发胀、纳呆、腹胀,是络脉瘀阻,胃气不足所致,去芦根、半夏,加炒莱菔子行气导滞消食,加宣木瓜疏经通络以解下肢之胀。

三诊患者已无不适,先后服用共10个月,查生化(-),B超示脂肪肝已消失。

1.2cm,脉总管 0.5cm,分支清楚,胆囊 8.0cm×3.7cm,壁厚 0.4cm,毛糙,透声好,胰腺正常,脾厚 3.1cm,脂肪肝已消失。嘱戒酒,清淡饮食,适量增加运动量以使体重达标。

**按语**:近年来脂肪肝发病率有日渐升高之势,有资料表明脂肪肝已成为我国第一大肝病。乙醇中毒、高脂血症、肥胖等是脂肪肝的主要病因,中医临证除辨证论治之外,对只在体检时发现并无任何症状者应首先判明发生的原因,分别针对之,如高脂血症者就应在不违背辨证论治的前提下选用调整血脂的方药,将现代理化检查作为望闻问切的有效延伸,将某些中药的现代药理学结论作为君臣佐使配伍的有益补充,以提高识证识病的精准度和选方用药的准确性,这对提高整体疗效极为有益。

# 第五节  其 他 肝 病

## 1. 高胆红素血症案(清热利湿法)

杨某,男,59岁,2023年9月11日初诊。

**主诉**:发现总胆红素反复升高5年。

**现病史**:患者5年前查体发现胆红素升高(具体不详),腹部彩超提示胆囊息肉,因无明显不适,未予系统诊治。后定期体检,发现总胆红素反复异常(具体不详),未行药物治疗。现晨起口苦,小便黄赤,体力可,纳可,眠一般,易醒,大便日行1次,质稀。

**查体**:老年男性,神志清,精神可,双肝掌(-),未见蜘蛛痣。巩膜黄染(-),腹软,无压痛及反跳痛,肝脾未触及,双下肢无水肿。舌红苔黄腻,脉滑。

**辅助检查**:肝功能,ALT 15U/L,AST 20U/L,GGT 17U/L,ALP 50U/L,TBil 32.8μmol/L,DBil 9.0μmol/L;腹部彩超示①肝囊肿;②胆囊息肉(3mm×2mm)。

**西医诊断**:①高胆红素血症;②肝囊肿;③胆囊息肉。

本例患者为高胆红素血症,同时合并肝囊肿、胆囊息肉。结合病因病机特点及临床证候,属中医"黄疸"范畴。患者口苦,小便黄赤,舌红苔黄厚腻,脉滑,均为湿热内蕴之征。故以清热利湿为主要治法。

中医诊断：黄疸（湿热内蕴）。

治则：清热利湿。

方药：茵陈24g，地耳草30g，石韦15g，滑石15g，白茅根45g，车前草15g，萹蓄15g，瞿麦15g，竹叶9g，赤芍24g，金钱草15g，豆蔻9g，水牛角粉30g（包），羚羊角粉1g（冲），赤小豆30g。上药水煎2次共兑为500ml，早晚2次空腹温服，每日1剂。予24剂。每服3日停1日。

方中茵陈、地耳草、车前草清热利湿退黄；石韦、瞿麦、萹蓄、竹叶、金钱草、滑石清热利尿；白茅根滋阴清热利尿而不伤阴；赤芍、赤小豆清热凉血活血；水牛角粉、羚羊角粉清热、凉血、解毒，善清血分之热，为笔者治疗黄疸的常用之药，疗效显著。豆蔻健脾祛湿、调和诸药。全方共奏清热利湿退黄之功效。

二诊：2023年10月18日。服药平妥。患者现偶晨起口苦，纳可，眠差易醒，大便偏稀，日行1次，小便调。舌淡红，苔薄黄，脉沉弦。辅助检查：肝功能，TBil 24μmol/L，DBil 3.9μmol/L。上方去羚羊角粉、水牛角粉，加炒酸枣仁15g、夜交藤15g、赤石脂15g。上药水煎2次共兑为500ml，早晚2次空腹温服，每日1剂。予21剂。

二诊患者服用平妥，口苦减轻，但仍眠差易醒乃心血失养，脉沉弦，加用炒酸枣仁、夜交藤养血安神；大便偏稀，加用赤石脂涩肠止泻。

三诊：2023年12月13日。服药平妥。前述诸症明显减轻，口苦减轻，睡眠已正常，面颊部及双手皮肤轻微色黄，纳可，大便偏稀，日行1次，小便调。舌淡暗苔薄白，脉沉弦。辅助检查：肝功能，TBil 21μmol/L。上方去炒酸枣仁、夜交藤，加焦山楂12g、扁豆30g。上药水煎2次共兑为500ml，早晚2次空腹温服，每日1剂。予21剂。每服3日停1日。

三诊服用平妥，诸症改善，睡眠正常，仍大便偏稀，面颊部及双手皮肤轻微色黄，是脾虚胃弱之征，原方去炒酸枣仁、夜交藤，加焦山楂、扁豆以固肠止泻。每服3日停1日，缓缓图之，巩固疗效。

按语：高胆红素血症是指血清中胆红素(总胆红素、直接胆红素、间接胆红素)升高超过正常范围上限者,可由溶血、肝脏疾病、药物等引起。属中医"黄疸"范畴。临床按总胆红素的数值分为隐性黄疸(17.1μmol/L<总胆红素≤34.2μmol/L)和显性黄疸总胆红>34.2μmol/L,该患者虽为隐性黄疸,白睛及皮肤黄染并不明显,但口苦尿黄、舌红苔黄腻均为湿热之象,治以清利,仍宗《金匮要略》之训"诸病黄家,但利其小便",笔者临床常用具有清热利尿通淋的药物,如石韦、竹叶、车前草、萹蓄、瞿麦等,多可取得较为满意的效果。该患者间接胆红素异常明显,不排除溶血因素,可从血热着手,因此临床加用如羚羊角粉、水牛角粉等凉血解毒的药物,往往更宜收效。

## 2. 多发性肝囊肿案(温化痰饮法)

某男,45岁,2000年3月6日初诊。

**主诉**：查体发现多发肝囊肿7年。

**现病史**：1993年查体发现肝脏内有1.0cm×1.5cm囊肿数个,今查体B超示肝内3.0cm×3.5cm囊肿数个。肝功能正常,肝区稍有不适。舌淡红,苔白腻,脉沉。现症见：右胁肝区时感隐痛不适,情绪忧虑,偶有腹胀,纳食不香,眠差,大便正常,小便可。

**查体**：中年男性,形体正常,腹软,无压痛及反跳痛,肝、脾于肋下未触及,墨菲征(+),舌暗淡,舌下络脉迂曲,苔薄白,脉沉涩。

**诊断**：西医诊断：多发性肝囊肿。

中医诊断：积聚(痰饮停聚证)。

**治则**：健脾渗湿,温化痰饮。

**方药**：白术15g,泽泻9g,茯苓15g,猪苓15g,皂角刺9g,鸡内金15g,海蛤粉15g,生牡蛎15g,浙贝母9g,青皮9g,桂枝6g,干姜6g,水煎2次共煎为400~500ml,早晚2次温服。12剂。

本例患者诊为多发性肝囊肿,临床表现为肝区不适,属中医积聚类病之痰饮内停证,胁痛腹胀,舌暗苔薄白,脉沉涩为痰饮停聚之征,治宜健脾渗湿,温化痰饮为法。

方中白术健脾燥湿,能补土制水;泽泻、茯苓、猪苓利水渗湿;浙贝母配青皮疏肝破气,化痰散结;海蛤粉配生牡蛎化痰消饮;桂枝、干姜温中化饮;皂角刺攻破降利而消积聚；鸡内金健胃消食，护胃调中。全方共奏健脾渗湿、温化痰饮之效。

**二诊**：2000 年 3 月 20 日。患者 2 周后肝区不适已除，舌苔脉象同前，上方加黄芪 15g，易茯苓为茯苓皮 30g，续服 3 个月。

二诊患者肝区不适已消，仍舌苔白腻，脉沉，故加黄芪健脾助运，易茯苓皮为增其利水消饮之力。

**三诊**：2000 年 5 月 20 日。患者 3 个月后，复查 B 超示肝内 1.0cm × 1.0cm 囊肿数个。嘱其 2 个月后复诊。

三诊患者服药 3 个月后，腹部彩超检查提示肝囊肿明显减小。嘱患者定期复诊。

**按语**：单纯性肝囊肿的机制主要是由于在胚胎期，肝内迷走胆管与淋巴管的发育障碍或局部淋巴管因炎性上皮增生阻塞，导致管腔内分泌物潴留形成囊肿。囊壁由上皮细胞组成，囊液多呈无色或透明，有出血者可呈棕色，多发囊肿常较小而遍布肝各部。中医辨治肝囊肿病因病机多责之于患者脾气虚弱，脾失健运，水湿不化，停聚而成痰饮，痰饮流注于肝脏而成囊肿。痰饮为阴邪，质地清稀，易于停留人体局部；阴邪遇寒则聚，遇阳则行，得温则化。故《金匮要略》云"病痰饮者，当以温药和之"，治疗上以健脾渗湿、温化痰湿为大法，更加利水消饮之药，脾健则水湿得以运化；通利则助痰饮之消散。

## 3. 肝脓疡案（清热凉血解毒法）

尹某，男，38 岁，1984 年 5 月 11 日初诊。

**主诉**：胁痛、低热 3 天。

**现病史**：患者于 1 个月前突感右胁疼痛呈针刺样，伴高烧，体温达 39.5℃，在当地医院用药后（药物不详）体温下降，仍感胁痛口苦，便干尿赤，B 超示肝右叶第六肋间锁骨中线稍外侧可见一约 7.6cm × 6.0cm 大小低回声实性包块，边界清晰；于第四肋间锁骨中线内侧可探及一约 5.1cm × 5.9cm 低回声光团，性质同前，两个包块不连通，诊为肝右叶脓疡。在某医院住院，曾用清热解毒法并配以抗生素治疗，

本例肝脓疡系细菌感染所致，中医则认为邪毒内侵于肝，郁积化热，热毒内炽则高烧剧痛，经过西医抗生素治疗后高热已退，但仍时常低热、胁痛、口苦、尿赤，舌红苔黄腻，脉弦滑略数，此乃余毒未尽，余热未消之征，B 超可见两个互不相连的肝脓肿低回

住院 25 天后症状减轻。近日仍感胁痛、低热、面红、尿黄,停用抗生素,体温仍 37.8℃。要求中药治疗。

**查体**:发育营养可,面红,腹软,肝于肋下 2cm、剑突下 3.5cm 可触及,质软压痛(+)。舌红苔黄腻,脉弦滑略数。

**西医诊断**:细菌性肝脓疡。

**中医诊断**:肝痈(热毒内炽)。

**治法**:清热凉血解毒。

**方药**:金银花 30g,连翘 12g,紫背天葵 9g,黑山栀 15g,龙胆草 12g,野菊花 15g,紫花地丁 15g,蒲公英 30g,牡丹皮 9g,赤芍 9g,橘皮 9g,八月札 15g。水煎服,每日 1 剂。

**二诊**:上方连用 3 周后,胁痛已止,发热已退,精神体力均较前转佳。仍稍感胸闷,胁胀,苔薄白,脉沉弦。毒邪之势已减,调清解宣达之剂,方用洗肝散加减:黑山栀 9g,黄芩 12g,赤芍 12g,粉丹皮 9g,川羌活 9g,薄荷 6g,青黛 9g(包),牛蒡子 9g,柴胡 15g,生甘草 9g。

声包块,治宜清热凉血解毒。

方选五味消毒饮加味,方中金银花、蒲公英、紫花地丁、紫背天葵、野菊花清热解毒,连翘清热解毒、消肿散结;野菊花平肝泻火,清解毒邪,五味共奏清热解毒之效,现代药理研究证实以上诸药均有良好的抑菌抗炎作用,对细菌性肝脓疡尤为适宜。山栀子、龙胆草专入肝经,苦寒泻火,祛毒解热,可减轻患者胁痛、口苦、尿赤等症状;牡丹皮、赤芍清营凉血,祛毒消瘀;八月札消肿散结,除烦利尿,可使毒热之邪利之于小便;橘皮醒脾和中,顾护胃气,热毒既去则烧退,诸症减轻。

二诊热退症减,体力转佳,仍稍感胸闷、胁胀,提示邪毒之势已减,当另调清解宣达化瘀消肿之剂,方选洗肝散加减。方中山栀子、黄芩、青黛、牛蒡子清解余毒,羌活、薄荷、柴胡、甘草宣散透达,以助热散毒祛;粉丹皮、赤芍凉血活血改善脓肿局部血运以利肿胀消退。以上诸药在清解余毒的同时,

**三诊**：上方又服12剂后，诸症减轻，除仍时有自汗外，已无明显不适。B超示：右肝内见一约1.7cm×1.6cm低回声区，边界清晰；肝右叶脓疡较前吸收好转。宗上方加生黄芪15g、浮小麦30g，水煎继服。

**四诊**：服上方半个月后，诸症悉除，体力如前，B超示肝胆正常像图，至此病已痊愈。

促进残余脓液吸收，以利于脓肿包块的尽快消退。

三诊诸症明显减轻，除仍虚汗外已无不适，B超示肝内见一约1.7cm×1.6cm之低回声区，边界清晰，另一包块已消失，宗上方加生黄芪15g扶正托里，加浮小麦30g固表敛汗。

四诊又服半个月后，诸症尽消，体力已恢复正常，B超示肝胆正常，至此，肝脓疡已愈。

**按语**：肝脓疡在发生发展过程中有一个阶段性发展规律，不同的阶段可有不同的临床表现，现代医学多根据脓肿大小和不同程度分别采用抗生素、引流和手术等不同治疗方法。本病例就诊时已经过西医抗生素治疗，高烧已退，但余热未消，余毒未尽，中药先用清热解毒、凉血活血为法，诸症好转后另调清解宣散化瘀消肿法，以利于肝脓肿的尽快吸收。待病情向愈，大致复常后，再加益气扶正药，以巩固疗效，反映了阶段性治疗理念，实践证明这一理念和路径是正确的。

## 4. 肝血管瘤、肝囊肿案（化痰活血法）

**孙某，男，36岁，2001年12月9日初诊。**

**主诉**：查体发现肝血管瘤、肝囊肿3个月。

**现病史**：患者于3个月前体检腹部彩超提示肝血管瘤、肝囊肿，辗转多家医院诊疗，曾行上腹部强化CT示肝右叶多个略低密度灶，大者约3cm×2cm，增强动脉期边缘呈环形强化，门脉期向心性强化，延迟期呈等密度，肝实质内多个低密度灶，大者约1cm×2cm，无强化，诊断结果为多发肝血管瘤、肝囊肿。患者拒绝手术等有创性治疗加之近日时觉右胁隐痛不适来诊。现症见右胁肝区时感隐痛不适，情绪忧虑，偶有腹胀，纳

本例多发肝血管瘤、肝囊肿，患者主要表现为右胁肝区隐痛，腹胀，纳差，情绪不畅，睡眠差。皆气滞血瘀，痰气交阻，扰乱心神所致，属中医积病之痰瘀互结证。治宜化痰散结、活血消积。

食不香,眠差,大便正常,小便黄。

**查体**:青年男性,形体正常,腹软,无压痛及反跳痛,肝、脾于肋下未触及,墨菲征(+),舌暗淡,舌下络脉迂曲,苔薄黄,脉沉涩。

**西医诊断**:肝血管瘤、肝囊肿。

**中医诊断**:肝积(痰瘀互结证)。

**治则**:化痰散结,活血消积。

**方药**:半夏9g,全瓜蒌15g,川连9g,茯苓12g,橘红9g,芒硝3g,夏枯草15g,生牡蛎15g,浙贝母12g,丹参15g,三七粉1g(冲),甘草6g,皂角刺9g,柴胡15g为引。水煎2次,共兑为500ml,早晚2次,空腹温服,予14剂。

方中半夏善化痰湿,为化痰散结之要药,其辛温之性能祛散肝脏之痰湿,从而消散痰结。全瓜蒌清热化痰、宽胸散结;川连清热化痰燥湿;橘红散寒燥湿,理气化痰;茯苓健脾利水渗湿。以上四味药与半夏寒热并用,辛开苦降,增强燥湿化痰散结之力。丹参活血调经,凉血消积,改善肝脏血液循环,促进瘀血的消散;三七粉化瘀止血,活血定痛,与丹参合用,增强活血化瘀消积之力。浙贝母、皂角刺、夏枯草、生牡蛎均具有软坚散结的功效,芒硝软坚散结,泻下通便;夏枯草清肝明目,散结解毒;生牡蛎平肝潜阳,软坚散结。三者共同作用,软化并消散实质坚硬肿块或结节。引经药柴胡归肝、胆经,疏散退热,疏肝解郁,升举阳气。在此方剂中,柴胡作为肝经的引经药,引导其他药物成分直达肝脏,增强整方的靶向治疗效果。甘草补脾益气,清热解毒,止咳祛痰,调和诸药。使整方药性平和,同时保护肝脏,减少药物对肝脏的潜在损害。全方共奏化痰散结、活血消积之功。

**二诊**：2001年12月22日。患者服药后肝区隐痛不适明显好转，情绪状态改善，无腹胀，纳可，睡眠质量改善，舌脉同前，上方加鸡内金15g、泽泻9g，水煎继服，每服2日停1日。

**三诊**：2002年3月20日。患者已间断服药3月余，自述无明显不适，舌淡红苔薄白，脉沉。复查腹部彩超：肝脏大小形态正常，肝实质内探及多个略强回声结节，大者约3cm×3cm，肝左右叶实质内探及多个类圆形无回声区，大者约1cm×1cm，肝内血管走行清晰，诊断结果为多发肝血管瘤、肝囊肿，提示较治疗前有缩小。后随访，患者定期于复查腹部彩超，肝血管瘤、肝囊肿无明显变化。

二诊患者肝区隐痛不适明显好转，情绪状态改善，已无腹胀，纳可，睡眠质量提高，前方加鸡内金健脾消积，泽泻利水渗湿。

三诊患者服药3月余，复诊无明显不适，腹部彩超示肝血管瘤、肝囊肿均减小，定期随访，病情稳定。

**按语**：古人谓：肝为五脏六腑之贼，肝气一郁，即延他脏，或使肺失肃降，或使脾失健运，或使肾失开阖，均可致水道壅塞，水湿停滞，聚饮为痰，故肝病中痰湿生成的机会颇多，痰湿凝结，阻于血络又是肝内积证形成的重要机制，继而"自郁成积，自积成痰，痰挟瘀血"。王清任曾明确提出"气无形不能结块，结块者必有形之血也"，陈士铎也认为"肝气一郁……日积月累，无形化为有形"。临床所见，由气滞到血瘀、无形到有形是此类肝血管瘤、肝囊肿成因。肝血管瘤病多在气血运行失常，肝囊肿多在津液代谢失常，痰饮内停发病，故治疗肝血管瘤合并肝囊肿当痰瘀并治，方能获效。

## 5. 肝病低热案（滋肾清肝法）

刘某，女，46岁，2017年5月15日初诊。

**主诉**：低热伴两胁胀痛1个月。

**现病史**：患者乙肝病史30余年，2年前查体腹部彩超提示肝硬化，恩替卡韦抗病毒治疗，病情稳定。近1年定期体检，肝功能正常，腹部彩超提示肝硬化，HBV-DNA<1 000copies/ml。家属代诉患者日常情绪欠佳，对肝病忧虑甚重。近1个月出

本例肝病低热系因郁而致热，热伤阴液，阴亏热炽；肝病久病及肾，亦可导肝肾阴亏而形成阴虚生内热。低热，

现低热,体温37.5~37.9℃,查血常规指标正常,当地医院排除结核等感染性疾病。现时有低热,两胁隐痛,烘热汗出,口干,乏力,腰膝酸软,二目干涩,眠浅易醒,饮食及二便可。月经不规律半年。

**查体**:中年女性,一般情况可,神志清,查体合作,心肺(-),腹软,肝脾(-),肝区叩痛(+),双下肢无水肿,舌红,苔薄黄,脉弦细数。

**西医诊断**:乙肝肝硬化。

**中医诊断**:肝病低热(肝肾阴虚证)。

**治则**:滋肾清肝法。

**方药**:熟地黄15g,山茱萸9g,炒山药15g,炒酸枣仁30g,麦冬15g,牡丹皮12g,焦栀子15g,赤芍15g,柴胡12g,当归12g,茯苓15g,泽泻15g,麸炒枳实15g,郁金15g,青蒿15g,鳖甲15g(先煎),地骨皮15g。水煎2次,共兑为500ml,早晚2次,空腹温服,予14剂。

**二诊**:2017年5月29日。患者自述服药有效,诸症悉减,低热已消失,胁痛减轻,舌红,苔薄黄,脉弦细略数。继服10剂,每服3日停1日。

**三诊**:2017年6月15日。自述服药有效,诸症已消失,已无不适。

**按语**:肝病低热有虚实之分,因郁而热者多责之于实,因热而伤阴者多责之于虚。郁之始在气,丹溪创六郁之说,六郁皆可化热,但总以气郁为主导。慢性肝病,久病失养,热盛伤阴,穷必及肾,肝肾阴亏而形成阴虚内热的虚热证。临床治疗常用滋水清肝饮加减滋肾阴清郁热、养肝阴疏肝气兼定悸安神。总之,治郁热首当理气,治虚热莫忘养阴,本例即以虚热论治而用滋肾清肝之法。

两胁隐痛,腰膝酸软,舌红苔薄黄,脉弦细数均为肝肾阴虚之征。以滋肾清肝为治则。

方选滋水清肝饮加减,方中六味地黄汤养阴泄浊;焦栀子、牡丹皮以清肝泻火;当归、赤芍养血柔肝;柴胡、枳实、郁金疏肝理气;酸枣仁、麦冬养心阴、益肝血而宁心安神;青蒿、鳖甲、地骨皮清透虚热。全方配伍,共奏滋肾养阴、清肝泻火之效。

二诊患者低热已除,胁痛减轻,宗上方继服。

三诊患者服药诸症消失,后随访未再复发。

## 6. 肝病乏力案(滋养肝肾法)

曲某,女,52岁,2007年9月1日初诊

**主诉**:乏力半月。

**现病史**:患者乙肝病史近20年,5年前因肝功能异常应用拉米夫定抗病毒治疗,后病情稳定,定期复查肝功能一直正常,腹部彩超未见异常,HBV-DNA<1 000copies/ml。近半个月来自觉明显乏力,肝区隐痛,腰膝酸软,时有低热,口干,二目干涩,失眠,头晕,饮食及二便可,1年前闭经。舌红少苔,脉沉细略数。

**查体**:中年女性,一般情况可,心肺(-),腹软,无压痛反跳痛,肝脾肋下未及。

**辅助检查**:肝功能(-),GLU 6.7mmol/L,B超示慢性肝病。

**西医诊断**:慢性乙型肝炎。

**中医诊断**:肝着(肝肾阴虚)。

**治则**:滋养肝肾。

**方药**:六味地黄汤合二至丸、桑麻丸加味。

熟地黄15g,牡丹皮9g,炒山药15g,茯苓15g,泽泻9g,山茱萸9g,桑叶9g,黑芝麻15g,女贞子15g,墨旱莲15g,佛手9g,橘络12g,杭菊花12g,谷精草15g,炒枣仁30g,嫩豆蔻9g。水煎服,每日1剂,水煎2次,共兑为500ml,早晚2次,空腹温服,予12剂。

本例女性患者,年过半百,阴气自半,加之肝病日久及肾,肾阴亏虚,水不涵木,肝肾阴虚,故而出现乏力、腰膝酸软;肝阳上扰,则头晕;肝木失养,肝络失滋,肝经经气不利,则胁部隐痛。舌红少苔,脉沉细略数为阴虚内热之征,治疗以滋阴益肾、养肝安神为原则,方选六味地黄汤合二至丸、桑麻丸加减。

方中熟地黄,滋阴补肾,填精益髓;山茱萸补养肝肾,并能涩精;山药补益脾阴,亦能固精。三药相配,滋养肝脾肾,称为"三补"。配伍泽泻利湿泄浊,并防熟地黄之滋腻恋邪;牡丹皮清泄相火,并制山茱萸之温涩;茯苓淡渗脾湿,并助山药之健运,三药为"三泻",渗湿浊,清虚热;女贞子、墨旱莲,善滋补肝肾之阴,且能凉血止血不滋腻;桑叶、黑芝麻是为桑麻丸,加谷精草、菊花清润相合,既能补益肝肾,

**二诊**：2007年9月14日。患者服12剂后，患者乏力好转，诸症稍减轻，仍有烦热，有时虚汗，咽干。舌红少苔，脉沉细数。上方去谷精草加五味子9g，玄参12g，水煎服，每日1剂。

**三诊**：2007年9月27日。患者自感乏力已消，余症均好转，以上方剂量比例，炼蜜为丸，每丸10g，每次1丸，每日3次，久久服之，以巩固疗效。

又能养血清热明目；炒枣仁养血安神生津；佛手、橘络疏肝理气，既能通络止痛又使补不碍运；白豆蔻顾护胃气。

二诊患者服药平妥，诸症悉减，仍有烦热，有时虚汗，咽干，去谷精草加五味子滋肾养肝、生津敛汗，加玄参清热凉血利咽。

三诊患者症状大部分消失，炼蜜为丸，继续服之，以巩固疗效。

**按语**：乏力是指四肢倦怠，周身乏力或腰膝酸软、懒言少动等一组自觉症状。由于在生理上"肝为罢极之本""肾为作强之官""脾主四肢肌肉"，一身筋脉皆赖其所养。在慢性肝病的病理条件下不但肝病本身影响其"罢极"功能，而乘脾伐肾可使脾虚运化无权，肾虚作强无力可使肌体耐受疲劳的能力减弱，而表现出乏力症状。因而在肝病的任何阶段均可出现乏力一症，只是程度不同、久暂各异而已。本例乏力即为肝病及肾，肝肾阴虚而致，故用滋补肝肾、清上填下之法复其"罢极之本"和"作强之力"而获效。

## 7. 肝病胁痛乏力案（疏肝解郁法）

席某，男，34岁，1996年10月30日初诊。

**主诉**：右胁隐痛伴纳差、乏力半个月。

**现病史**：患者有乙肝携带病史2年，症状时轻时重，近因情志刺激，症见两胁痛、嗳气、厌食、全身酸软无力，尤以下肢为重，并伴有关节疼痛不适，在当地医院口服益气补血药20余剂，症状未减反重。

否认外感病史及口服损肝药物史。有乙肝家族史。

乙肝病毒携带者为现代医学疾病概念，中医文献无确切的同义病症。本例乙肝病毒携带患者虽肝功能、腹部彩超正常，但临床症状明显，符合《温疫论》所云："伏邪既久，血气必伤。"该患者有乙

**查体**：青年男性，一般情况可，巩膜无黄染，未见肝掌和蜘蛛痣，腹部无压痛及反跳痛，肝、脾均未触及，墨菲征（−），移动性浊音（−），双下肢未见凹陷性水肿。舌质淡，苔薄黄，脉弦细。

**辅助检查**：肝功能均正常；B超示肝胆胰脾肾未见异常。

**西医诊断**：慢性乙肝病毒携带。

**中医诊断**：胁痛（肝郁脾虚）。

**治则**：疏肝解郁。

**方药**：柴胡12g，郁金15g，枳壳9g，白芍15g，佛手9g，当归12g，薏苡仁30g，威灵仙10g，丹参12g，炒麦芽10g，牛膝12g，炒山楂10g，炒神曲10g，赤芍12g，甘草3g。水煎2次共兑为500ml，早晚2次温服，每日1剂，予6剂。

肝家族史，一般为自幼感染疫毒，邪留于肝，肝气郁结，肝失疏泄，气机郁滞，则见情志郁闷、胁痛；肝病乘脾，使脾虚运化无权，故而出现乏力；肝气横逆，气滞于胃，胃气上逆，则表现为嗳气、厌食；舌质淡，苔薄黄，脉弦细，俱为肝郁脾虚之佐证，治当疏肝解郁，方选四逆散加减。

方中柴胡功善疏肝解郁；郁金、佛手、枳壳为芳香舒气之品，理气和胃止痛；当归、丹参、赤芍活血凉血，助柴胡以解肝经之郁滞，并增行气活血止痛之效；白芍养血柔肝，缓急止痛；威灵仙性温善行，通行十二经络，尤善止痛，既可改善两胁痛，也可减轻关节疼痛，配伍薏苡仁，增强其渗湿之力；牛膝归肝肾经，补肝肾并引血下行；炒麦芽、炒山楂、炒神曲健脾消食和胃，甘草调和诸药，为使药。诸药相合，共奏疏肝行气、活血止痛之功。

**二诊**：患者两胁胀痛已消，全身酸软无力明显好转，关节疼痛减轻，食欲增加，在前方基础上白芍加至18g，当归加至15g，继服6剂，水煎服，每日1剂，煎服方法同前。

二诊患者症状减轻，关节疼痛减轻，增加白芍、当归剂量以增其养血柔肝之功。

**三诊**：患者初诊症状基本消失，已无乏力感，用逍遥丸每次9g，每日3次，以巩固之。

三诊诸症已基本消失，改用逍遥丸口服巩固疗效。

**按语**：慢性乙肝病毒携带往往并无任何症状，但一项针对650例慢性乙肝病毒携带患者研究发现，83.08%患者均有不同程度的乏力（或易疲倦）、纳差、肝区不适（或肝区痛）、精神郁闷，易罹感冒及腹胀、失眠、头晕等症。临床证治应遵循有证从证,无证从病的原则,本例以证为目标,细审其病因,详辨其病机,辨证治之,对乙肝病毒携带者而言,中医药发挥的主要是对症治疗所获得的症状疗效,虽有实验研究已证实有多种单味中药对实验动物 HBV-DNA 起到某些抑制作用,但在人体尚无确切结论和成功经验,因此,凡有抗病毒治疗特征者均应进行积极的抗病毒治疗。

## 8. 肝病腹胀案(健脾行气法)

王某,男,51 岁,2012 年 8 月 20 日初诊。

**主诉**:腹胀 1 周。

**现病史**:患者慢性乙型肝炎史 10 年,近 5 年经抗病毒治疗,间断口服中成药。近 1 周自觉腹胀,食欲减退,少腹常觉坠痛,得温则舒,喜热饮或遇气候寒冷时症状加重,倦怠乏力,四肢欠温,大便不成形,日行 2~3 次,小便(−)。查肝功能(−),HBsAg(+),抗 -HBe(+),抗 -HBc(+),HBV-DNA< 1 000copies/ml,腹部彩超示慢性肝病,胆囊炎。

**查体**:中年男性,一般情况可,神志清,查体合作,心肺(−),腹软,肝脾(−),小腹压痛(+),墨菲征(±),双下肢无水肿,舌淡苔薄白,脉沉缓。

**西医诊断**:慢性乙型肝炎(轻度)。

**中医诊断**:痞满(脾胃虚寒证)。

**治则**:温中健脾,行气消胀。

**方药**:炙黄芪 15g,红参 9g(先煎),茯苓 15g,焦白术 15g,陈皮 12g,木香 9g,乌药 9g,炒白芍 15g,肉桂 6g,干姜 6g,炙甘草 3g。水煎 2 次,共兑为 500ml,早晚 2 次,空腹温服,予 10 剂。

**二诊**:2012 年 8 月 30 日。患者自述服药后腹胀、腹痛减轻,食欲改善,仍宗上方继服,予 10 剂,每服 3 日停 1 日。

本例系由脾胃素弱,阳气不充,加之肝病木不疏土,过服寒凉之品,伤及脾阳,造成脾气虚弱,而产生脘腹胀满。得温则舒,遇冷加重,舌淡苔薄白,脉沉缓,均为脾胃虚寒之征。治宜温中健脾,行气消胀。

方中以炙黄芪、红参、茯苓、焦白术、陈皮益气健脾;炒白芍、木香、乌药行气消胀;肉桂、干姜温中助阳;炙甘草温中补虚调和诸药。全方共奏补气助阳、行气消胀之功效。

二诊服药后腹胀腹痛减轻,食欲改善,继服前方。

**三诊**：2012 年 9 月 10 日。患者自述服药有效，腹胀腹痛已消，仍稍觉畏寒乏力，余无不适。3 个月后随访再未腹胀。

三诊服药后腹胀腹痛消失，3 个月后随访未复发。

**按语**：腹胀是肝病最为常见的症状之一，气滞、脾虚、湿热、阳虚等诸多原因皆可导致腹胀，因此腹胀在持续时间、发生部位及轻重程度往往差异较大，临床证治应审证求因，察其虚实而定消补之法，辨其寒热而取温凉之治。本例腹胀是为脾胃虚寒之证，以温补为治，正如朱丹溪言："气无补法，世俗之言也。以气之为病，痞闷壅塞，似难于补，恐增病势。不思正气虚者，不能运行，邪滞所着而不出，所以气为病，壮者气行则愈，怯者着而成病，苟或气怯，不用补法，气何由行。"临床上脾胃虚寒腹胀治当温中健脾、行气消胀，实为正治之法。

## 9. 肝病肝脾大案（化痰活血法）

李某，男，45 岁，1999 年 5 月 12 日初诊。

**主诉**：右胁胀痛 1 周。

**现病史**：患者嗜酒多年，5 年前发现 HBsAg（+），ALT 升高，在当地医院诊断为慢性乙型肝炎，经治疗好转，肝功能正常。近 1 周饮酒后出现右胁胀痛，纳少，大便不爽，睡眠欠佳，乏力，舌暗红苔薄白，脉沉弦涩。饮酒史 15 年。

本例患者嗜酒多年，酿生湿热，损伤脾胃，聚湿成痰，痰阻血络，使血瘀内停，气、痰、血相互搏结，结于胁下，故右胁胀痛，查体肝脾肿大，舌暗红苔薄白，脉沉弦涩俱为痰气交阻、瘀血内停之征，治当理气活血、化痰散结通络为法。

**查体**：中年男性，稍胖，颈部可见蜘蛛痣，双肝掌（+），肝于右胁下 2.5cm 可触及，质韧，压痛（+），墨菲征（+），脾于左胁下 2cm 可触及，质韧。

**辅助检查**：肝功能，ALT 60U/L，AST 52U/L，γ-GT 130U/L，HBsAg（+），抗 -HBe（+），抗 -HBc（+），B 超示慢性肝病、脾大、胆囊炎。

**西医诊断**：酒精性肝病、胆囊炎、脾大。

**中医诊断**：酒癖（痰瘀阻络）。

**治则**：行气化痰，活血通络。

**方药**：泽兰 15g，水红花子 15g，橘叶 9g，郁金 15g，丝瓜络 12g，丹参 15g，瓜蒌 15g，红花 9g，山楂 15g，决明子 15g，夏枯草 15g，

方中水红花子味辛苦甘，善活血消积，散结止痛，且有回缩肝脾的作用；泽兰

生牡蛎 15g，白豆蔻 9g。水煎 2 次共兑为 500ml，早晚 2 次温服，每日 1 剂，予 14 剂，每服 3 日停 1 日。

性温通达，善疏肝脾之郁，又有活血祛瘀之功，具有通经散结而不伤正的特点；橘叶专能疏肝解郁，行气散结，对肝气郁结之胸胁疼痛，尤其擅长，又无青皮之破气伤元之弊；郁金为血中之气药，能解气分之郁，又能散血分之瘀，使气顺血行；丹参、红花、丝瓜络活血通络，行瘀消积止痛；牡蛎咸寒软坚散结且能安神；夏枯草苦寒泄热，散结消肿且能清肝火；瓜蒌清热涤痰，散结润肠；山楂助脾胃运化，行气散瘀；决明子清肝祛湿；白豆蔻顾护胃气。全方共奏行气活血、化痰散结通络之功。

二诊：1999 年 5 月 27 日。患者服药半个月后，右胁胀痛减轻，饮食增加，体力转佳，仍尿黄。上方加茵陈 15g、地耳草 15g，继服 28 剂，水煎服，每日 1 剂，煎服方法同前。

二诊患者右胁胀痛症状减轻，加茵陈、地耳草以清热利湿。

三诊：1999 年 6 月 25 日。患者又服上方 1 个月后，诸症均减，右胁痛已消失，已无腹胀。查肝功能，ALT 正常，γ-GT 72U/L，HBsAg(+)、抗 -HBe(+)、抗 -HBc(+)，B 超示胆囊炎、脾大。嘱仍用上方加用金钱草 15g、海金沙 15g，间日服之，以巩固疗效。

三诊诸症已消，查肝功能 γ-GT 72U/L，彩超提示胆囊炎，加用金钱草、海金沙以清肝利胆，间日服之，巩固疗效。

**按语**：酒精性肝病是由于长期大量饮酒所致的肝脏疾病，可表现为脂肪肝、酒精性肝炎、肝纤维化和肝硬化。肝脾肿大作为慢性肝病的体征，是临床辨证用药的重要依据之一。一般急性肝炎之肝脾肿大质地多较软，病程较短，病情较轻浅，随着病因的祛除，肝功能恢复，绝大部分都可回缩。慢性肝炎质地多较硬，程度多较重，因而有时成为主要的治疗环节。肝脾肿大之治常涉及行气活血、化痰散结、软坚消积、健脾磨积等治法，本例患者为痰气交阻、瘀血阻络所致，故以行气化痰、活血通络为治，故而收到预期疗效。

## 10. 肝病失眠案（养血安神法）

洪某,女,50岁,2001年7月5日初诊。

**主诉**：失眠多梦半年,加重1个月。

**现病史**：患者乙肝病毒携带15年。失眠多梦半年,未予治疗。近1个月来患者失眠加重,彻夜不眠,伴头晕心悸,烦乱不安,口干,五心烦热,二便尚可,近半年月经量较前减少。遂来诊。

**查体**：患者中年女性,一般情况可,神志清,查体合作,心肺(-),舌红,苔白,脉细弦数。

**西医诊断**：肝病失眠。

**中医诊断**：不寐(肝血亏虚,心肾不交)。

**治则**：养血安神,交通心肾。

**方药**：天王补心丹合交泰丸加减。

太子参15g,茯神15g,玄参15g,丹参15g,远志12g,五味子6g,麦冬10g,天冬10g,柏子仁10g,生地黄12g,枸杞子15g,炒酸枣仁30g,夜交藤15g,黄连6g,肉桂6g,炙甘草3g。14剂,每日1剂,水煎2次共兑为500ml,早晚2次,温服。

**二诊**：2001年7月20日。

患者自述服药有效,睡眠明显改善,每晚睡眠时间已达5小时,诸症减轻,纳食一般。舌淡红,苔白,脉弦细。上方加陈皮12g,7剂,继服。

本例患者因乙肝携带病史,思虑过度,劳伤心脾,心血暗耗,心肝血虚,加之年老天癸竭,肾水亏,肾水不能上济于心,使心肾不交,故心烦不寐、头晕心悸、五心烦热。治疗上采用滋阴养心安神、交通心肾之法。

方中枸杞、天冬、麦冬补肝肾之阴；生地黄、玄参滋阴、降火、除烦；丹参、太子参、夜交藤活血、益气生血,养心血；柏子仁、茯神、远志养心安神；酸枣仁、五味子味酸,敛心气且安心神；黄连苦寒以清心火,肉桂辛热以温肾阳,水火相济,心肾交通,全方共奏滋肾水、养心血、清心火、安心神之效。其中尤以炒酸枣仁、夜交藤为笔者最为常用的治疗失眠之对药,用之得当,最易获效。

二诊患者心烦不寐等诸症减轻,服药有效,患者纳食一般,故加陈皮理气醒脾以改善食欲。

**按语**:失眠为肝病常见症状之一,患者常为其所苦。失眠之成因多责之于肝血亏虚,神魂不安;或因思虑过度,劳伤心脾而使心血暗耗、心神不宁及病久及肾使肾阴亏虚不能上奉于心,使心肾不交等诸多因素,本例恰如上述,故以养血安神之天王补心丹,交通心肾之交泰丸治之,收到满意疗效。

## 11. 肝病目涩案(滋肾清肝法)

苏某,女,57岁,2020年12月7日初诊。

**主诉**:双目干涩、视物昏花2个月。

**现病史**:患者3年前体检发现肝功能指标异常,于当地医院拟诊为自身免疫性肝炎,长期服用熊去氧胆酸胶囊,肝功能指标基本正常。近2个月自觉双目干涩,视物昏花,伴口干,偶有头晕头痛,眠差易醒,腰酸,纳可,大便排泄不畅感,小便色黄。

**查体**:老年女性,一般情况可,双肝掌(±),未见蜘蛛痣。巩膜及皮肤无黄染,腹软,肝脾未触及,舌淡红少苔,脉沉细弦。

**辅助检查**:肝功能,ALT 32U/L,AST 19U/L,GGT 50U/L,TBil 21μmol/L。腹部彩超提示肝内回声稍粗。

**西医诊断**:自身免疫性肝炎。

**中医诊断**:目倦(肝肾阴虚)。

**治则**:滋肾清肝明目。

**方药**:杭菊花12g,甘枸杞15g,泽泻9g,茯苓15g,炒山药15g,山茱萸9g,牡丹皮9g,茺蔚子15g,青葙子15g,木贼草15g,蝉蜕9g,夏枯草15g,生地黄15g,桑椹15g,炒当归12g,嫩白豆蔻9g。上药水煎2次共兑为500ml,早晚2次空腹温服,每日1剂。予14剂。

本例患者为自身免疫性肝炎,临床证候以双目干涩、视物昏花为主,属中医"目倦"范畴。患者双目干涩,视物昏花,口干,眠差易醒,腰酸,少苔,脉沉细,属肝肾阴虚证;治疗当以滋肾清肝明目为主要治法。

方中生地黄、山茱萸、炒山药、枸杞补肝肾之阴;牡丹皮、夏枯草、泽泻清热凉血,泻阴中之火;当归养血益阴,桑椹滋补肾阴;菊花清泻肝火,蝉蜕疏肝祛风明目;青葙子、茺蔚子、木贼草清肝明目,为笔者治疗双目干涩的常用药物;茯苓、

**二诊**：2020 年 12 月 21 日。服药平妥。患者诉前述诸症明显减轻,双目干涩减轻,视物模糊较前改善,大便仍排泄不畅感,舌淡红苔少,脉沉弦。上方加玄参 12g。上药水煎 2 次共兑为 500ml,早晚 2 次空腹温服,每日 1 剂。予 14 剂。

**三诊**：2021 年 1 月 7 日。服药平妥。患者现无明显不适,二目干涩已消失,仍稍有口干,大便调,纳可眠安。舌淡红苔薄白,脉沉弦。中药上方继服,每服 2 日停 1 日。熊去氧胆酸胶囊继服。

白豆蔻健脾祛湿调和诸药。全方共奏滋肾清肝明目之效。

二诊患者服药平妥,双目干涩、视物模糊较前明显改善,但仍大便排泄不畅,苔少,提示仍阴虚津少,肠燥失润,加用玄参滋阴清热通腑。

三诊患者服药平妥,双目干涩、视物模糊已消失,苔少转为苔薄白,提示病情明显改善。继服中药,以巩固疗效。

**按语**：中医认为肝开窍于目,《素问·五脏生成》谓“肝受血而能视”;《灵枢·脉度》亦云“肝气通于目,肝和则目能辨五色矣”,说明视觉功能主要依赖于肝之阴血的濡养。现代研究也证实,肝脏是维生素 A 的主要储存部位,肝病则影响维生素 A 代谢,从而影响视网膜感光细胞的功能,导致出现双目干涩、视物昏花、视力下降等眼部证候。

二目干涩、视物昏花是多种慢性肝病最为常见的临床证候,有时甚至是某些患者的主要症状,正如《素问·脏气法时论》所言“肝病者……虚则目䀮䀮无所见,耳无所闻”,这里所说之虚即为肝血亏虚及肝肾阴虚。中医肝与西医肝脏这种在生理病理认识上的契合为中医用滋补肝肾之阴、清肝明目的治则及方药治疗肝病目涩提供了充分的理论依据。

## 12. 肝病衄血案(凉血止血法)

**孙某,男,47 岁,2022 年 7 月 11 日初诊。**

**主诉**：反复齿衄 1 月余。

**现病史**：患者 3 年前体检发现酒精性肝硬化,定期复查,自述肝功能指标未见明显异常,腹部彩超提示肝硬化、脾大,血常规示血小板偏低,间断服用中药及扶正化瘀胶囊等中成药。近 1 个月

本例患者为酒精性肝硬化、脾大,伴随脾功能亢进引起血小板减少。患者反复齿衄,属中医学

患者齿衄明显,晨起唾液夹杂血丝,严重时唾液呈红色,纳可,易急躁,口苦,小便色黄,大便稍干,日行1次,眠欠安,多梦。

**查体**:中年男性,神志清,精神可,面色晦暗,面颊及颈胸前可见毛细血管扩张,双肝掌(+)。腹软,无压痛及反跳痛,肝肋下未触及,脾肋下2cm可触及,质韧,无触痛。双下肢无水肿。舌暗红有瘀点,苔薄黄,脉弦数。

**辅助检查**:2023年7月9日查肝功能,ALT 42U/L,TBil 32.1μmol/L,腹部彩超示肝硬化,脾厚47mm。血常规,WBC $3.1 \times 10^9$/L,RBC $4.5 \times 10^{12}$/L,PLT $89 \times 10^9$/L。

**西医诊断**:酒精性肝硬化,脾大。

**中医诊断**:血证-齿衄(瘀热互结)。

**治则**:清热凉血,化瘀止血。

**方药**:花蕊石9g,藕节炭12g,茜草12g,仙鹤草12g,生地炭12g,黑栀子9g,三七粉3g,白及9g,白茅根30g,炒黄芩9g,炙甘草3g,豆蔻9g。上药水煎2次共兑为500ml,早晚2次空腹温服,每日1剂。予7剂。

"血证"中的"齿衄"。急躁,多梦,口苦,尿黄,血管痣,肝掌,脾肿,苔黄脉弦数,皆为热入营血之象,故治疗当以清热凉血、化瘀止血为主要治则。

方中花蕊石,酸涩收敛,既能止血,又能化瘀,故适用于吐血、衄血而内有瘀滞的证候,为笔者常用止血药;仙鹤草收敛止血、清热补虚;茜草、生地炭、藕节炭凉血止血;栀子清泻肝火;黄芩清泻肺胃之热,解毒止血;白茅根凉血止血,清热利尿;三七粉活血止血;白及入肺胃肝经,收敛止血、消肿生肌,在止血的同时,促进伤口的快速愈合,为笔者临床常用止血生肌药;甘草、豆蔻健脾和中,调和诸药。全方共奏清热凉血、化瘀止血功效。

**二诊**：2022 年 7 月 18 日。患者服药平妥，前述诸症减轻，衄血较前减轻，口干，舌红苔薄黄，脉弦。上方去炙甘草，加黄连 6g、牡丹皮 9g。上药水煎 2 次共兑为 500ml，早晚 2 次空腹温服，每日 1 剂。予 14 剂。

**三诊**：2022 年 8 月 1 日。服药平妥，患者现前述诸症明显减轻，衄血已止，纳可，眠安。舌红苔薄微黄，脉沉弦。复查肝功能，ALT 32U/L，TBil 23μmol/L；血常规，PLT 92×10⁹/L。上方继服，予 7 剂。

二诊患者服药平妥，衄血较前改善，仍口干舌红，提示血热仍在，加入黄连清热燥湿、泻火解毒，牡丹皮清热凉血清热。

三诊患者服用平妥，已无衄血，舌红苔微黄，提示余热未清，嘱患者继服 7 剂以祛除余邪，巩固疗效。

**按语**：衄血是慢性肝病临床常见症状，多由肝病后凝血功能降低，肝功能受损后机体处于低凝状态，脾功能亢进导致的血小板减少所致。中医认为，肝藏血主疏泄，在病理情况下，肝气易郁，郁久生热，肝火易炽，热入营血则不循常经，外溢于血络而导致衄血发生，治当以清营凉血止血，多可收到满意疗效。衄血作为肝硬化的局部症状，止衄治疗实际是针对症状的单独的阶段性治疗，血止后则辨证治疗肝硬化，从而消除导致衄血的病理基础。

## 13. 肝病痞满案（疏肝和胃法）

杨某，男，54 岁，2009 年 6 月 20 日初诊。

**主诉**：慢性乙型肝炎 5 年，胃脘痞满 1 个月。

**现病史**：患者 5 年前发现慢性乙型肝炎，肝脏生化指标异常，经用阿德福韦酯抗病毒及保肝药治疗，病情稳定，肝功能（-），HBV-DNA1.20E+03copies/ml，HBsAg（+），抗-HBe（+），抗-HBc（+），B超示慢性肝病，脾厚 4.2cm。近 1 个月感胃脘撑胀，嗳气，纳呆，时有呕恶。

**查体**：老年男性，一般情况可，腹软，肝脾未触及，腹水征（-），舌淡苔薄白，脉沉弦。

**西医诊断**：慢性乙型肝炎（轻度）。

**中医诊断**：痞满（肝胃不和）。

**治法**：疏肝和胃。

本例慢乙肝（轻度）患者，以胃脘痞满撑胀、嗳气纳呆为主症，系为肝胃失和之证，责之于肝气失疏，胃气失降，治宜疏肝和胃法，方选楂曲平胃散加减。

**方药**：楂曲平胃散加减。

山楂 15g，焦神曲 9g，炒麦芽各 15g，柴胡 12g，炒枳壳 9g，苍术 12g，川朴 9g，陈皮 9g，甘草 3g，紫苏梗 9g，旋覆花 12g(包)，炒莱菔子 15g，降香 9g，姜制枇杷叶 9g。予 12 剂，水煎 2 次共煎 500ml，早晚 2 次温服，每日 1 剂。

**二诊**：2009 年 7 月 4 日。患者服 12 剂后，自感诸症减轻，胃胀嗳气已消，食欲改善，舌脉同前。上方继服 12 剂，间日 1 剂。

**三诊**：2009 年 7 月 28 日。患者服药平妥有效，已无明显不适，查肝功能(−)，HBV-DNA<1 000copies/ml，HBsAg(+)，抗 -HBe(+)，抗 -HBc (+)，B 超示慢性肝病，脾厚 3.9cm。舌淡苔薄白，脉沉弦。嘱停服汤剂，仍用阿德福韦酯继续抗病毒治疗。

楂曲平胃散为平胃散加山楂、神曲。方中以柴胡、枳壳疏肝行气和胃；苍术醒脾燥湿，和胃消胀；川朴宽中下气，和胃消胀；陈皮和胃调中，助运消食；紫苏梗行气宽中，和胃祛满；旋覆花、炒莱菔子、降香降气消胀；枇杷叶和胃止呕，姜制者则止呕之力尤胜；山楂行气活血，消食导滞；加神曲、炒麦芽和胃消食，共同促进食欲；甘草益中调胃，调和诸药。全方共奏疏肝和胃之效，肝气疏达则胃气和顺而诸症可尽消矣！

二诊患者服药有效，诸症减轻，舌脉同前，前方继服，减为间日 1 剂，缓缓图之。

三诊患者继续好转，已无明显不适，提示胃胀一症已消失，嘱停服汤剂，继用抗病毒药以作病因治疗。

**按语**：胃脘胀满一症在慢性乙型肝炎患者中每多见之，又因肝病者肝气失疏者众，由肝气失疏而致胃气失降者亦众，因之肝胃失和是肝病胃胀之主因，疏肝和胃自是正治之法，且多可获效。本例症减后即减为间日 1 剂，这既是缓缓治之以巩固疗效，也是在为适时停药进行过渡和准备。三诊诸症消失后，即嘱停服汤剂，打破约定俗成的效不更方之说，因为中医药治疗胃胀一证，在慢乙肝治疗中是属环节治疗，临床期望获得的主要是环节和阶段性疗效，而总体治疗如抗病毒治疗等仍需继续进行。笔者一直认为中医药辨证论治也应该有停药标准，对于治疗完成、疾病已愈、依从性障碍及出于安全性防范考虑等诸多情况下，应当做出适时停药的决定，有时知道什么时候该停药比知道什么时候该用药更为重要。

## 14. 肝性脑病案（清痰开窍法）

吕某,男,54 岁,2019 年 4 月 15 日初诊。

**主诉:** 间歇性意识模糊、反应迟钝半月余。

**现病史:** 患者 10 年前因小便黄赤于当地医院诊断为酒精性肝炎,肝功能指标明显异常(具体不详),经治疗后好转。其后未戒酒,未定期诊治。家人诉近半个月时有意识模糊,反应迟钝,每于食用高蛋白饮食后加重,于当地入院治疗,诊断为酒精性肝硬化、肝性脑病、脾大,住院 1 周后自行出院,口服水飞蓟、熊去氧胆酸胶囊等。现反应迟钝,计算力减退,认知力、定向力正常,问答尚切题,行动缓慢,纳可,口苦,大便黏腻,日行 1~2 次,睡眠颠倒,小便色黄。

**查体:** 老年男性,面色晦暗,神志尚清,答问反应迟钝,巩膜及皮肤轻度黄染,面颊毛细血管扩张,胸前可见一典型蜘蛛痣,双肝掌(+)。腹软,腹壁静脉曲张,肝于剑突下 2cm 可触及,质韧,无触痛,脾肋下 3cm 可触及,墨菲征(-),移动性浊音(-),扑翼样震颤(±),双下肢轻度水肿。舌红苔黄厚腻,脉滑。

**辅助检查:** 肝功能,ALT 75U/L,AST 90U/L,GGT 120U/L,TBil 54μmol/L,DBil 26μmol/L,IBil 28μmol/L,ALB 32g/L。凝血四项:凝血酶原时间(PT)54%。血常规,PLT $65 \times 10^9$/L。腹部彩超示肝硬化(门静脉 12mm)、脾厚(54mm)。

**西医诊断:** 肝性脑病;酒精性肝硬化。

**中医诊断:** 神昏(痰热内扰);黄疸;肝积。

**治则:** 清热化痰,醒神开窍。

**方药:** 茵陈 15g,栀子 9g,黄芩 9g,石菖蒲 12g,淡竹叶 9g,郁金 15g,天竺黄 9g,莲子心 9g,水牛角粉 30g(包煎),生地黄 15g,连翘 9g,蔓荆子 15g,茯神 15g,远志 9g,灯心草 3g。上方水煎 2 次共兑为 500ml,早晚 2 次空腹温服,每日 1 剂,予 14 剂。嘱低蛋白饮食。

本例患者为肝性脑病,基础疾病为酒精性肝硬化。主诉及查体所见,本病属中医"神昏"范畴。患者反应迟钝,时有意识模糊,口苦,大便黏腻,小便色黄均为湿热蕴于下焦,痰浊内扰心神之征;肝掌、蜘蛛痣、巩膜黄染、肝脾肿大则为湿热内蕴,瘀热互结所致。治宜清热利湿、化痰开窍。

方中茵陈、栀子、竹叶清热利湿;黄芩、石菖蒲、郁金、天竺黄清热化痰开窍;莲子心、水牛角粉、生地黄、连翘清热解毒、凉血清心;蔓荆子疏散风热、清脑醒神,临床所见,蔓荆子确有醒神益智之效,笔者治肝性脑病常用之;茯神、远志宁心安神、化痰开窍;灯心草清热利尿,使邪从小便而去。

二诊服药平妥,诸症减轻,精神较前好转,仍大便排泄不畅,舌红苔黄腻,提示痰热仍盛,大肠枯燥,加大黄、黄连以加强清热祛湿、化痰通腑功效。

三诊服药平妥。已无明显不适,神志清楚,小便黄赤较前改善,复查肝功指标较前改善,舌淡红,苔薄黄腻,提示热邪已去大半,湿邪尚存,故去水牛角粉,加用茯苓、薏苡仁以健脾祛湿,顾护脾胃,中药改为服3剂停1日,以减少攻伐之性,共达扶正祛邪目的。

**二诊**:2019年4月29日。患者服药平妥,自感精神较前好转,问答切题,反应可,口苦减轻,仍大便排泄不畅感,舌红苔薄黄腻,脉滑。上方加大黄6g(后入)、黄连6g。上方水煎2次共兑为500ml,早晚2次空腹温服,每日1剂,予14剂。嘱低蛋白饮食。

**三诊**:2019年5月15日。服药平妥。诸症明显改善,神志清,答问反应正常,纳可,体力可,大便日行1~2次,小便黄赤较前改善,睡眠正常。面色晦暗,巩膜轻度黄染,面颊毛细血管扩张,胸前可见一典型蜘蛛痣,双肝掌(+)。腹软,腹壁静脉曲张,肝于剑突下2cm可触及,质韧,无触痛,脾肋下3cm可触及,墨菲征(-),移动性浊音(-),扑翼样震颤(-),双下肢无水肿。舌淡红,苔薄黄腻,脉沉滑。辅助检查:肝功能,ALT 60U/L,AST 55U/L,GGT 70U/L,TBil 32μmol/L,DBil 15μmol/L,IBil 17μmol/L,ALB 34g/L。凝血四项,PT 58%。血常规,PLT $62 \times 10^9$/L。上方去水牛角粉,加茯苓30g、薏苡仁30g。水煎2次共兑为500ml,早晚2次空腹温服,每日1剂,予14剂。每服2日停1日。

**按语**:肝性脑病是由各种严重的肝病导致的以精神神经异常为特征的综合征,多由消化道出血、感染、进食过量蛋白质、过度利尿、电解质紊乱等诱发,其表现属中医"神昏"病症的范畴,中医认为此证多为痰浊、热毒、气血逆乱因素所致,多以清热解毒、涤痰开窍为主要治法,因肝性脑病多继发于较严重的肝病,因此中医治疗作为阶段和环节治疗常需在积极有效的综合治疗的基础上进行,方可取得较为持久的疗效。

# 第六节 胆 病

## 1. 胆囊沉积物案(疏肝利胆法)

张某,女,35岁,2023年10月16日初诊。

**主诉**:右胁痛4年余。

**现病史**:患者平素性情急躁,4年前始感间断右侧胁痛,曾查腹部彩超提示胆囊内絮状物,口服消炎利胆片并于当地医院输液治疗,后口服中药及熊去氧胆酸,症状缓解。现患者右胁隐痛,纳眠可,咽痛,小便调,大便不成形,每日2~3次,遂来诊。

**查体**:患者青年女性,腹软,无压痛及反跳痛,无腹肌紧张,墨菲征(-),舌红,苔白,脉沉弦。

**腹部彩超**:胆囊大小59mm×24mm,壁稍毛糙,胆囊颈部见范围13mm×3mm细密低回声,无声影,随体位改变移动。提示胆囊内少量胆泥形成。

**西医诊断**:胆囊沉积物。

**中医诊断**:胁痛(肝郁气滞)。

**治则**:疏肝利胆。

**方药**:柴胡15g,白芍15g,炒枳实9g,金钱草15g,海金沙15g,郁金15g,鸡内金15g,牡蛎15g,浙贝片9g,海蛤壳15g,青皮12g,陈皮12g,厚朴9g,乌梅6g,香橼9g,木蝴蝶12g。24剂,每日1剂,水煎2次共兑为500ml,早晚2次,温服。

本例患者平素性情急躁,故肝气失于疏泄,少阳枢机不利,胆失通降,湿浊塞阻,日久化热,煎熬胆汁,使胆汁郁滞而形成胆泥,脉弦为肝气郁滞之象,治疗当以疏肝利胆为主。

方中柴胡入肝胆经,疏肝解郁,白芍补血,敛阴柔肝,缓急止痛,为君药;厚朴、枳实、香橼行气消痞开郁,加强柴胡疏肝解郁之效,金钱草、海金沙清肝利胆,为臣药。现代药理学研究证实金钱草水煎液能明显促进胆汁分泌,使胆管阻塞和疼痛减轻。

鸡内金甘平,归脾、胃、小肠、膀胱经,《医学衷中参西录·鸡内金解》言"鸡之脾胃也,其中原含有稀盐酸,故其味酸而性微温,中有瓷、石、铜、铁皆能消化,其善化瘀积可知",取其"消化"之功,兼有健胃之能;佐以郁金、青皮、陈皮、木蝴蝶加强清利肝胆、疏肝和胃的作用。牡蛎、海蛤壳、浙贝片化痰软坚散结,以利沉积物消散。乌梅味酸,肝喜酸,酸能敛,酸收之乌梅既缓疏泄药物之耗气伤阴,能松弛奥狄括约肌,有利于胆汁疏泄。诸药共奏疏肝利胆之效。

二诊服药有效,彩超提示胆泥已去,沉积物已消失,有肝囊肿,舌淡红,苔薄,脉沉弦,囊肿多责之于湿,故加茯苓、泽泻、车前子健脾祛湿,以杜生湿之源。

**二诊**:2023年11月15日。患者纳眠可,二便调。舌淡红,苔薄,脉沉弦。腹部彩超示肝右后叶见一8mm×6mm无回声,壁薄规整,后方回声增强。胆囊大小形态未见异常,壁不厚,囊内未见异常。超声印象为肝囊肿。中药上方加茯苓15g、泽泻9g、车前子15g(包),21剂继服。

**按语**:胆囊内沉积物并非一种单纯的疾病,它是胆囊内胆泥、组织碎屑、沙粒样钙盐沉积等的总称,可归属于中医"胆胀""胁痛"范畴。胆泥形成多由于胆囊收缩、排放功能受到影响,导致胆汁排放不畅,而出现胆泥淤积在胆囊中的病理性改变。胆泥通常见于功能性或机械性胆汁淤滞者,患者可能无任何症状,部分患者出现纳差、上腹部不适、右胁胀痛等。临床上胆泥的存在本身可能引起急性胆囊炎、胆绞痛或急性胰腺炎,还有很大一部分转化成胆石症,故应早期发现、积极治疗。"六腑以通为顺",中医认为胆囊沉积物的形成多因胆气不利,不能顺利疏泄胆汁淤积而成,而胆气通利又赖于肝气的疏达调畅,肝气郁滞则胆气疏达无力,而易导致胆泥淤积,形成胆囊沉积物,疏肝利胆是为正治之法。此外,有形之物还常需加用消积散结之药助增其效。

## 2. 胆囊泥沙样结石案(利胆化石法)

庞某,男,58岁,2019年2月14日初诊。

**主诉**:右上腹隐痛半月余。

**现病史**:患者既往有胆囊炎病史,近半个月时有右上腹隐痛,伴右后背隐痛,纳眠可,二便调。平素喜食肉食,性情急躁。

**查体**:患者中老年男性,腹软,有右上腹轻度压痛,无反跳痛,无腹肌紧张,墨菲征(+),舌淡红,苔黄厚腻,脉弦。

**B超提示**:胆囊沉积物并发症(7.5cm×0.8cm)。

**西医诊断**:胆囊泥沙样结石。

**中医诊断**:胁痛(肝胆湿热)。

**治则**:清热利胆,软坚化石。

**方药**:四逆四金汤加减。

柴胡15g,蒲公英15g,金钱草15g,牡蛎15g,黄芩15g,醋鸡内金15g,海金沙15g,海蛤壳15g,白芍15g,郁金15g,青皮12g,陈皮12g,延胡索12g,半夏9g,厚朴9g,炒枳实9g,浙贝片9g,乌梅6g。14剂,每日1剂,水煎2次共兑为500ml,早晚2次,温服。

本例胆囊泥沙样结石可归属于中医"胆胀""胁痛"范畴。患者平素过食肥甘厚腻,加之性情急躁,肝失疏泄,胆失通降,日久导致胆腑郁热,气滞湿阻,胆汁排泄不畅,湿热交蒸,胆液凝为沙石,舌淡红,苔黄厚腻,脉弦俱为佐证。"六腑以通为用,以降为顺",胆为六腑之一,"肠泻胆亦泻",治以疏肝利胆,清热利湿,化痰散结之法。方选四逆四金汤加减。

四逆四金汤者乃四逆散加金钱草、海金沙、鸡内金、郁金。方中柴胡、郁金、枳实、厚朴疏肝理气以利胆排石;金钱草甘咸微寒,归肝、胆、肾、膀胱经,海金沙甘咸寒,归膀胱、小肠经,二者味甘缓急,味咸软坚,性寒清热,共奏清热利湿止痛之效;蒲公英清热解毒;鸡内金甘平,归脾、胃、小肠、膀胱经,取其"消化"之功,以消积化石;青皮、陈皮、黄芩加强清利肝胆及溶石的作用,半夏、牡蛎、蛤壳、浙贝片化痰软坚散结,以利结石消散;延胡索、白芍、乌梅能松弛奥狄括约肌,起到缓急止痛之效。诸药共奏疏肝利胆化石之效。

二诊：患者诉后背隐痛减轻,大便黏。舌淡红,苔黄,脉弦。B超提示胆囊泥沙样结石(4.4cm×0.6cm)。中药上方去连翘、蒲公英,加白芷9g、黄连6g、木香9g,12剂继服。

二诊服药有效,B超提示结石减少,大便黏,舌淡红,苔黄,脉弦,提示湿热之象仍未尽除,故加白芷除湿通窍止痛,黄连、木香清热化湿,行气止泻继服。

三诊：患者偶有后背及右上腹隐痛明显减轻,稍乏力,偶有头痛,大便稀。舌淡,苔白,脉沉弦。B超提示胆囊泥沙样结石(1.4cm×0.5cm),范围明显缩小。上方加羌活9g,12剂,巩固治疗。

三诊患者胁痛症状减轻,偶有头痛,故加羌活祛风胜湿止痛。

四诊：患者偶有后背不适,纳眠可,二便调。B超提示胆囊结石已消失,继续上方14剂巩固治疗,并嘱清淡饮食。前后共服药52剂,复查B超胆囊结石未再复发。

四诊B超提示胆囊结石已消失,中药上方继服。

**按语**：胆囊泥沙样结石主要是一种混有胆固醇结晶的色素性沉淀物,主要成分是胆红素钙,具有直径小(≤5mm)、质脆易碎、数量多、移动度大等特点,西医目前常用的经腹腔镜微创保胆取石术、ERCP等操作复杂,创伤较大,且难以将结石取净,常常有遗漏,术后易反复发作。中医药治疗具有多靶点、多途径的特点,在一定程度上可以实现缓解疼痛、溶石、排石的复合效果。《灵枢·胀论》言"胆胀者,胁下痛胀,口中苦,善太息",所言正与此例相符,本病病位虽在胆,但与肝气疏达与否密切相关,故方中多加用疏肝之药。

## 3. 胆囊结石案(清热通腑法)

**程某**,患者,男,50岁,2010年6月8日初诊。

**主诉**：右胁疼痛1月余。

**现病史**：患者于2年前感右上腹撑胀,肝区时痛,查腹部B超提示胆囊炎,间断服用消炎利胆片治疗,疗效尚可,未再定期复查。1个月前无明显诱因感右上腹撑胀,肝区痛加重,自服消炎利胆片效果差。现时右上腹撑胀,肝区隐痛,每于食油腻饮食

本患者右上腹及肝区疼痛,每于进食油腻饮食后加重,伴口苦、大便干、小便色黄,均为湿热蕴结胆腑之象,苔黄腻是为佐证。治宜清热利胆、通腑排石。

后加重,伴后背撑胀,大便干,1~2日1行,小便色黄,眠尚可。

**查体:**中年男性,一般情况可,腹软,肝脾(-),墨菲征(-),舌淡红,苔薄黄腻,脉沉弦细。

**辅助检查:**肝功能(-),HBsAg(-),腹部B超示肝右前叶见0.4cm×0.5cm大小强光团,后伴声影,胆囊5.8cm×2.6cm,透声好。

**西医诊断:**胆囊结石。

**中医诊断:**胁痛(胆腑郁热)。

**治则:**清热利胆,通腑排石。

**方药:**大柴胡汤加减。

金钱草24g,郁金15g,鸡内金12g,白芍15g,青皮9g,陈皮9g,柴胡12g,生牡蛎30g,熟大黄9g,半夏9g,枳实9g,黄芩12g,甘草6g。上药水煎2次共兑为500ml,早晚2次空腹温服,每日1剂。予12剂。

方选大柴胡汤加减。方中柴胡、黄芩疏达少阳,清解郁热;大黄通腑泄热,枳实、半夏化痰散痞、破气消积以疗痞满胀痛,青皮、陈皮疏肝解郁、破气散结,牡蛎、鸡内金软坚散结;金钱草清利湿热、利胆通淋,研究证实具有增加胆酸的生成和排泄,使胆道括约肌松弛,有利于胆汁的排泄,为笔者临床治疗胆系疾病常用药物。郁金行气解郁、活血止痛,白芍养血柔肝,以防辛散药耗伤肝阴;甘草调和诸药、益脾和中。诸药合用,共奏疏肝利胆,破气消积之功。

**二诊:**2010年6月21日。患者服上方12剂后,患者右上腹胀闷明显减轻,仍右胁疼痛明显,大便质可,日行1~2次,小便黄赤减轻。在前方基础上加钩藤15g、延胡索12g。继服12剂。

二诊患者服药平妥,自觉右上腹胀闷减轻,但仍感右胁疼痛,是肝气疏泄不利,在前方基础上加用钩藤清热平肝,研究证实该药可通过缓解平滑肌痉挛而达到

**三诊**：2010年7月5日。患者服上方共24剂后感诸症均有明显减轻，除仍感腹胀、背胀痛外已无明显不适，B超示肝(-)，胆囊壁毛糙，余(-)。结论为胆囊炎。至此，胆囊结石已消失。嘱坚持清淡饮食，因腹痞闷，另调半夏泻心汤治之。

止痛效果；延胡索行气活血止痛，以增强止痛利胆排石功效。

三诊患者服药平妥，自述除腹胀、背胀外，余已无明显不适。复查腹部B超示胆囊炎，提示胆囊结石已排出。针对胆囊炎，嘱患者坚持清淡饮食，并以半夏泻心汤调理中焦气机，以治疗腹胀、背胀等不适之证。

**按语**：本例患者为胆囊结石。胆囊结石多于腹部影像学检查时发现，根据临床证候，《灵枢·胀论》中曾提到"胆胀者，胁下痛胀，口中苦，善太息"，故可归属中医学"胆胀"范畴。中医认为本病的成因主要与情志不畅、过食油腻、寒温不适、虫积等多种因素相关。这些因素直接或间接地导致了肝气的郁滞，从而影响了胆的肃降通顺，致使胆汁长久淤积在胆道内，淤而化热，炼液为石，最终发为本病。胆为六腑之一，以通为用，以降为顺，古人又有"肠泻胆亦泻"之论，因此治疗胆石症多采用利胆溶石、通腑排石之法。同时，在辨证用药的同时，结合中药药理学现代研究成果，选择具有收缩胆囊、松弛奥狄括约肌、降低胆固醇及胆盐含量等作用的中药，临床每可获效。在治疗过程中还应密切观察，如出现结石嵌顿、局部水肿、剧痛高烧时，则需外科配合，有手术指征时行急症手术。

## 4. 胆囊萎缩案(通腑泄热法)

赵某,女,61岁,2010年3月15日初诊。

**主诉**：尿色加深半个月。

**现病史**：患者半个月前无明显原因出现巩膜及全身皮肤发黄，周身瘙痒，饮食尚可，尿黄如浓茶，大便色白似陶土，遂来诊。

**查体**：老年女性，巩膜及全身皮肤重度黄染，腹软，无压痛，无反跳痛，无腹肌紧张，墨菲征(±)。舌红苔黄厚腻，脉滑数。

**辅助检查**：肝功能,ALT108U/L,AST

本例患者为胆囊萎缩，胆汁排泄不畅而引起的阻塞性黄疸，属中医"阳黄"范畴，该病例病位在肝胆，病因责之于湿热郁阻，胆液不循常道外溢故而身黄、目黄、尿黄，舌红苔黄厚腻，脉滑数俱为肝胆

75U/L，γ-GT 89U/L，TBil 126μmol/L，DBil 82μmol/L，B超示肝(−)、胰(−)，胆囊约缩小至3.0cm×1.1cm

**西医诊断**：胆囊萎缩，阻塞性黄疸。

**中医诊断**：黄疸(肝胆湿热)。

**治则**：通腑泄热，利湿退黄。

**方药**：茵陈蒿汤加减。

茵陈30g，栀子9g，熟大黄9g，田基黄30g，车前草30g，白豆蔻6g，郁金15g，金钱草30g，萹蓄15g，瞿麦15g，生甘草6g，鲜麦苗30g为引。10剂，每日1剂，水煎2次共兑为500ml，早晚2次，温服。

**二诊**：2010年3月26日。患者自述服药有效，身痒减轻，仍尿黄，舌红苔薄黄腻，脉滑数。上方加赤小豆30g、生薏苡仁15g、赤芍15g，水煎继服14剂。

**三诊**：2010年4月10日。患者黄疸已明显减退，大便颜色已基本正常，小便仍黄，舌脉同前，上方去车前草，加竹叶9g，再服15剂。

**四诊**：2010年4月25日。患者查肝功能，ALT 29U/L，AST 21U/L，γ-GT 55U/L，TBil 12μmol/L，DBil 4μmol/L。B超示胆囊5.4cm×2.5cm，壁厚毛糙。结论为胆囊炎。至此，胆囊萎缩已愈。

湿热之征。治疗以通腑泄热，利湿退黄为原则。

方中以熟大黄通达腑气，导湿热下行于大肠；重用车前草利水行湿，引湿热利之于小便；茵陈、栀子、田基黄、金钱草清利肝胆湿热，促进胆汁分泌与排泄；郁金行气利胆；萹蓄、瞿麦清热利湿退黄；生甘草清热解毒；白豆蔻行气化浊兼护胃气；鲜麦苗为引以增强其利湿退黄之效。诸药共奏通腑泄热、利湿退黄之效。

二诊服药有效，患者身痒减轻，仍尿黄，舌红苔薄黄腻，脉滑数，提示湿热未尽，加赤小豆、生薏苡仁、赤芍以清热祛湿、凉血活血。

三诊患者黄疸明显减退，大便颜色复常，小便仍黄，系下焦湿热，故上方去车前草加竹叶以清热利尿。

四诊B超示胆囊萎缩已愈。

**按语**:胆囊萎缩多由胆囊结石长期反复刺激胆囊壁,引起慢性炎症而使胆囊缩小。现代医学认为其多不可逆转,因此主张外科手术治疗。中医认为胆主贮藏,排泄胆汁,胆汁的正常排泄有赖于胆腑通降正常,故临床多采用通腑泄热、利湿退黄之法。现代药理研究表明,茵陈、栀子、田基黄、熟大黄等对胆囊收缩、胆总管扩张及胆汁的分泌与排泄等功能均有广泛且确切的作用与影响。因此,本例胆囊萎缩恢复正常是有其药理学依据的。

## 5. 胆囊萎缩并充满型胆囊结石案(疏肝利胆法)

刘某,男,59岁,2023年10月23日初诊。

**主诉**:右上腹隐痛半月余。

**现病史**:患者2023年7月因腹痛就诊于当地医院,发现胆囊结石,后输液、口服中药(具体药物不详),腹痛缓解。近半个月患者再次出现右上腹隐痛,恶心欲吐,纳眠可,小便色黄,大便成形,每日1次,遂来诊。

平素喜食肉食,性情急躁。

**查体**:患者中老年男性,腹软,右上腹轻度压痛,无反跳痛,无腹肌紧张,墨菲征(-),舌淡嫩,苔黄腻,脉沉弦。

**辅助检查**:腹部B超描述:胆囊大小约3.2cm×1.0cm,形态欠规则,壁毛糙,厚约4.4cm,回声增强,于囊腔内可见强回声堆积,似充满胆囊腔,范围约2.4cm×0.8cm,后伴声影。囊内透声可,肝内外胆管未见扩张。提示胆囊结石并胆囊炎。

**西医诊断**:胆囊萎缩、胆囊结石并胆囊炎。

**中医诊断**:胁痛(肝胆湿热)。

**治则**:疏肝利胆,清热利湿。

**方药**:四逆二金汤加减。

柴胡15g,白芍15g,炒枳实9g,金钱草15g,海金沙15g,郁金15g,鸡内金15g,牡蛎15g,浙贝片9g,海蛤壳15g,青皮12g,陈皮12g,

本例胆囊萎缩、胆囊结石并胆囊炎归属于中医"胁痛"范畴。患者平素喜食肥甘厚腻,加之性情急躁,肝失疏泄,胆失通降,日久导致胆腑郁热,气滞湿阻,胆汁排泄不畅,湿热蕴结,胆汁淤积,形成胆囊结石;湿热蕴结导致胆囊萎缩,使胆囊壁发生炎症反应,影响胆囊正常的收缩和舒张功能。舌淡嫩,苔黄腻,脉沉弦俱为肝胆湿热之征。治宜疏肝利胆、清热利湿。

方选四逆二金汤加减,四逆二金汤为四逆散加金钱草、海金沙为疏肝利胆之代表方。方中柴胡、郁金、厚朴 9g,木香 9g,乌梅 6g,代赭石 15g,琥珀粉 3g(包)。24剂,每日 1 剂,水煎 2 次共兑为 500ml,早晚 2 次,温服。同时服用熊去氧胆酸胶囊,1 次 1粒,一天 2 次。

枳实、厚朴、木香疏肝理气以利胆排石;金钱草甘咸微寒,归肝、胆、肾、膀胱经,海金沙甘咸寒,归膀胱、小肠经,二者甘缓急、咸软坚、寒清热,共奏清热利湿止痛之效;鸡内金甘平,归脾、胃、小肠、膀胱经,能消食化积,溶解结石;青皮、陈皮加强清利肝胆及溶石之效;牡蛎、蛤壳、浙贝片化痰软坚散结,以利结石消散;代赭石平肝泄热,降逆止呕,其硫酸盐成分可以促进胆汁的分泌,其含有的微量元素能促进胆囊的收缩和胆汁的排出;琥珀粉具有镇静、活血化瘀和安神止痛之效;白芍、乌梅缓急止痛,可松弛奥狄括约肌,诸药共奏疏肝利胆清热利湿,化痰散结之效。

二诊服药有效,B 超提示胆囊大小恢复正常,结石减少,大便黏,舌淡,苔淡白,脉沉弦细,加香橼行气宽中止痛。

**二诊**:2023 年 11 月 27 日。患者诉后背隐痛减轻,大便黏。舌淡,苔淡白,脉沉弦细。2023年 11 月 18 日 B 超示胆囊大小约 64mm×31mm×23mm,形态可,壁欠光滑,回声增强,于囊腔内可见一个强回声团,大小约 4mm×3mm,后伴声影,改变体位可见移动。余囊内透声可。中药上方加香橼 9g,26剂继服。同时服用熊去氧胆酸胶囊,1 次 1 粒,1 天 2 次。

**按语**:萎缩性胆囊炎又称硬化萎缩性皱缩胆囊,是慢性结石性胆囊炎长期发作的结果,是一种特殊类型的结石性胆囊炎。基本病理改变是纤维组织增生及慢性炎性细胞浸润,使胆囊壁增厚,胆囊纤维萎缩,从而失去收缩和浓缩胆汁功能。临床上多以右上腹疼痛不适为主要表现,反复发作,病情迁延难愈。B 超显示胆囊缩小,弥散性胆囊壁增厚,黏膜腔明显缩小,伴有不同程度胆汁淤积或胆汁浑浊或泥沙样沉积。中医认为胆汁由肝之余气化生,其分泌和排泄受肝气疏泄影响,故临床多采用疏肝利胆、清热利湿法恢复胆囊功能,同时为避免病情反复,多加入化痰散结消石之品。在辨证论治的同时加用熊去氧胆酸以利胆溶石,可增强整体效能。

## 6. 胆囊息肉案(化痰祛瘀法)

罗某,男,35岁,2020年7月7日初诊。

**主诉:**右胁下胀闷1个月。

**现病史:**患者于2020年6月29日体检发现胆囊息肉,右侧胁肋下常有不适,未予诊疗。近日因劳累后感右胁肋下胀闷,纳差,不欲饮食,眠尚可,小便不爽,大便黏腻不爽,遂来诊。

患者平素喜食肥甘。

**查体:**患者中年男性,体型肥胖,腹软,右上腹轻度压痛,无反跳痛,无腹肌紧张,墨菲征(-),舌胖质淡,苔厚腻,脉弦滑。

**辅助检查:**身体质量指数(BMI)26.66kg/m²。肝功能,ALT 53U/L,AST 33U/L,TBil 15μmol/L,DBil 2.6μmol/L,TCHO 4.91mmol/L,TG 1.9mmol/L。腹部彩超示肝脏大小形态未见异常,肝表面光滑,肝实质回声略增强,密集,肝内血管走行欠清晰,肝内外胆管无扩张,门静脉内径10mm。胆囊大小形态未见异常,壁不厚,囊壁见2mm×3mm较强回声,无声影,不移动。胰腺大小形态未见异常,实质回声均匀。脾体积正常,回声均匀。双肾大小形态未见异常,肾轮廓线连续,结构清晰。结论为轻度脂肪肝,胆囊息肉(0.2cm×0.3cm)。

**西医诊断:**胆囊息肉,脂肪肝。

**中医诊断:**胁痛(痰湿内蕴、络脉瘀阻)。

**治则:**化痰散结,祛瘀通络。

**方药:**炒王不留行30g,麸炒白术30g,海蛤壳30g,麸炒苍术20g,浙贝母20g,三棱12g,莪术12g,皂角刺12g,败酱草20g,醋香附12g,郁金15g,醋鳖甲15g,焦山楂9g,麸神曲9g,炒麦芽9g。予24剂,每日1剂,

本例胆囊息肉患者可归属于中医"胁痛""胆胀""癥积"范畴。该患者喜食肥甘,体型肥胖,舌胖质淡,苔厚腻,脉弦滑,皆为痰湿内蕴,络脉瘀阻之征,故治疗以化痰散结、祛瘀通络为原则。

方中王不留行甘苦性平,功专通利,其特点为行而不住,走而不守,

水煎 2 次共兑为
500ml，早晚 2 次，
温服。

善利血脉，通络散结；皂角刺行气活血、软坚透络，与炒王不留行、海蛤壳、浙贝母、败酱草配伍可涤痰散结消痈，去痰瘀以消肿积；三棱、莪术均入肝、脾经，二者相伍，破血逐瘀消癥，行气消积止痛；麸炒白术、麸炒苍术苦温燥湿，健脾助运以化痰湿，以杜痰湿生成之源；香附归肝、脾经及三焦经，具有疏肝解郁、行气利胆的功效，醋制后能使其疏肝止痛的作用增强，并能消食化滞；郁金归肺、肝、胃经，可疏泄肝胆气滞、化痰清热、活血通络，且香附、郁金可助白术、苍术理气化湿，现代研究发现郁金既能降血脂保护肝脏，又能增强胆囊平滑肌张力，促进胆囊收缩，加速胆汁代谢，抑制炎症和息肉形成；加用咸辛之鳖甲，咸则软坚散结，辛则走窜通络；焦山楂、麸神曲、炒麦芽健脾消食消积。诸药合用，共奏化痰散结、祛瘀消积之功。

二诊：2020 年
8 月 6 日。患者右
胁下胀闷好转，纳尚
可，食欲好转，眠可，
小便可，大便黏，每
日 1 次。舌淡暗，苔
薄，脉弦滑。上方去
麸神曲、炒麦芽，继
服 2 个月。仍清淡
饮食，坚持锻炼。

二诊胀闷减轻，食欲好转，服药有效，舌淡暗、苔薄，脉弦滑，上方每服 2 日停 1 日，继服 3 个月。

三诊：2020 年
10 月 6 日。 患者
现无明显不适，纳
眠可，小便可，大便
每日 1 次，质可，舌
淡红，苔薄白，脉
弦。查腹部彩超示
肝胆胰脾肾未见明

三诊患者症状缓解，腹部彩超提示胆囊息肉及脂肪肝已消，体重指数下降，中药上方继服 14 剂以图巩固。

显异常。BMI 24.47kg/m²。查肝功能示 ALT 34U/L,AST 41U/L,TBil 13μmol/L,DBil 2.4μmol/L,CHOL 3.2mmol/L,TG 1.1mmol/L。二诊方继服 14 剂。嘱至少每 3 个月复查 1 次腹部彩超。随诊 1 年,控制良好。

**按语**:随着 B 超在临床的广泛应用,胆囊息肉和脂肪肝发现率越来越高。胆囊息肉主要包括胆固醇性息肉、良性非胆固醇性息肉及息肉型早期胆囊癌,现代医学多认为胆道系统受到细菌感染、结石阻塞、化学损害、寄生虫感染及急性胆囊炎迁延而引起,胆囊排空延缓,胆汁潴留,刺激黏膜上皮增生及肌层增厚,日久形成息肉。现代人喜食肥甘厚味、辛辣油腻之品,"饮食自倍,肠胃乃伤",辛辣、肥甘之品损脾碍胃,以致中焦运化不利,湿热浊毒内生,成为脂肪肝发生的条件,脏腑功能失司,气机升降失调,胆汁疏泄不及,瘀于胆腑,日久气滞血瘀。痰瘀阻络既是胆囊息肉发病过程中的病理产物也是导致息肉形成的致病因素,因此治疗中多应用行气解郁、化痰散结、祛瘀通络法,在使息肉消失的同时,脂肪肝也因之而愈。

## 7. 胆囊息肉案(疏肝理气散结法)

刘某,男,43 岁,2010 年 5 月 20 日初诊。

**主诉**:胁痛、腹胀、尿黄半个月。

**现病史**:患者于 2009 年 2 月体检时 B 超发现胆囊息肉,约 3mm×1.5mm,因无明显不适,未予治疗。近半个月来因大量饮酒又感肝区隐痛不适,伴纳差,腹胀,乏力,大便不爽,小便黄。舌红苔薄黄,脉沉弦滑。

**实验室检查**:查肝功能,γ-GT139U/L,余(-);B 超示肝脏形态大小回声均正常,胆囊 68mm×33mm,壁厚 4mm,毛糙,胆汁透声可,内可探及 5mm×3mm 强回声光点不伴声影,不随体位活动。B 超印象为胆囊息肉。

**西医诊断**:胆囊息肉。

**中医诊断**:胁痛(肝胆湿热)。

**治则**:疏肝利胆,软坚散结。

本例胆囊息肉系在既往体检时发现,当时并无不适,此次因大量饮酒而诱发胁痛,腹胀,食少,尿黄,大便黏滞等肝胆湿热之症,因而可将其归属于"胆胀""胁痛"等中医病症范畴。中医虽无胆囊息肉病名记载,但根据其具体病变的性质及部位等特征,似可认定其为胆囊壁微癥积。结合本例当下的临床证候,其病机为气机郁滞,湿热毒邪及痰瘀积聚而成。治宜疏肝理气、清热利湿、软坚散结为法。

**方药**：柴胡 12g，白芍 15g，川郁金 15g，青皮 12g，陈皮 12g，鸡内金 9g，金钱草 15g，生牡蛎 30g，海蛤壳 15g，皂角刺 9g，山甲珠 9g（先煎），醋莪术 9g，半夏 9g，浙贝母 9g，黄芩 9g，虎杖 12g，焦三仙各 9g，生甘草 3g。水煎 2 次共煎为 400~500ml，早晚 2 次温服，每服 3 日停 1 日，予 12 剂。

本方中柴胡、白芍、郁金、金钱草疏肝利胆，生牡蛎、山甲珠、醋莪术软坚消积；鸡内金、焦三仙消食导滞以增进食欲；青陈皮行气化痰；半夏、浙贝母、海蛤壳化痰散结；皂角刺搜剔经络，助诸药直达病所；黄芩、虎杖清热利湿解毒，共奏散结消积之功。

**二诊**：患者自述诸症均减轻，胁痛已消，纳食已正常，仍稍感腹胀，二便调，舌淡红，苔薄白，脉沉弦，上方去虎杖，加苍术 15g、厚朴 15g 以化湿宽中、行气消胀。予 12 剂。

二诊症减，唯余腹胀，是为中焦湿浊，加苍术化湿宽中，厚朴行气消胀。

**三诊**：患者服药 1 个月后，已无明显不适，舌淡红，苔薄白，脉弦。复查肝功能，γ-GT 60U/L。B 超示肝脏形态大小回声均正常，胆囊 52mm×26mm，壁厚 3mm，胆汁透声可。结论为肝胆未见异常。前后服药共 40 余剂，胆囊息肉已消。

三诊患者诸症已消，B 超示肝胆未见异常。全方疏、利、清、化并用，从而使痰消瘀散，热清毒祛，息肉随之而消。

**按语**：胆囊息肉是指凸向腔内的胆囊隆起性病变，是一种较为常见的胆道疾病，近年来随着 B 超检测的普及使检出率日渐增高，有资料报道胆囊息肉约占总人口的 5%~10%，从病理学角度常分为胆固醇息肉、炎性息肉、腺瘤性息肉、腺肌瘤等，其中胆固醇息肉是主要类型，约占 88.4%。西医除对有明显的手术指征者进行手术治疗外，多不需要手术治疗，但尚缺乏有效药物。

胆囊息肉的中医证治应秉持"有证从证""无证从病"的原则，有证者辨证治之，无证者则主要针对息肉的局部病变性质，而多采用软坚消积、化痰散结法治之，也可获效。针对本例胆囊息肉即坚持整体辨证与局部辨病结合的原则，取得了证除病消的效果。

胆囊息肉部位在胆，胆为中精之府，以通为顺，肝胆互依，胆气之通达又赖肝气之疏泄，因而疏肝利胆法则往往成为胆囊息肉证治的常用之法。

## 8. 胆囊腺肌症案(行气利胆散结法)

李某,男,39岁,2022年7月18日初诊。

**主诉**:查体发现胆囊腺肌症1周。

**现病史**:患者于1周前体检时,B超示肝脏大小形态如常,包膜光整,回声均匀,肝内管道结构显示清晰,门脉不宽。胆囊形态大小如常,胆囊底部局部增厚,范围约1.0cm×0.4cm×1.3cm,内见小囊性透声区,囊内未见异常回声,肝外胆管未见扩张,胰腺大小正常,回声无异常,胰管无扩张。脾及双肾无异常。超声印象为胆囊腺肌症,全身无任何不适。

**查体**:中年男性,一般情况好,腹软,肝于肋下未及,墨菲征(-),脾不大,腹部压痛(-),舌淡苔薄白,脉沉弦。

**西医诊断**:胆囊腺肌症。

**中医诊断**:微癥积(痰湿内蕴)。

**治法**:行气利胆,软坚散结。

**方药**:自拟消积散。

王不留行9g,白芥子9g,生牡蛎15g,青皮9g,金钱草15g,海金沙15g,柴胡12g,煅瓦楞子15g,海蛤壳15g,鸡内金15g,木蝴蝶12g,广射干9g,片姜黄9g。上药水煎2次共兑为450ml,予12剂。晨昏2次温服。每服3日停1日。

**二诊**:2022年7月30日。患者服药平妥,无任何不适,舌脉同前。继予上方12剂。

**三诊**:2022年8月13日。患者自诉服药平妥,无任何不适,舌淡红,苔薄白,

胆囊腺肌症为胆囊黏膜增生性疾病,一般多为良性,患者常无明显不适,多在B超和磁共振(MRI)检查时发现,除个别并发胆囊炎、胆石症或疑有恶变者需手术治疗外,西医尚无针对性治疗药物。中药对此病虽无对应性病症,但根据胆囊黏膜增生并嵌入肌层而使局部胆囊壁增厚这一病变实质,可视为中医之"积之微者",多责之于胆气不利,疏泄不畅,致使气血痰湿凝滞而成,治疗应以行气利胆、软坚消积为治则。方选自拟消积散治之。

方用柴胡、王不留行、青皮、木蝴蝶、金钱草、海金沙行气利胆,以白芥子、海蛤壳、射干化痰散结,鸡内金、煅瓦楞子、生牡蛎软坚消积,姜黄温经通络。全方既针对局部病变,又指向中医病因病机,目标集中,因而取得理想疗效。

二诊服药平妥,无其他不适,故可用原方继服。

三诊病愈后,因舌呈淡红之象故去姜黄,而加龙胆草以

脉沉稍弦。B 超示肝脾胰肾均未见异常,胆囊大小约 6.0cm×2.1cm,壁厚 0.3cm,壁光滑,内未见明显结石及占位性病变。诊断意见为肝胆胰脾双肾声像图未见明显异常。至此,该例胆囊腺肌症已愈。

清利胆腑郁热,制为水丸,缓缓图之,久久为功,以作善后之治。

上方去姜黄,加龙胆草 9g,以上方 10 倍量,共为细末,水泛为丸如绿豆大,每次 10g,每日 3 次,以巩固疗效。

**按语:** 本例胆囊腺肌症为现代理化检查所诊断,患者无任何不适,使中医证与西医病呈现背离状态,即"有病而无证",致使无证可辨,给立法组方用药带来困难。临床应遵循有证从证,无证从病原则,将证治目标集中于 B 超所见之胆囊腺肌症局部病变,根据病变性质、发生部位,推测中医病因病机,然后确立治法并组方选药而治之。消积散为笔者自拟之方,主要用于胆囊腺肌症和部分胆囊息肉患者,其主要功效为行气利胆,软坚消积,是将胆囊腺肌症视作中医之"微癥积"而采用的治法。方中尤以王不留行疏达肝气,走而不守,善消淤积,木蝴蝶除调畅气机外,亦能消散结节,二药均为笔者所喜用。这一治法实际上是将现代医学检测结果作为望闻问切的延伸,以病测证,不失为合理而可行的治疗路径。

## 9. 胆囊腺肌症案(清热化痰散结法)

吕某,男,35 岁,2023 年 10 月 30 日初诊。

**主诉:** 发现胆囊腺肌症半年余。

**现病史:** 患者 2023 年 1 月 1 日因急性胆囊炎先后就诊于当地医院,给予消炎利胆片、熊去氧胆酸胶囊等治疗,3 个月复查发现胆囊结石消失,胆囊腺肌症。连续服上药至 8 月,胆囊腺肌症无明显减轻来诊,患者无明显不适,纳眠可,饮食可,大便正常,小便稍黄。

**查体:** 青年男性,一般情况可,腹软,肝脾(-),墨菲征(-),舌淡红,苔黄腻,脉弦滑。

本例胆囊腺肌症,为影像学检查所见,虽无明显证候,但据胆囊壁增厚,腺肌增生之具体病变,仍可归属于中医癥积范畴,为气机郁滞,湿热毒邪及痰瘀积聚发而为病。治宜疏达肝气、清热利湿、化痰散结。

**辅助检查:** 肝功能(−),HBsAg(−)。2023年9月26日腹部B超示胆囊大小尚可,呈褶曲状,褶曲上部囊壁增厚、毛糙,囊壁厚约0.8cm,增厚的囊壁回声不均,下部囊壁尚规整,囊腔内透声好。超声诊断为肝右叶血管瘤,考虑胆囊腺肌增生病(节段性),右肾囊肿。

**西医诊断:** 胆囊腺肌症。

**中医诊断:** 癥积(痰瘀互结证)。

**治则:** 清热利胆,化痰散结。

**方药:** 柴胡15g,黄芩12g,郁金15g,金钱草15g,海金沙15g,地锦草15g,八月札12g,半夏9g,浙贝母9g,山楂核15g,荔枝核9g,生牡蛎15g,昆布15g,海藻15g,路路通15g,皂角刺9g,川芎15g,豆蔻9g。上药水煎2次共兑为500ml,早晚2次空腹温服,每日1剂。予26剂。

**二诊:** 2023年12月11日。服上方后,患者无明显不适,纳眠可,大便色质正常,日行1次,小便正常。腹部彩超示胆囊壁局部增厚(较厚处0.76cm),胆囊腺肌增生症。前方去地锦草、八月札,加三棱9g,莪术9g。继服13剂。

**三诊:** 2024年2月16日。服上方后,患者无明显不适,体力可,纳眠可,大便色质正常,日行1次,小便正常。腹部彩超示胆囊底部囊壁毛糙增厚(较厚约0.4cm),考虑慢性胆囊炎,胆囊腺肌症已消失。

本方中柴胡、黄芩、郁金、金钱草、海金沙、地锦草、八月札疏肝利胆,清热祛湿解毒;半夏、浙贝母、生牡蛎、昆布、海藻化痰散结;荔枝核、山楂核行气散结;路路通、皂角刺搜剔络脉,助诸药直达病所;川芎活血化瘀;豆蔻顾护脾胃。整方共奏疏肝利胆、化痰散结、行气消积之功。

二诊患者服药平妥,患者无明显不适,复查彩超提示胆囊壁增厚减轻,前方去地锦草、八月札,加三棱、莪术活血化瘀,以增强消积散结之功。

三诊患者服药平妥,患者无明显不适,复查腹部彩超,胆囊壁增厚明显减轻。B超显示胆囊腺肌症已消失。

按语：本例胆囊腺肌症系为B超检查时发现，患者并无任何不适，亦无可辨之证候，临床证治只能据病测证，由局部病变推断病因病机，据此立法组方用药，终获理想之效，也启示中医治法不但可以针对中医之证，亦能够针对西医之病。如本例所用之疏肝利胆、化痰散结之法，本为癥积所设，而亦能使与癥积发病颇为近似之胆囊腺肌增生性病变消失，即为最好之例证。

## 10. 胆囊腺肌症案（疏利肝胆法）

常某，男，69岁，2023年12月11日初诊。

**主诉：**反复右胁隐痛1月余。

**现病史：**胆囊结石病史2年，平日无明显不适，未作治疗。近1个月反复右胁隐痛不适，复查腹部彩超提示胆囊腺肌症、胆囊结石，因拒绝行胆囊切除术而求诊中医。现右胁隐痛不适，每于食用油腻、寒凉食物后发作，伴恶心，大便黏腻不畅，日行1~2次，眠差易醒。

**查体：**老年男性，神志清，精神可，形体略肥胖，巩膜及全身皮肤无黄染，双肝掌（-），腹无压痛及反跳痛，墨菲征（-）。舌淡红，稍胖大，苔薄白腻，脉弦稍沉。

**辅助检查：**腹部彩超示胆囊底部局限性增厚，范围约1.7cm×0.9cm，内见范围约2.2cm×0.9cm强回声聚集，后伴声影，考虑胆囊腺肌症，胆囊泥沙样结石。

**西医诊断：**胆囊腺肌症，胆石症。

**中医诊断：**胁痛（气滞痰凝）。

**治则：**疏利肝胆，化痰散结。

**方药：**柴胡15g，白芍15g，枳实12g，鸡内金15g，郁金15g，金钱草15g，海金沙15g，海蛤壳15g，牡蛎15g，浙贝母9g，木香9g，厚朴9g，乌梅6g，青皮9g，甘草6g，荔枝核9g，橘核9g。上药水煎2次共兑为500ml，早晚2次空腹温服，每日1剂。予14剂。

按临床证候，本例患者属中医"胁痛"范畴。中医认为，本病的成因主要与情志不畅、过食油腻、寒温失度、虫积等多种因素相关。这些因素直接或间接地导致了肝气的郁滞，从而影响了胆的肃降通顺，致使胆汁长久淤积在胆道内，淤而化热，炼液为石，又因胆石刺激而引发胆囊壁腺肌样变。右胁隐痛，每于食用油腻、寒凉食物后发作，大便黏腻不畅，舌淡红，稍胖大，苔薄白腻，脉弦稍沉，证属肝失疏泄、气滞痰凝，治当疏利肝胆、化痰散结。

方中柴胡疏肝行气郁为君。青皮入肝胆经，善疏肝破气以疗胸胁胀痛；郁金、木香疏肝解郁，行气止痛；枳实化痰散痞，破气消积，共为臣药。佐以鸡内金消食化积、化石；牡蛎、海蛤壳、浙贝母化痰散结；厚朴行气消积除满，金钱草、海金沙清热利湿排石；乌梅、白芍酸甘化阴，以防诸药过燥伤阴；荔枝核甘温微苦，橘核性平味苦，二者均具有理气止痛散结之效，笔者临床常用于治疗消化系统结节样病变如胆囊腺肌症、胆囊息肉、肠系膜淋巴结肿大、胃肠息肉等，疗效显著；甘草调和诸药，益脾和中。诸药合用，共奏疏肝利胆、软坚散结之效。

二诊患者服药平妥，诸症有所减轻，偶上腹不适，在前方基础上加瓦楞子，增强消痰软坚、化瘀散结之力。

**二诊**：2023年12月25日。患者服用平妥，自述服药后诸证有所减轻，偶上腹不适感，舌脉同前。宗上方加瓦楞子30g。上药水煎2次共兑为500ml，早晚2次空腹温服，每日1剂，予14剂。

**三诊**：2024年1月10日。服药平妥，前述诸症明显减轻，右胁痛已消失，纳可，大便黏腻减轻，但仍入睡困难，舌淡红苔薄白，脉弦。宗上方加琥珀粉3g（冲），水煎服，每日1剂，予28剂。

三诊患者右胁隐痛消失，大便黏腻改善，但仍入睡困难，在前方基础上加琥珀粉，镇静安神。

**四诊**：2024年2月7日。服药妥。患者已无明显不适，舌脉同前。上方继服，水煎服，每日1剂，予14剂。

四诊患者无明显不适，前方继服。

**五诊**：2024年2月26日。患者无明显不适，2024年2月24日复查腹部彩超示胆囊壁不厚，内见数个强回声光斑聚集，范围约1.8cm×0.5cm，可移动变形，提示胆囊多发结石，胆囊腺肌症消失。嘱患者上方继服，每服3日停1日。

五诊患者复查腹部彩超，提示胆囊腺肌症消失，胆囊结石范围缩小，由2.2cm×0.9cm缩小为1.8cm×0.5cm。嘱患者继服前方，每服3日停1日，以巩固疗效并继续促进结石的排出。

按语：胆囊腺肌病是一种以腺体和肌层增生为主的良性胆囊疾病，以慢性增生为主，兼有退行性改变，其发病原因尚不明确，多认为是胆囊壁上一种组织成分发生过度增生的结果，它既不同于因炎症引起的瘢痕组织增生的病变，它也不具有肿瘤那种破坏性趋势，因可导致胆囊收缩不协调，易诱发胆囊结石等病变，又有一定的恶变倾向，故临床上往往进行手术治疗。中医认为此病多由情绪、起居、饮食失常等所致，最终致气、痰、瘀互结而成。胆为六腑之一，以通为用，以降为顺，故此病多以疏肝利胆、化痰软坚为治，常可取效。

## 11. 肝内胆管结石案（疏肝利胆法）

石某，女，57岁，2011年6月2日初诊。

**主诉：**右上腹及两胁胀痛1年。

**现病史：**患者于1年前即感上腹及两胁胀痛，在当地医院曾诊为肝炎，经用抗生素及中药治疗病情好转，胸片示心肺（-）。近半个月来无明显诱因右上腹及两胁胀痛，活动后加重，纳眠及二便可，遂来诊。

**查体：**老年女性，一般情况好，腹软，肝脾未触及，墨菲征（±），双下肢无水肿，舌淡，苔薄白，脉弦。

**实验室检查：**查血常规（-），胸片（-），肝功能（-）。B超示肝脏体积增大，右叶最大斜径约16.9cm，形态饱满，肝包膜完整，肝边缘变钝，肝实质回声前细密增强，后衰减明显，回声欠均匀。左叶沿肝内胆管走行位置见两个强回声斑，后伴声影，大者约0.5cm×0.4cm，肝静脉血管壁欠清，肝肾回声对比反差增大，门静脉及肝内胆外胆管未见扩张，胆囊大小形态正常，壁毛糙，囊内透声尚可。提示肝内胆管结石，胆囊炎。

**西医诊断：**肝内胆管结石，胆囊炎。

**中医诊断：**胆胀（肝失疏泄、胆气不利）。

**治则：**疏肝利胆法。

**方药：**四逆二金汤加减。

柴胡12g，杭白芍15g，生牡蛎15g，生甘草3g，郁金15g，鸡内金15g，决明子15g，金钱草15g，

本患者为肝内胆管结石并有胆囊炎症，素有肝病史，肝失疏泄，通降失职，胆气不利所致，故表现为胁痛胀满、口苦、善太息，属中医"胆胀"范畴。《灵枢·胀论》谓"胆胀者，胁下痛胀，口中苦，善太息"，这些证候在本例已有较多体现，治宜疏肝利胆、消积溶石。

方用四逆散疏达肝气，加郁金、鸡内金、海蛤壳散结消积，

青皮 12g,陈皮 12g,佛手 9g,茵陈 15g,延胡索 12g,熟大黄 3g,海蛤壳 15g,白豆蔻 9g。水煎 2 次共煎为 400~500ml,早晚 2 次温服,每日 1 剂。

**二诊:**患者上方 20 余剂后,自觉腹胀胁痛明显减轻,后背胀痛消失,仍稍感胃脘嘈杂不适,喉中有痰,嗳气,偶感口酸,纳眠可,二便调。舌淡苔薄白,脉沉弦。

**腹部彩超:**肝脏大小形态未见异常,肝表面光滑,肝实质回声增强,光点密集,肝内血管走行欠清晰,肝内外胆管无扩张,门静脉内径 11mm。胆囊大小 46mm×28mm,壁厚毛糙,胆汁透声差。胰腺大小无异常,实质回声均匀。脾厚 34mm,回声均匀。双肾大小形态未见异常,轮廓线连续,结构清晰。印象脂肪肝,慢性胆囊炎,提示肝内胆管结石已消失。另调化痰祛湿、和胃调中法。

**方药:**半夏 9g,茯苓 15g,橘红 9g,甘草 3g,厚朴 9g,鸡内金 15g,金钱草 15g,生牡蛎 15g,紫苏梗 9g,冬瓜仁 15g,荷叶 9g,苍术 12g,浙贝母 9g,地锦草 15g,嫩豆蔻 9g,水煎服,每日 1 剂,予 12 剂。

茵陈、大黄、金钱草、决明子清热利胆,大黄通腑泄热,青皮、陈皮、佛手行气和胃调中,而三者皆有溶石之效;白豆蔻顾护胃气。

二诊患者服 20 余剂后,诸症减轻,B 超示肝内胆管结石已消失,患者仍感胃脘嘈杂不适,喉中有痰,是肝气失疏,通降失职,胃气失和所致,另调化痰祛湿、和胃调中之平胃散、二陈汤,加利胆清热之金钱草、地锦草,加冬瓜仁、荷叶以祛湿化浊,另加鸡内金、生牡蛎、浙贝母消积滞、溶结石,以防其再生。

**按语:**胆系结石为临床常见病、多发病,结石所在部位一般多为胆囊、胆总管及肝内胆管,临床上常因结石大小、形状、性质及部位不同,其症状与程度也有很大不同。胆石症目前治疗主要有手术、利胆排石、胆道镜取石、溶石等,治疗的目的主要是排出、切除或溶解结石,其次是通过利胆等治疗减轻炎症,改善症状,预防结石再生。在这几个治疗环节中中医药都可发挥一定的作用,右侧肝内胆管结石并无对外排出的通道,只能依靠药物溶石治疗,本例中即选用了鸡内金、海蛤壳及浙贝母等消积溶石之药,而其中溶石最为有效者却是青皮、陈皮和佛手,因为国内曾有报道青皮、陈皮的挥发油中 90% 为左旋柠烯,是胆固醇的强烈溶剂,可降低胆汁成石指数。笔者在临床上多加此二味药以作溶石之用,实践证明是有效的,对高脂血症、胆固醇结石者尤为适宜。

## 12. 肝内胆管结石案（软坚散结法）

张某,男,63 岁,2000 年 4 月 24 日初诊。

**主诉**:右上腹闷痛 20 天。

**现病史**:20 天前患者因与家人生气,出现右上腹闷痛,查 B 超示肝内胆管结石,于当地经中西医治疗未显效,遂来诊。患者现右上腹闷痛,活动后加重,纳眠及二便可,大便可,小便黄。

**查体**:老年男性,一般情况好,肝脾未触及,腹软,肝区叩击痛,墨菲征(±),舌质红,尖有瘀斑,苔薄黄稍腻,脉细弦。

**实验室检查**:查血常规(−),胸片(−),肝功能(−)。B 超示肝内胆管结石。

**西医诊断**:肝内胆管结石。

**中医诊断**:胁痛(肝气郁结)。

**治则**:疏肝利胆,软坚散结。

**方药**:柴胡 12g,茵陈 15g,青皮 9g,陈皮 9g,木香 9g,郁金 15g,延胡索 12g,炮穿山甲 15g(先煎),生牡蛎 15g,蛤壳粉 15g(先煎),鸡内金 15g,白芍 15g。14 剂。水煎 2 次共煎为 400~500ml,早晚 2 次温服,每日 1 剂。

**二诊**:2000 年 5 月 7 日。患者应用上方 14 剂后,右上腹闷痛减轻,仍时有隐痛,舌淡红,有瘀斑,苔薄白,脉细弦。上方加浙贝母 9g,继服 14 剂。

**三诊**:2000 年 5 月 21 日。患者腹痛缓解,无明显不适,查肝功能正常。B 超示结石明显缩小。舌淡,尖有瘀点,苔薄白,脉细弦。上方加白术 9g、砂仁 9g,继服 2 个月。

本例肝内胆管结石患者,系由情志刺激,致肝气郁滞,影响胆的肃降通顺,从而使胆汁排泄不畅,日久煎炼为石,表现为右上腹闷痛,属中医"胁痛"范畴,治疗以疏肝解郁、利胆消石为法。

方中柴胡疏肝解郁;青皮、陈皮疏肝理气;茵陈清热除湿利胆;炮穿山甲、生牡蛎、蛤壳粉、鸡内金软坚散结消石;佐以延胡索、郁金、木香行气止痛,气行有助于排石;白芍柔肝养阴。诸药共奏疏肝利胆消石之功。

二诊患者服 14 剂后,腹部闷痛减轻,诸症减轻,加浙贝母增强化痰散结之功。

三诊患者诸症缓解,B 超示肝内胆管结石已缩小,考虑行气软坚药久用必伤正,故加白术、砂仁健脾和胃。

**按语:** 肝内胆管结石是指位于左右肝管汇合部以上的胆管结石。由于其病程长、病情复杂、病变广泛、术后复发率高以及术后并发症多等特点,常伴有不同程度的胆道系统损伤及肝实质损伤,可引起胆源性肝硬化等严重并发症,是我国良性胆道疾病患者死亡的重要原因。中医认为肝失疏泄、气机郁滞、痰湿热瘀是形成结石的重要因素。治疗以疏肝解郁,利胆消石,辨证应用清热利湿、活血化瘀等,一般而言本病治疗时间较长,用药上应时时注意顾护脾胃。清热时,药量不宜过大,用时不宜过久,慎用大苦大寒,以免损伤中阳;需通腑导下时,泻下药不宜过猛过峻,中病即止,尽量避免或减少药物的毒副作用,清利药用时过久,要及时加入益气、健脾、和胃之品。

## 13. 肝内胆管结石案(利胆化石法)

王某,男,55岁,1992年4月7日初诊。

**主诉:** 反复肝区隐痛20年,加重2个月。

**现病史:** 患者于20年前即感右上腹撑胀,肝区时痛,曾多次行肝功能及B超检查均未发现异常,亦未予治疗。2个月前感右上腹撑胀,肝区痛加重,后背撑胀,大便干,小便黄。

**查体:** 老年男性,一般情况可,腹软,肝脾未触及,墨菲征(±)。舌淡红,苔薄黄腻,脉沉弦细。

**辅助检查:** 肝功能正常,HBsAg(–),B超示肝右前叶见一0.3cm×0.6cm大小强光团,后伴声影,胆囊5.7cm×2.2cm,透声好。结论为肝内胆管结石。

**西医诊断:** 肝内胆管结石。

**中医诊断:** 胁痛(肝胆湿热)。

**治则:** 清热利胆,软坚化石。

**方药:** 金钱草15g,海金沙15g,郁金15g,鸡内金15g,蛤粉15g(包煎),皂角刺9g,炮山甲9g(先煎),青陈皮各12g,浙贝母9g,生牡蛎30g,熟大黄6g,砂仁9g(后下),枳实9g,大枣5枚。上药水煎2次共兑为500ml,早晚2次空腹温服,每日1剂。予7剂。

本例为肝内胆管结石患者。肝内胆管结石多因肝失疏泄、胆汁排泌不畅,日久化热,煎灼胆汁,沉积而为石,正如《中藏经》所言"邪热渐强,结聚而成砂"。舌淡红、苔薄黄腻,脉沉弦细。为肝胆湿热之象。治宜清热利胆,软坚化石。

方中青皮、陈皮疏肝理气;生牡蛎、海蛤粉、浙贝母、皂角刺、炮山甲等软坚散结,化痰消瘀散积;金钱草清热利胆,郁金行气利胆;熟大黄和枳实破结下气,二诊：1992年4月14日。患者服药平妥。患者前述诸症有所减轻，仍感腹胀、后背撑胀，大便稍干，1~2日1行，舌淡红，苔薄黄，脉稍弦。宗上方加用厚朴15g、茵陈15g。上药水煎2次共兑为500ml，早晚2次空腹温服，每日1剂。予14剂。

三诊：1992年4月30日。患者服上药21剂。患者诸症均有明显减轻，除仍感腹胀、背胀痛外已无明显不适，辅助检查：B超示肝(-)，胆囊壁毛糙，余(-)。结论为胆囊炎。至此，肝内胆管结石已消失。嘱坚持清淡饮食，因腹痞闷，另调半夏泻心汤治之。

通腑排石；鸡内金、砂仁健脾和胃消积。纵观全方，疏、利、清、散共用，共奏清热利胆，软坚化石之效。

二诊患者服药平妥，症状有所改善，但仍感腹胀、后背撑胀、大便稍干，苔薄黄，仍提示湿热内蕴仍较明显，加用厚朴、茵陈增强行气消胀、清热利湿之效。

三诊患者服药平妥，症状明显减轻，复查腹部彩超提示胆囊炎，至此肝内胆管结石已消失。因患者仍感腹胀、背胀，另调半夏泻心汤辛开苦降、调中焦气机。

按语：肝内胆管结石又称肝胆管结石，原发于肝内胆管，多为色素性结石，是我国常见而难治的胆管疾病，病因复杂，主要与胆管感染、胆管寄生虫、胆管解剖变异、营养不良等有关。目前国内常用的利胆排石法对于肝内胆管结石，因无结石排出的通路而难收效。本例肝内胆管结石即在清热利胆的同时重用散结法，即"结者散之"，包括软坚散结和化痰散结等法。

## 14. 慢性胆囊炎案（疏肝健脾法）

王某，女，39岁，2011年10月12日初诊。

主诉：反复右胁疼痛3年。

现病史：患者近3年右胁疼痛反复发作，每因劳累或情志刺激后发病。发作时右胁胀痛，牵及肩背，伴纳差，腹胀，夜眠多梦，烦躁易怒，二便正常。曾间断服用利胆片治疗，始终未获痊愈。

本患者为慢性胆囊炎迁延不愈，加之屡用苦寒利胆之品，伤及脾气，土虚则木愈旺，木旺致土愈虚，致使病情反复，难以治愈。舌质淡，苔薄白，脉沉弦为脾虚肝旺查体：青年女性，一般情况可，腹软，肝脾未触及，墨菲征（–）。舌质淡，苔薄白，脉沉弦。

辅助检查：腹部彩超示胆囊炎

西医诊断：慢性胆囊炎。

中医诊断：胁痛（肝郁脾虚）。

治则：疏肝利胆，健脾益气。

方药：柴胡9g，白芍15g，枳实12g，青皮9g，半夏9g，生牡蛎30g（先煎），郁金15g，黄芩9g，金钱草15g，海金沙15g，炒酸枣仁30g，党参15g，白术15g，茯苓15g，甘草6g。上药水煎2次共兑为500ml，早晚2次空腹温服，每日1剂。予14剂。并嘱其忌辛辣油腻食物。

二诊：2011年10月27日。服药平妥，自述前述诸症明显减轻，右胁胀痛明显减轻，无后背胀闷，食欲改善，睡眠较前平稳，大便成形，日行2次。舌脉同前。宗上方加炒六神曲12g、蒲公英15g。上药水煎2次共兑为500ml，早晚2次空腹温服，每服2日停1日。予10剂。

三诊：2011年11月10日。服药平妥，患者现无明显不适，情绪平稳，饮食及睡眠均明显改善。上方间日服之，嘱忌辛辣油腻、寒凉食物，保持大便通畅。平素可口服逍遥丸预防复发。

之象。治以疏肝利胆、健脾益气为主要治法。

方中柴胡疏肝解郁，调畅肝用，白芍、甘草、炒酸枣仁酸甘化阴，滋养肝体，恢复肝的疏泄条达之功，兼以安神助眠；枳实、青皮、半夏行气消胀，配合牡蛎化痰软坚，共同促进胆汁的排泄；郁金行气解郁、凉血破瘀，金钱草、海金沙、黄芩清泻胆经湿热，利于胆囊炎症的缓解；白术、茯苓、党参健脾益气，恢复脾胃升降功能，研究表明此类药物可提高胆囊收缩能力，促进胆汁排泄，恢复胆囊功能，为笔者治疗慢性胆囊炎所常用。全方共奏疏肝利胆、健脾益气之功效。

二诊患者服药平妥，自述症状明显减轻，无新发其他不适，在前方基础上加炒六神曲、蒲公英以加强健脾清热功效。并嘱患者忌食辛辣油腻食物。

三诊患者已无明显不适，疼痛未再复发，嘱患者忌食辛辣油腻、寒凉食物，保持大便通畅，减少诱发因素，并口服中成药逍遥丸以疏肝健脾，巩固疗效。

按语：慢性胆囊炎是临床最为常见的胆系疾病，医家往往以"六腑以通为用""肠泄胆亦泄"理论为指导之说，以清热利胆、通腑泻下为主要治法。又因肝胆相依，胆之清利离不开肝气之调畅，故而疏肝行气常为必用之法。而在部分慢性胆囊炎患者中常见到脾虚不运之证候，如本例即有纳差、腹胀之症，此类患者则又需辅以健脾益气之法。而实验研究也证实了黄芪、党参、白术等健脾药可提高胆囊收缩力，从而促进胆汁排泄，恢复胆囊功能，从而有助于慢性胆囊炎症的减轻或消除。

# 第二章

# 胃肠系疾病

## 1. 胃炎案（疏肝和胃法）

张某,女,49岁,2019年10月16日初诊。

**主诉:**反复胃脘胀痛1年,伴泛酸3天。

**现病史:**患者近1年因情志不畅反复出现胃脘胀痛,曾于当地查消化道钡餐提示慢性胃炎,口服硫糖铝、西沙必利等药物治疗,效果欠佳。近3天患者胃脘胀痛、心下痞满、嘈杂泛酸、嗳气呕恶、纳呆食少,遂来诊。

**查体:**中年女性,心肺(-),腹软,无压痛及反跳痛,无腹肌紧张,墨菲征(-),舌淡红,苔薄白黄腻,脉沉弦。

**西医诊断:**慢性胃炎。

**中医诊断:**胃脘痛(肝胃不和、寒热失调)。

**治则:**疏肝和胃,抑酸止痛。

**方药:**连苏和胃饮加减。

黄连6g,紫苏梗9g,厚朴9g,半夏9g,吴茱萸6g,白芍15g,甘草3g,白及9g,海螵蛸30g,荜澄茄9g,炒稻芽15g,炒麦芽15g,焦神曲9g,甘松9g,凤凰衣9g(冲服)。14剂,水煎2次共兑为450~500ml,早晚2次空腹温服,晚间服汤剂后温水冲服凤凰衣。每日1剂,2周为一疗程。

本案例属中医胃痛范畴,患者有较明显的情志不畅因素,肝气犯胃,肝郁化火,横逆犯胃,肝胃气机不畅,胃失和降,故见胀痛痞满、泛酸嘈杂、呕恶食少,皆为肝胃不和、寒热失调所致,治宜疏肝和胃,抑酸止痛。

本方由左金丸与六味温中汤加减化裁而成,左金丸泻火疏肝、和胃止痛,紫苏梗辛温芳香、行气调中,以上三味共为君药。厚朴行气化湿、温中降逆;半夏温化痰湿、和胃止呕;荜澄茄温中散寒、行气止痛,甘松醒胃健脾、理气止痛,炒稻芽、炒麦芽、焦神曲疏肝和胃、消食导滞,以上共为臣药。海螵蛸收敛止血、制酸止痛;白及苦甘性凉,善消肿生肌;凤凰衣味甘性平,敛疮生肌、缓急止痛;白芍柔肝缓急止痛,共为佐药。甘草甘平缓中、调和诸药,是为使药。共奏疏肝和胃、止痛消胀、抑酸止呕功效,全方甘缓平和,寒热平调。肝气条达则痛胀止,胃气和顺则呕恶消。

二诊,服药有效,仍有嗳气频频,当责之于胃气上逆,故加旋覆花、姜枇杷叶和胃降逆止呃。

**二诊:**患者服药后胃痛已减大半,痞满消失,泛酸减轻,仍有嗳气频繁,舌淡红,苔薄,脉沉弦。中药上方加旋覆花9g(包)、姜枇杷叶9g,7剂继服。7日后随诊,患者嗳气缓解。

**按语:**慢性胃炎为临床最为常见的消化道疾病,多属中医胃脘痛与痞满证的范畴,本例胃炎恰与二证相符。本例患者有情志刺激史,又有痞满、嘈杂、胀痛、泛酸、纳呆等症,均为肝胃失和之肝失疏泄、胃失和降所致,从整体辨证上疏肝和胃是正治之法,而从局部而言,胃炎主要为各种原因所致之胃黏膜损伤,因此在宏观辨治的基础上又加入海螵蛸、凤凰衣、白及、焦神曲等药,以达到保护胃黏膜的目的,治疗效果表明这一思路与方法是正确和可行的。

## 2. 门静脉高压性胃病案(温中止痛法)

李某,男,46岁,2003年6月7日初诊。

**主诉:**肝硬化病史6年,上腹胀痛、泛酸2个月。

**现病史**：患者于 1989 年发现 HBsAg(+)，当时肝功能正常，未予治疗。患者有嗜酒史 20 余年，6 年前因牙衄、肝区痛等在当地医院诊为肝硬化、脾大、门静脉高压，经住院治疗后好转。2 个月前因生气并食寒凉食物后感上腹撑胀、疼痛、泛酸，在其他医院做胃镜示食管及胃底中度静脉曲张，胃黏膜糜烂，诊为肝硬化、门静脉高压性胃病。予奥美拉唑等抗酸药治疗，效果欠佳。肝功能，ALT 49U/L，AST 43U/L，TBil 19.6μmol/L，A/G=3.3/3.2，HBsAg(+)，抗 -HBe(+)，抗 -HBc(−)。B 超示肝硬化，脾厚 5.2cm，脾静脉内径 1.2cm，门静脉内径 1.6cm，遂来诊。

**查体**：中年男性，慢性肝病容，腹软，肝于肋下未及，脾于左肋下 3cm 可触及，腹水征(−)，双下肢无水肿，双肝掌(+)，舌红苔薄白，脉沉细。

**西医诊断**：门静脉高压性胃病。

**中医诊断**：胃痛(肝胃不和，寒邪犯胃)。

**治法**：疏肝和胃，温中止痛。

**方药**：柴胡 15g，杭白芍 15g，黄连 6g，吴茱萸 6g，海螵蛸 30g，白及 9g，官桂 6g，煅瓦楞子 30g，浙贝母 9g，紫苏梗 9g，厚朴 9g，荜澄茄 12g，三七粉 3g(冲)，白豆蔻 9g，甘草 3g，甘松 9g，藕节 12g。予 12 剂，水煎服，每日 1 剂。

本例门静脉高压性胃病是因肝硬化门静脉压力升高，胃静脉血回流受阻引起的胃黏膜充血性炎症，根据其临床表现当属中医胃痛及痞满病范畴，结合病史本例系因情志刺激和进食寒凉而诱发，正如《素问》所云"木郁之发……民病胃脘当心而痛"是言气郁致痛；又如《素问》所云"脏寒生满病"，则是说寒凉致胀，而气郁与寒凉恰与本例胃痛胃胀的病因相契合，故治宜疏肝和胃，温中止痛。

方中柴胡、白芍疏肝理气；官桂、荜澄茄、甘松温胃散寒，行气止痛；紫苏梗、厚朴、白豆蔻行气宽中，和胃消胀；左金丸泻肝和胃，抑酸止痛，以上诸药皆针对病因而着眼整体。海螵蛸、煅瓦楞子、浙贝母均有消痰化瘀、抑酸止痛之效；白及、藕节止血散瘀，保护胃黏膜；三七活血止血，可有效减轻二诊: 2003 年 6 月 19 日。患者服药有效, 上腹胀已消失, 泛酸减轻, 疼痛好转, 食欲稍增, 苔薄白, 脉沉细, 上方加山柰 9g, 继服。

三诊: 2003 年 7 月 2 日。患者服上方共 20 余剂后, 患者上腹部已无明显不适, 仍以上方间日 1 剂, 以善其后。

胃黏膜充血性炎症, 以上诸药则可直接作用于胃黏膜局部, 在辨证论治的前提下, 兼顾整体与局部两个方面, 使针对性更强, 也更易收效。

二诊自述效佳, 诸症均减, 再加山柰以增强散寒止痛之力。

三诊患者无不适, 上方不作增减, 间日 1 剂, 以巩固疗效。

按语: 门静脉高压性胃病是肝硬化门静脉高压重要的并发症之一, 是肝硬化临床治疗的一个重要环节。因其临床表现与中医胃痛与痞满的主要证候有密切的对应性, 情志刺激与进食寒凉作为本例患者的发病诱因又甚为明确, 因此, 辨证用药则目标清晰, 既从中医证的角度止痛消胀, 又兼顾局部黏膜的实质病变, 选用消肿化瘀、抑酸护膜之药, 客观与微观双相兼顾, 整体与局部紧密结合, 因而收到理想效果。因为本病根本的原因是肝硬化门静脉高压, 因此, 积极有效的抗肝硬化治疗才是巩固门静脉高压性胃病疗效的关键。

## 3. 门静脉高压性胃病案(温胃散寒法)

郑某, 男, 60 岁, 2009 年 3 月 21 日初诊。

主诉: 肝硬化史 2 年, 胃脘胀痛、烧心泛酸 1 个月。

现病史: 患者有乙肝史 10 余年, 曾用抗病毒治疗, 病情一直稳定, 肝功能正常, 自行停用抗病毒药物。2 年前体检发现肝硬化, 脾大, 门静脉高压, 未予系统诊治。1 个月前因进食寒凉食物即感胃脘胀痛, 烧心泛酸, 嘈杂不适, 查胃镜提示门静脉高压性胃病, 服

本例患者乙肝肝硬化所致的门静脉高压性胃病。门静脉高压性胃病是肝硬化常见并发症之一, 多由门静脉压力升高导致黏膜下循环障碍, 以及肝功能异常、胆汁反流、

用快胃片等治疗,疗效不佳。现胃脘胀痛,进食寒凉食物后尤为明显,烧心泛酸,嘈杂不适,纳减,眠可,大便质稀,日行 1~2 次,小便调。

**查体**:老年男性,一般情况可,双肝掌(-),巩膜及皮肤黏膜无黄染,未见蜘蛛痣。腹软,平坦,上腹轻压痛,肝于右肋下及剑突下未触及,脾于左肋下 2cm 可触及,质韧,无触痛,双下肢无水肿。舌淡苔薄白,脉沉细。

**辅助检查**:查腹部 B 超示肝硬化,脾大(脾厚 5.2cm)。肝功能各指标(-)。胃镜示胃黏膜糜烂,有散在出血点,诊为门静脉高压性胃病。

**西医诊断**:门静脉高压性胃病,肝硬化,慢性乙型病毒性肝炎,脾大。

**中医诊断**:胃痛(寒邪克胃)。

**治则**:温胃散寒。

**方药**:高良姜 9g,制香附 15g,制吴茱萸 6g,甘草 3g,黄连 6g,木香 9g,槟榔 6g,蒲黄炭 9g,山柰 9g,荜澄茄 9g,肉桂 6g,白及 9g,浙贝母 9g,砂仁 9g,海螵蛸 15g,白芷 9g,生姜 3 片,大枣 5 枚。上方水煎 2 次共兑为 500ml,早晚 2 次空腹温服,每日 1 剂。予 6 剂。

**二诊**:2009 年 3 月 27 日。患者服上方 6 剂后,胃胀疼痛减轻,泛酸烧心已消失,饮食增加,舌脉同前。上方加厚朴 9g、干姜 3g。水煎服,每日 1 剂,予 12 剂。

感染、应激反应等因素所致。轻者在常规胃镜检查时发现,重者表现为上消化道出血。本患者胃脘胀痛,伴烧心泛酸、嘈杂不适等,归属于中医"胃痛"范畴,患者胃脘胀痛每于进食寒凉食物后尤为明显,伴纳减、便稀,舌淡苔薄白,脉沉细,均属脾胃虚寒证,治宜温胃散寒。

方中高良姜温胃散寒;香附行气止痛;吴茱萸、生姜、大枣温胃散寒、助阳止泻;黄连配吴茱萸泻肝和胃,抑酸止痛;海螵蛸、浙贝母具有制酸止痛、收敛止血之功效;木香、砂仁、槟榔、白及、白芷、山柰消积下气,温中止痛;荜澄茄、肉桂温补脾肾之阳;蒲黄炭化瘀止血。全方共奏温胃散寒、抑酸止痛之效。

二诊患者服药平妥,胃痛减轻,泛酸烧心感消失,饮食增加,上方加用厚朴、干姜以增强辛开苦降之力。

**三诊**：2009年4月30日。患者先后共服用上方30余剂，自感诸症已消失，嘱忌食寒凉及酸甜食物，继用软坚散结法治疗肝硬化及门静脉高压症。

三诊患者服药1月余，诸症消失，嘱暂停该方，在饮食上嘱忌食寒凉及酸甜食物。并继续对原发疾病肝硬化进行辨治。

**按语**：本例门静脉高压性胃病作痛作胀、烧心反酸是属中医"胃痛"之征，其成因为门静脉高压，其诱因为进食寒凉，寒凉伤中，使气机凝滞，胃气失和，胀痛并作，或烧心反酸，温胃散寒是为正治之法。症减或消除只体现于门静脉高压性胃病的这一环节，继续进行积极有效的肝硬化治疗方可祛除其病因，从而从根本上获得较为持久的疗效。

## 4. 胃癌术后案（健脾和胃法）

洪某，男，70岁，2022年3月16日初诊。

**主诉**：胃癌术后3个月。

**现病史**：患者于3月前感胃痛、胃胀，食欲减退，消瘦，在当地医院内镜检查诊为早期胃癌，遂行内镜下黏膜切除术，手术顺利，予术后常规护理。近1个月来感胃脘部隐痛，胃胀，食欲仍欠佳，偶有反酸烧心，大便量少，排便不畅，乏力，而求诊。

本例患者为早期胃癌，行内镜下黏膜切除术后仍有诸多症状，胃痛胃胀，食欲欠佳，反酸烧心，排便不畅，乏力等，均为脾胃虚弱、脾胃不和所致，治宜健脾益气，调中和胃。

**查体**：老年男性，消瘦，神志清，查体合作，心肺听诊(-)，腹软，肝脾未触及，上腹部压痛(±)，脐周压痛(+)，双下肢无水肿。舌淡红苔薄白，脉沉细。

**西医诊断**：早期胃癌术后。

**中医诊断**：胃痛（脾胃虚弱）。

**治则**：健脾益气，调中和胃。

**方药**：台党参 24g，炒白术 15g，黄精 15g，薏苡仁 30g，法半夏 9g，焦神曲 9g，砂仁 9g，急性子 9g，山慈菇 6g，紫苏梗 9g，莪术 9g，浙贝母 9g，延胡索 12g，荜茇 9g，七叶一枝花 9g，海螵蛸 15g。上药水煎 2 次共兑为 500ml，早中晚 3 次空腹温服，每日 1 剂，每服 3 日停 1 日，予 7 剂。

方中党参、白术、薏苡仁、黄精健脾益气，以助脾运之力。其中黄精健脾助运，又能补气养阴，对脾胃气虚、体倦乏力尤为相宜。薏苡仁健脾除湿，调和脾胃，同时薏苡仁含有丰富的硒元素，能有效地抑制癌细胞的产生，有资料报道肺癌和消化道肿瘤患者服用薏苡仁之后，癌细胞的增长和扩散得到明显的抑制，适量服用还可增强免疫功能，提高人体新陈代谢，减轻胃肠负担，对消化不良症亦有较好效果，笔者临床每常用薏苡仁多可奏效。法半夏化痰和胃，降逆止呕；焦神曲健脾开胃；砂仁、紫苏梗调中和胃，行气消胀；浙贝母化痰散结抑酸；海螵蛸收敛止血，制酸止痛；延胡索行气活血止痛；荜茇温中散寒，下气止痛；急性子破血消积，软坚散结，可辅助抗癌药治疗各种肿瘤；莪术破血化瘀，散结消积，实验研究证实莪术具有抑制肿瘤细胞蛋白质合成、直接杀灭癌细胞、抑制肿瘤细胞核酸合成等作用；山慈菇、七叶一枝花清热解毒，消肿止痛，有较好的抑制肿瘤细胞生长的作用。全方健脾益气，调中和胃，较好地改善了早期胃癌术后的诸多症状，同时方中多味中药都具有一定的或较好的抗癌作用，因此收到了较为理想的阶段性疗效。

**二诊**：2022 年 3 月 24 日。患者自述服药平妥有效，胃痛减轻，胃胀已消，食欲好转，反酸烧心改善，舌淡红苔薄白，脉沉细。仍宗上方加蜀羊泉 15g，水煎继服。予 12 剂。

二诊患者服药平妥，诸症已减轻，加蜀羊泉旨在增强其抗肿瘤作用。

**三诊**：2022 年 4 月 10 日。服药平妥，诸症减轻，胃痛已消失，食欲进一步好转，已无反酸烧心，仍有排便无力感。舌脉同前。宗上方加生黄芪 15g、北沙参 15g。水煎继服，每服 2 日停 1 日。予 12 剂。

三诊主要症状已消失，仍排便无力，是因中气不足，故加黄芪补中气以助运化，加沙参以润肠通便。

**四诊**：2022 年 4 月 28 日。患者前后共服 30 余剂，自感无明显不适。舌淡红，苔薄白，脉沉弦细。暂停汤剂，予胃复春继服。

四诊患者已无不适，故暂停汤剂而予中成药胃复春继服。胃复春具有健脾益气、活血解毒之效，可用于癌前病变和胃癌术后的辅助治疗。

**按语**：早期胃癌及时手术一般预后较好，术后多数患者会有诸多相应的临床症状，患者常为这些症状所苦，中医复方治疗可有效地减轻和缓解这些症状，从而提高患者生活质量，还可调节免疫功能。本方在辨证论治原则的前提下选用了某些具有抑制肿瘤细胞增殖作用的中药，使中药复方在取得阶段性疗效的基础上，也发挥对肿瘤的治疗作用和协同作用，实践证明，中医药参与治疗胃癌的全程对提高胃癌的整体预后具有重要的临床意义。

## 5. 食管癌术后案（化痰降逆法）

陆某，男，67 岁，2000 年 6 月 7 日初诊。

**主诉**：发现食管癌 2 个月。

**现病史**：患者于 3 个月前因吞咽阻塞不畅，胸骨后灼烧疼痛，食欲欠佳，逐渐消瘦，在当地医院诊为食管中管鳞癌，遂行内镜食管黏膜下切除术，术后恢复尚可。今日仍感吞咽梗阻感，咽下困难，呃气，纳呆，便干，乏力而就诊。

食管癌属中医"噎膈"病范畴，中医认为此病多由七情内伤、饮食失节及年老或久病有关，致气、痰、瘀交阻，耗伤津液，胃失通降而成。本例患者吞咽梗阻，呃气纳呆，便干乏力，舌淡苔薄黄，脉沉细，均为痰气交阻，胃失和降而致，治宜健脾和胃，化痰降逆为治法。

**查体**：老年男性，消瘦，神志清，查体合作，心肺（–），腹软，肝脾未触及，腹水征（–），双下肢无水肿，舌淡苔薄黄，脉沉细。

**西医诊断**：食管癌术后。

**中医诊断**：噎膈（痰气交阻，胃失宣降）。

**治则**：健脾和胃，化痰降逆。

**方药**：代赭石15g，旋覆花12g（包），山豆根9g，生黄芪30g，清半夏9g，炒白术15g，鸡内金15g，冬凌草20，蜈蚣2条，急性子9g，八月札15g，甘草6g，莪术9g，生薏苡仁30g，炒莱菔子15g。上药水煎2次共兑为500ml，早晚2次空腹温服，每日1剂。每服3日停1日，予7剂。

方中以黄芪、炒白术健脾益气，和胃调中；代赭石质重而沉降，善治冲逆；旋覆花下气消痰，降逆止呕；清半夏祛痰和胃降逆；鸡内金消食化积；山豆根、冬凌草清热解毒，消肿散结，利咽止痛；八月札疏肝行气，化痰消积，通络止痛；急性子破血消积，软坚散结；蜈蚣解毒散结，通络止痛；莪术行气破血，消积止痛；生薏苡仁健脾祛湿；炒莱菔子消食导滞，降气消胀；甘草温中和胃，调和诸药。方中诸药除各自所具有的作用功效外，莪术、薏苡仁、冬凌草、蜈蚣、急性子均有一定的或较强的抑制肿瘤细胞增殖、阻止肿瘤细胞扩散的抑瘤功效。全方既辨证针对证候，又辨病针对病因，收到较为满意的疗效。

**二诊**：2000年6月14日。患者自述服药平妥有效，咽下梗阻感稍有缓解，食欲改善，仍有乏力，便干，舌淡苔薄白，脉沉细。仍宗上方加太子参15g、郁李仁15g。上药水煎2次共兑为500ml，早晚2次空腹温服，每日1剂。予14剂。

二诊证减，仍乏力、便干等症，责之于气阴亏耗，肠枯失润，加太子参益气养阴，郁李仁润肠通便。

**三诊**：2000 年 6 月 29 日。患者自述服药有效，已无明显梗阻感，乏力及便干均有好转。舌脉同前。仍宗上方，予 14 剂。

**四诊**：2000 年 7 月 21 日。患者前后共服用 20 余剂，自觉咽下梗阻感已消失，除仍稍感乏力外，已无明显不适。舌淡苔薄白，脉沉细。上方间日 1 剂，继服。

三诊诸证继续好转，已无明显咽下梗阻感，仍宗原方继服。

四诊咽下梗阻感已消失，除稍感乏力外，已无不适，仍宗原方间日 1 剂以作后续之治。

**按语**：食管癌早期发现及时手术预后尚好，本例手术后仍有咽下梗阻感、乏力便干等不适，中医药适时参与治疗，辨证辨病结合，使患者的主要症状都得以消除，中医治疗取得了良好的环节治疗效果。症状消除，生活质量提高，对改善疾病的预后具有重要的意义。

## 6. 浅表性胃炎案（行气止痛法）

吴某，男，49 岁，2006 年 6 月 17 日初诊。

**主诉**：胃脘胀痛，嘈杂反酸 3 个月，加重 1 周。

**现病史**：患者 3 个月前感胃脘胀痛，反酸烧心，心下痞满不适，胃镜示浅表性胃炎，查幽门螺旋杆菌（Hp）(−)，予奥美拉唑后上症缓解。后胃痛、胃胀、烧心、反酸时有发作，多与进食生冷有关。1 周前因饮冰镇饮料后而感胃痛加重，泛酸欲呕，不思饮食而来就诊。

本案例为慢性浅表性胃炎所致之胃脘胀痛伴反酸嘈杂，患者有较明显的情志与进食生冷等诱发因素，属中医胃痛范畴，为肝胃不和，寒邪犯胃所致，治宜温胃散寒，行气止痛。

**查体**：中年男性，一般情况好，心肺(−)，腹软，肝脾未触及，墨菲征(−)，余(−)，舌淡苔白，脉沉弦。

**西医诊断**：浅表性胃炎。

**中医诊断**：胃痛（肝胃不和，寒邪犯胃）。

**治则**：温胃散寒，行气止痛。

**方药**：高良姜 9g，香附 9g，紫苏梗 9g，厚朴 9g，清半夏 9g，干姜 6g，黄连 6g，吴茱萸 3g，炙甘草 6g，白及 9g，海螵蛸 30g，荜澄茄 9g，炒麦芽 15g，炒

本方中良附丸长于温胃理气，散寒止痛；左金丸泻火疏肝，寒温

稻芽 15g,甘松 9g,旋覆花 12g(包煎),凤凰衣 12g。水煎 2 次共兑为 450~500ml,晨昏两次空腹温服,每服 3 日停 1 日,予 12 剂。

互济,和胃抑酸止痛;紫苏梗、厚朴、干姜、荜澄茄、甘松皆为辛甘化湿之品,具有温胃调中、行气止痛、化湿消胀之效,半夏、旋覆花温化痰湿,和胃止呕;稻芽、麦芽疏肝和胃,消食导滞。海螵蛸收敛止血,制酸止痛;白及苦甘性凉,善于止血,消肿生肌;凤凰衣为鸡卵孵鸡后蛋壳内的卵膜,味甘性平,敛疮生肌,缓急止痛。试验研究证实,以上三药都有良好的减轻胃黏膜局部炎症和保护胃黏膜的作用。甘草甘平缓和,既可调和诸药,又能较好地修复炎症所损伤的胃黏膜。上药寒热平调,行气和胃,共奏止痛消胀、抑酸止呕之功效。

**二诊**:2006 年 7 月 6 日。患者自诉服药有效,胃痛胃胀已减轻大半,反酸烧心已消失,恶心欲呕减轻,仍稍感食欲欠佳。舌淡苔薄白,脉沉弦。予上方加炒莱菔子 15g、姜枇杷叶 9g,继服 12 剂。

二诊诸症悉减,唯余食欲欠佳及呕恶,责之于胃气失和而上逆,故加炒莱菔子与姜枇杷叶增其消化止呕之力。

**三诊**:2006 年 7 月 24 日。患者诉服药平妥有效,诸证已大部分消失,食欲增加,余已无明显不适,二便调,舌淡苔薄白,脉弦。仍予上方间日 1 剂,另予香砂养胃丸,每次 1 袋(9g),每日 3 次,嘱避免情志刺激,忌食生冷辛辣刺激食物,以巩固疗效。

三诊诸症消失后,予同具温中散寒止痛之效的香砂养胃丸以为善后之治。

**按语**：本医案中医为胃痛，西医为胃炎，证与病具有密切的相关性，辨证紧扣本证之病机，调寒热，畅气机，达到祛寒温中、行气和胃的目的，从而改善和消除痛、胀、呕及纳差等症；而对辨病而言，在胃镜下主要表现为黏膜充血性红斑，水肿及胃黏膜红白相间改变，辨证论治宏观治疗的同时还应充分兼顾胃黏膜的具体病变，本方所运用的白及、海螵蛸及凤凰衣均可敛疮止血，消肿生肌，可有效地改善局部的病理变化，而这些病变又恰恰是导致胃痛的原因，因此，局部病变改善亦可促进主症的好转与消除。

## 7. 慢性肠炎案（温补脾肾法）

郑某，女，49岁，2007年9月26日初诊。

**主诉**：慢性乙型肝炎10年，腹泻3个月。

**现病史**：患者10余年前发现慢性乙肝，经抗病毒及保肝治疗，病情稳定，肝功能一直正常。3个月前无明显诱因感大便稀，次数增多，每天4~5次，曾服用健脾止泻、清肠止泻等中药，效不显著，近仍有腹泻，时有脐周腹痛，大便每日4次，伴双下肢不温，腰膝酸软，小便清长。

**查体**：中年女性，一般情况可，腹软，肝脾未触及，脐周压痛(+)，双下肢无水肿，舌淡苔薄白，脉沉细。

**西医诊断**：慢性乙型肝炎，慢性肠炎。

**中医诊断**：泄泻（脾肾阳虚）。

**治则**：温补脾肾，升阳止泻。

本例慢性肠炎属中医脾肾阳虚型泄泻。患者有慢性乙型肝炎病史，肝病日久伐脾可使脾气虚弱，甚或脾阳不充，肝病多用清泄之药，用久亦可伤及脾阳，脾阳不足则见腹泻难止，肠鸣，甚或形寒肢冷；肝病日久及肾，亦可伤及肾阳，或久用清泄之药伤及肾阳，肾阳不足，关闭不密，则大便下泄。正如《景岳全书》所言"肾为胃关，开窍于二阴，所以二便之开闭，皆肾脏之所主，今肾中阳气不足，则命门火衰……阴气盛极之时，即令人洞泄不止也"。观本病例正为脾肾阳虚之泄泻，治宜温补脾肾之阳而止泻。

**方药**：四神丸合理中汤加减。

吴茱萸6g，肉桂6g，炮姜3g，白扁豆30g，肉豆蔻9g，党参15g，炒白术15g，补骨脂15g，甘草3g，炙米壳6g，五味子9g，焦山楂15g，葛根15g，白豆蔻9g。水煎2次，共为500ml，早晚2次温服。6剂。

**二诊**：2007年10月3日。患者服药6剂后，腹痛已止，腹泻次数明显减少，已减为每日2次，畏寒肢冷亦减轻。仍有时少腹胀坠感，舌脉同前。上方去炙米壳加薤白9g。水煎服，继服。

**三诊**：2007年10月17日。患者先后共服用20余剂，大便已成形，每日1次。暂停汤剂，另予固肠止泻丸治之，以巩固疗效。

方以理中汤参、术、姜、草温补脾阳，健脾燥湿；以四神丸补骨脂、肉豆蔻、吴茱萸、五味子补益肾阳、收敛止泻；炙米壳性收涩，既可止泻，又可止痛；葛根升阳止泻；白豆蔻健脾和中；白扁豆健脾固肠，焦山楂涩肠止泻，二者为止泻最佳对药，笔者每常用之。全方共奏温补脾肾、温阳止泻之效。

二诊患者服6剂后腹痛已止，腹泻次数减少，畏寒肢冷亦减轻，仍有少腹坠胀，为阳气阻闭，去米壳，加薤白以通阳消胀。薤白一药通阳除痹，为胸痹之要药，腹痛且有下坠感者用之更为相宜，笔者每喜用之。

三诊腹泻已止，大便已成形，遂停汤剂而另用固肠止泻丸巩固疗效。

**按语**：本例慢性肠炎之泄泻，属脾肾阳虚证，用温补脾肾、升阳止泻法是为辨证用药，而方中加炙米壳涩肠止泻，又可止痛，是为对症治疗；焦山楂酸敛止泻，白扁豆祛湿止泻亦为对症。方中温阳药居多，本例患者又有多年肝病史，对肝病而言温阳辛燥用之需慎，故中病即止，大便成形后改用丸剂缓图，以免对肝病产生不良影响，可见本病之治是既辨证，又对症，且顾病，临床所见，病、证、症三面兼顾的诊疗思路，对大多数疾病是适用的。

## 8. 溃疡性结肠炎案（清肠止泻法）

周某，男，54岁，2007年4月15日初诊。

**主诉**：脓血便、右下腹痛伴里急后重半个月。

**现病史**：患者于 2 个月前过进冷饮及寒凉食物，感下腹隐痛，腹泻，未予诊治，半个月前忽感右下腹痛，腹泻伴脓血便，里急后重，遂来就诊。

**查体**：老年男性，稍瘦弱，神志清，查体合作，心肺(-)，腹软，肝脾(-)，脐周及右腹压痛，舌红苔薄黄，脉沉细略数。肠镜示肠黏膜充血水肿，降结肠下端可见数个溃疡和散在出血点，示溃疡性结肠炎，大便常规，WBC(+++)，RBV(++)，脓细胞(++)。

**西医诊断**：溃疡性结肠炎。

**中医诊断**：痢疾（湿热蕴结）。

**治则**：清肠化湿，祛风止泻。

**方药**：五得汤合槐花散加减。

黄连 9g，当归 12g，白芍 15g，木香 9g，炒槐花 15g，荆芥穗 9g，枳壳 9g，侧柏叶 12g，椿根白皮 15g，甘草 6g，焦山楂 15g，扁豆 15g，薤白 9g，炮姜 6g，马齿苋 15g，大黄炭 3g。上药水煎 2 次，共兑为 500ml，早晚 2 次，空腹温服，予 7 剂。

**二诊**：2007 年 4 月 24 日。患者自诉服药平妥，腹痛减轻，腹泻次数减少，脓血减少，舌红苔薄黄，脉沉细略数。查大便常规，WBC(+)，RBV(+)，脓细胞(+)。仍宗上方。间日 1 剂，与灌肠方交替。

本例溃疡性结肠炎以脓血便、腹痛及里急后重为主要表现，当归属于中医痢疾之湿热痢范畴。中医认为外感湿邪疫毒或内伤饮食而致邪蕴肠腑，气血壅滞，湿热蕴结，传导失司而使腹痛腹泻，里急后重甚至便下脓血，治宜清肠化湿，调中止血，方用《会约》之五得汤和《普济本事方》之槐花散加减治之。

五得汤中当归、白芍、黄连、木香、大黄炭清肠利血，行气化湿以止脓血便；槐花散中槐花、柏叶、枳壳、荆芥穗凉血止血，清解肠风脏毒；扁豆、焦山楂、椿根白皮、马齿苋清热燥湿，涩肠止泻；甘草调和诸药，与白芍相伍又可缓急止痛；薤白、炮姜通阳止痛，并可缓解里急后重，全方共奏清肠燥湿、止泻祛脓血之效。

二诊患者自述诸症减轻，大便常规明显好转，仍宗上方继服，间日 1 剂，另加灌肠方灌肠，间日 1 剂，汤剂与灌肠交替应用。

另用马齿苋 30g、五倍子 15g、苦参 30g、红藤 24g 水煎 30 分钟，取汁 300ml，加锡类散 1 包、青黛 9g、三七粉 9g，搅匀分作 2 次，每次 150ml，灌肠，每日 2 次，间日 1 剂。

**三诊**：2007 年 5 月 6 日。患者自述用药平妥有效，诸症减轻。大便次数日 1~2 次，已无里急后重感，脓血已消失。仍稍感下腹疼痛胀坠，舌淡红，苔薄白，脉沉细。另调下方：

黄连 9g，木香 9g，当归 12g，白芍 15g，防风 9g，甘草 3g，干姜 6g，官桂 6g，葛根 15g，薤白 9g，乌药 12g，焦白术 15g，厚朴 9g，橘皮 9g，草果 9g。水煎 2 次，共兑为 450~500ml，每日 1 剂，每服 2 日停 1 日，予 12 剂。

**四诊**：2007 年 5 月 24 日。患者自述已无明显不适，查大便常规，WBC（-），RBV（-），脓细胞（-）。舌淡红，苔薄白，脉沉细，示血便已消失。

三诊自述服药平妥，大便次数已近正常，脓血便及里急后重感已消失，仍感下腹疼痛胀坠，舌淡红，苔薄白，脉沉细，是因肝脾失和，阳气不振所致，另调五得汤去大黄炭合痛泻要方以补脾柔肝，缓急止痛；加姜桂以温阳化湿；加葛根升阳止泻；薤白、厚朴、草果、乌药通阳行气、祛湿调中以缓解下腹不适，停用灌肠方。

四诊患者自述已无明显不适，大便常规已正常。因溃疡性结肠炎有屡发暂愈之临床特点，嘱做好生活调养，定期复查。

**按语**：溃疡性结肠炎为一原因尚不明确的全身免疫性肠道疾病，治疗难度较大，西医尚无特效药物，中医辨证治疗可在一定时间内改善局部病变状态，特别是在缓解相应症状方面有较好疗效。中药复方还可改善体质，增强抗病能力和免疫功能，从而减少结肠溃疡面复发的频次。溃疡性结肠炎灌肠疗法作为重要的外治方法，因药物直接抵达结肠病变之处，覆盖面较广，作用也较直接，收效也更快捷，与汤剂口服药物结合应用，更易获得较好的疗效。当然，灌肠治疗要做到组方准确、用量适中、温度适宜、动作轻柔等，才能达到预期的治疗效果。

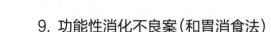

## 9. 功能性消化不良案（和胃消食法）

苏某，女，61岁，2015年3月7日初诊。

**主诉**：上腹撑胀1年。

**现病史**：患者1年前因情志刺激后即感食欲减退，渐而上腹撑胀、嗳气，偶有反酸烧心，排便不畅，睡眠欠佳，在当地医院诊治，查内镜胃肠均无异常，Hp(-)，腹部B超示肝、胆、胰、脾、肾均正常，肝功能(-)，诊为功能性消化不良，予莫沙必利、奥美拉唑等治疗，效欠佳。1个月前感上述症状逐渐加重，上腹部持续撑胀，食欲差，嗳气频频，时有烧心反酸，排便不畅，时有心悸不宁，烦躁不安，睡眠欠佳，遂来就诊。

**查体**：老年女性，消瘦，慢性病容，面色萎黄，神志清楚，查体合作，心肺(-)，腹软，肝脾未触及，墨菲征(-)，腹部压痛(-)，双下肢浮肿(-)，舌淡，苔薄白，脉沉细弦。

**西医诊断**：功能性消化不良。

**中医诊断**：痞满（肝郁脾虚，胃气失和）。

**治则**：疏肝健脾，和胃消食。

**方药**：柴胡15g，白术15g，茯苓15g，青陈皮各12g，炒三仙各12g，鸡内金15g，炒莱菔子15g，木香9g，槟榔9g，炒酸枣仁30g，远志9g，栀子9g，淡豆豉9g，海螵蛸30g，橘络12g。上药水煎2次共兑为450ml，每日早中晚3次空腹温服，每日1剂，每服3日停1日。予14剂。

本例功能性消化不良患者有明确的情志刺激史，情志不畅则肝气郁结，肝郁伐脾则使脾虚失运，肝气犯胃则使胃失和降，由此而导致腹胀、食少、嗳气、反酸及心绪不宁等一系列精神胃肠功能紊乱的证候，治宜疏肝健脾、和胃消食，兼以宁心除烦为治法。

方中柴胡、青陈皮、木香、橘络疏肝解郁，行气消胀；白术、茯苓健脾助运，以增运化水谷之功；炒神曲、炒麦芽、炒山楂、炒莱菔子、槟榔、鸡内金消食导滞，既可减轻腹胀，又可增进食欲；海螵蛸抑酸；炒酸枣仁养血安神；远志化痰；栀子、淡豆豉清心除烦。全方共奏疏肝健脾、消食导滞、宁心除烦等综合功效。郁解则气行,气行则胀消,胃和则食增,心清则烦除,睡眠亦随之改善,因而功能性消化不良的一系列症状逐一消失。

二诊,诸症减轻,睡眠仍欠佳,故去远志,加夜交藤以安神助眠,继服。

二诊:2015年4月15日。患者服药平妥,腹胀减轻,食欲改善,嗳气、反酸渐有缓解,仍感烦躁,心绪不宁,睡眠仍欠佳,舌淡苔薄白,脉细弦。予上方去远志,加夜交藤15g,水煎继服。

三诊:2015年4月29日。患者自述诸症继续好转,腹胀近消,食欲大增,反酸嗳气明显减轻,情绪较前稳定,舌脉同前,上方继服12剂。

三诊,病情进一步好转,原方继服。

四诊:2015年5月16日。患者自述腹胀已消失,食欲已近正常,情绪较前稳定,睡眠改善,仍偶有烧心反酸,舌脉同前,上方加煅瓦楞子30g,水煎继服,予7剂。

四诊,诸症均有明显改善,仍感烧心反酸,舌脉同前,故加煅瓦楞子以增抑酸之力。

五诊:2015年5月24日。患者自述诸症基本消失,情绪稳定,已能保持6小时睡眠,二便正常。体力增强,舌淡苔薄白,脉细弦。嘱停汤剂,分别予疏肝解郁胶囊、人参健脾丸与保和丸,每药服用3日,三药交替服用以巩固疗效。

五诊,患者诸症已基本消失,情绪稳定,故停用汤剂,改用三种中成药作后续治疗,一是疏肝解郁胶囊继续疏解肝气,稳定心志;二是人参健脾丸健脾益气以增强脾之运化,进一步改善消化功能;三是保和丸进一步和胃消食以保持良好的食欲。

**按语**:功能性消化不良临床并非少见,原因虽然众多,但情志刺激,过怒愤懑往往是较为常见的原因之一,本例即是。功能性疾病并无实质性器质病变,而往往发作无定时,症状无定处,表现多样化。因这些纷繁多样的表现彼此之间可以互为影响,胀消除了,睡眠则会改善;嗳气反酸减轻了,食欲也可能因之而好转;睡眠改善了,消化症状也可能随之减轻,因此,中医证治多需因果兼顾,综合调理,病情稳定后选择与此方中治则相近的一种或几种中成药做后续治疗,既可巩固疗效又有利于提高患者的治疗依从性。

## 10. 肠易激综合征(调和肝脾法)

魏某,男,36岁,2009年10月8日初诊。

**主诉:**腹泻伴阵发性小腹痛3个月。

**现病史:**患者3个月前曾因生气后出现失眠、心绪烦躁等症状,继而发生不规律腹泻,每日3~6次不等,常伴小腹胀痛,有下坠感,便后则腹痛减轻或消失,大便黏,有时呈糊状,有时腹胀不适,乏力,曾于当地用蒙脱石散止泻,效不显,每遇情志不遂即病情加重,特来求诊。

**查体:**青年男性,稍消瘦,神志清,查体配合,心肺(-),腹软,肝脏未触及,墨菲征(-),腹部压痛(±),双下肢浮肿(-),舌淡红,苔薄白,脉沉弦,查胃肠镜未见异常,大便常规见少量白细胞,腹部B超(-)。

**西医诊断:**肠易激综合征。

**中医诊断:**泄泻(肝郁脾虚)。

**治则:**调和肝脾,涩肠止泻。

**方药:**柴胡15g,杭芍24g,炒枳壳9g,甘草6g,炒麦芽15g,焦白术15g,陈皮9g,防风9g,木香9g,黄连9g,焦山楂30g,扁豆花30g,炒薏苡仁30g,白豆蔻9g,赤石脂15g。水煎2次共兑为500ml,早晚2次,温服。每服3日停1日,予7剂。

本例肠易激综合征属中医"泄泻"范畴,发病有明显情志刺激史,腹泻、腹痛、腹胀、乏力是为肝郁脾虚之征,治以调和肝脾、涩肠止泻为法。

本方由四逆散、痛泻要方及健脾丸三方加减化裁而来,四逆散疏肝行气、调和肝脾、止泻祛痛;痛泻要方健脾柔肝、祛湿止泻、缓急止痛;《证治准绳》之健脾丸健脾和胃,主治脾胃虚弱、运化无权、清浊不分所致之大便溏薄、饮食减少等症；木香行气止痛，调中导滞；黄连清热燥湿，清肠止泻。焦山楂消食导滞，酸敛止泻；扁豆花和中健脾，化湿止泻，此二药为笔者最常用之止泻药对，多可获效。炒薏苡仁健脾祛湿止泻；赤石脂涩肠止泻，尤宜于久泻之治，全方共奏调和肝脾、涩肠止泻之功效。

二诊：2009年10月17日。患者服药平妥，腹泻次数减少，腹痛稍减，仍腹胀，乏力，舌淡苔薄白，脉弦。仍宗上方去扁豆花，加党参15g、砂仁9g，水煎继服，予12剂，每服3日停1日。

二诊，患者腹泻次数减少，腹痛减轻，仍有腹胀，乏力，是为脾气虚弱，去扁豆花，加党参、砂仁健脾益气、化湿消胀。

三诊：2009年10月31日。患者自述服药有效。腹泻已减少为1日或数日1次，大便仍不成形，腹胀腹痛已消，自感体力增强，舌淡红苔薄白，脉弦。仍宗上方继服，予12剂。

三诊，服药有效，舌脉同前，上方继服。

四诊：2009年11月15日。患者自述大便已成形，除稍感乏力外，已无明显不适，舌淡苔白，脉弦。嘱停服汤剂，间日服固肠止泻丸以巩固疗效。

四诊，停服汤剂后用固肠止泻丸巩固疗效，方中乌梅酸敛涩肠止泻；黄连燥湿止泻；干姜温中止泻；罂粟壳既可止泻又能止痛；延胡索行气止痛；木香调中导滞，行气止痛，对肠易激综合征之泻之痛尤为相宜。丸者缓也，缓缓图之以固其效。

按语：肠易激综合征为临床常见消化道疾病，病因非之一端，西医多用解痉药、止泻药和促胃肠动力药等，这些药虽可获效但作用较单一，常难取全效。中医辨证论治，既可针对病因，又可针对证候，并可随症状之不同，随病情之变化，据程度之相异而灵活加减化裁而治之，故常可获得较为满意之效果。

## 11. 反流性食管炎案(和胃降逆法)

关某,女,49岁,2008年7月6日初诊。

**主诉**: 呃逆欲呕2月余。

**现病史**: 患者有慢性浅表性胃炎史6年,曾查Hp(+),经用四联疗法转为(-),曾间断服用奥美拉唑、莫沙必利等药物治疗,曾有间断好转。2个月前开始胸骨后阵发性烧灼感,偶有上腹隐痛不适,呃逆,欲呕,偶有泛酸,多在饱食或进食生冷后加剧,饮食及二便可,随求诊于中医诊疗。

**查体**: 中年女性,一般情况可,神志清,查体合作,巩膜及全身皮肤未见黄染,心肺未闻及异常。腹软,上腹压痛(+),肝脾未触及,墨菲征(-),双下肢无水肿。舌淡红苔薄白,脉沉紧。

**辅助检查**: 查肝功能(-),Hp(-),胃镜示食管中下段轻度糜烂,胃黏膜可见红斑、出血点、水肿和糜烂,提示慢性浅表性胃炎。

**西医诊断**: ①反流性食管炎;②慢性浅表性胃炎。

**中医诊断**: 呃逆(胃气上逆)。

**治则**: 和胃降逆法。

**方药**: 旋覆花12g(包),代赭石15g,制吴茱萸3g,清半夏9g,党参15g,炙甘草3g,急性子9g,黄连6g,紫苏梗9g,丁香3g,炒枳实9g,凤凰衣9g,白及9g,生姜3片。上药水煎2次共兑为500ml,早晚2次空腹温服,每日1剂。每服3日停1日,予7剂。

本例反流性食管炎胸骨后烧灼感,呃逆欲呕,伴上腹痛,常在饱食及进食生冷后发作,属中医"呃逆"范畴,是寒邪犯胃或食积伤胃,使胃气上逆所致,治宜和胃降逆。

本方系由旋覆代赭汤合左金丸加减而成。方中旋覆花性温,下气消痰,降逆止呕,曾有"百花俱升,唯旋覆花独降"之说,足见其沉降力之巨;代赭石,味苦气寒,质重而沉降,善镇冲逆;半夏辛温,祛痰和胃降逆;党参、甘草健脾和胃;左金丸疏肝和胃,抑酸止痛;紫苏梗行气调中,和胃止呕;丁香温胃散寒止呕;急性子性温微苦辛,软坚消积下气;白及、凤凰衣均有收敛止血、消肿生肌之效,有利于食管及胃黏膜修复;炒枳实破气消积、化瘀散痞,能化食积、祛痞满,《药性赋》谓其"宽中下气,枳壳缓而枳实速也",可见其下气之功力;用生姜和胃止呕以作引药。全方共奏行气调中、和胃降逆功效。

二诊患者自述服药有效,诸症均减,舌脉同前,仍宗上方继服。

**二诊**:2008年7月14日。自述服药效可,胸骨后烧灼感已减轻,胃脘部疼痛亦有改善,呃逆好转,饮食及二便可。舌淡红苔少,脉沉弦。宗上方继服。上药水煎2次共兑为500ml,早晚2次空腹温服,每日1剂,予7剂。

**三诊**:2008年7月24日。

患者服药后诸症已大部好转,仍稍感上腹胀,舌淡红苔薄,脉沉弦。宗上方加炒莱菔子15g,上药水煎2次共兑为500ml,早晚2次空腹温服,每日1剂,予12剂,每服2剂停1日。

三诊诸症已去大部好转,仍感上腹胀满,宗上方加炒莱菔子消食导滞,行气消胀。

**四诊**:2008年8月16日。患者自述证候已消失,饮食及二便正常,已无明显不适。舌淡红苔薄白,脉弦细。内镜示食管糜烂减轻,胃黏膜水肿减轻,出血点减少。仍调下方制为膏方久久服之:

党参150g,半夏曲100g,焦神曲150g,凤凰衣150g,儿茶100g,海螵蛸150g,炒瓦楞子150g,炒枳实100g,代

四诊诸症已消失,已无明显不适。临床证候已呈阶段性消失,仍虑其食管及胃黏膜炎症未除,故另调健脾和胃之党参、甘草;行气温胃之良附丸;温胃调中之肉桂;下气降逆之枳实、代赭石;抑酸护膜之半夏曲、焦神曲、白及、海螵蛸;消肿生肌之凤凰衣、儿茶等诸药,既针对既往之证,又顾及食管及胃黏膜局部病

赭石 150g, 高良姜 100g, 香附 100g, 三七粉 100g, 白及 100g, 官桂 60g, 炙甘草 60g。上方以龟甲胶适量, 以特定工艺制为膏方, 每次 1 匙, 每日 3 次。以善其后。

变, 更以膏方之剂型宜于久服, 龟甲胶作为赋形之剂, 成膏内服后易于对食管及胃部缓慢覆盖, 渐次吸收, 更有利于局部炎症之消退。

**按语**: 反流性食管炎为临床常见之病症, 现代医学多用抑酸、保护黏膜、改善胃肠动力等治疗, 作用仍较局限, 效果远非理想。中医药辨证既有宏观调理的优势, 又有随证加减的灵活性, 更可在辨证论治的前提下, 根据食管及胃黏膜局部病变特点, 选用有针对性的药物。更值得一提的是中药汤剂和膏方在食管和胃部覆盖面更广, 作用更为直接, 也更易收效。

## 12. 习惯性便秘案(行气润燥法)

宋某, 男, 67 岁, 2001 年 9 月 2 日初诊。

**主诉**: 大便干结, 排便不畅 1 年, 加重 1 个月。

**现病史**: 患者于 1 年前感大便干结, 排便不畅, 每 3~4 日 1 行, 有时小腹坠胀不适, 饮食正常, 余无明显不适, 在当地医院就诊曾做内镜检查胃肠均无异常发现。给予通便灵及当归芦荟丸等治疗, 暂有缓解, 后时常反复。患者吸烟史 30 余年, 嗜酒。近 1 个月来, 便秘加重, 有时大便似球珠状, 排出困难, 小腹胀坠而求诊。

**查体**: 老年男性, 一般情况可, 神志清楚, 查体合作, 心肺(-), 腹软, 肝脾未触及, 脐下压痛(+), 双下肢无水肿, 舌淡红苔薄黄, 脉沉弦。

**西医诊断**: 习惯性便秘。

**中医诊断**: 便秘(热郁肠燥)。

本例习惯性便秘患者有长期吸烟饮酒史, 郁热结于肠道, 使肠枯失润, 故引致大便长期干结, 难以排出, 热多责之于气郁, 燥多因之于阴虚, 是为郁热肠燥, 治宜行气导滞、滋阴润燥为法。

治则：行气导滞；滋阴润燥。

方药：生枳实9g，生白术15g，生地黄15g，决明子15g，淡苁蓉15g，怀牛膝12g，北沙参15g，麦门冬12g，郁李仁15g，炒莱菔子15g，肥知母9g。上药水煎2遍，共兑为450ml，每日2次餐前温服，予14剂。

方中生枳实味苦辛酸，性微寒，宽中下气，破瘀消积，善治饮食积滞，尤长于热结便秘、小腹胀满者；炒莱菔子味辛、甘，性平，辛能消散，甘可益中，入脾胃经，善消食除胀，素有"生升熟降"之谓，以上二味重在行气导滞；生地黄味苦、甘，性寒，质润甘滋，苦寒清泄，滋阴生津，润滑大肠而通便；决明子味甘苦咸，性微寒，入肝与大肠经，清解郁热，润肠通便；郁李仁味辛甘苦，性平，专入大小肠经，润肠通便；肉苁蓉味甘咸，性温，补益肾精，滑肠通便；知母味甘苦，性寒，入肺胃肾经，清热泻火，滋阴润燥，以上诸药专司清热滋阴、润燥通便之功。沙参味甘微苦，性微寒，入肺胃经；麦门冬味苦甘，性微寒，入肺胃心经，二药同具养阴清肺，益胃生津之功效，又能上清肺热而泻火，中清胃热而除烦渴，下滋肾阴而润燥，共奏润肠通便之功；更兼肺与大肠相表里，肺清则肠通。怀牛膝滋肾精，引血下行以改善肠道局部微循环以益于肠道动力的正常维持；生白术健脾助运，以加强胃肠消化功能，有益于大便畅通，全方气阴双顾，补泻并用故收到满意疗效。

二诊：2001年9月20日。自述服药平妥，小腹坠胀缓解，大便已为2天1行，质仍偏干。舌淡红苔白，脉沉弦，上方继服予7剂。

二诊服药有效，舌脉同前，原方继服。

**三诊**：2001 年 9 月 29 日。自述便秘进一步好转，质已不干，排便已较顺畅，诸证减轻，舌淡红苔薄白，脉沉弦。上方 7 剂，每服 2 日停 1 日。

三诊大便已不干，排便较顺畅，原方继服。

**四诊**：2001 年 10 月 9 日。患者自述大便已基本正常，小腹坠胀已消失。余无不适。舌淡苔薄白，脉沉弦。嘱停服汤剂。北沙参 15g 沏水代茶饮，日数次，予 15 剂。

四诊大便正常，小腹坠胀消失，停用汤剂，改用北沙参沏水代茶饮。

**五诊**：2001 年 11 月 6 日。自述大便一直正常，未再复发。

随诊大便正常，未再复发。

**按语**：习惯性便秘多见于老年患者，多与运动量少、饮食结构不合理及胃肠动力不足等众多因素有关，中医治疗用药宜滋宜润，宜缓图，慎用大黄、芒硝、芦荟等泻下药，以防结肠黑变病及结肠功能紊乱的发生。

# 第三章

# 肺 系 疾 病

## 1. 慢性咽炎案（清热利咽法）

何某,男,37 岁,2009 年 8 月 27 日初诊。

**主诉**：咽干咽痛异物感 2 个月。

**现病史**：患者有吸烟史数年,2 个月前忽感咽部不适,有时咽痛、异物感。某医院诊断为慢性咽炎,给予中成药(药名不详),效不显,遂来诊。

**查体**：青年男性,一般情况可,咽后壁充血,双侧扁桃体轻度肿大,舌红苔薄黄,脉弦。

**西医诊断**：慢性咽炎。

**中医诊断**：梅核气(阴虚热结)。

**治则**：清热利咽。

**方药**：苦桔梗 9g,生甘草 3g,麦冬 12g,广豆根 9g,大力子 9g,锦灯笼 9g,淡黄芩 9g,厚朴花 9g,射干 9g,紫苏梗 9g,藏青果 9g,北沙参 15g。水煎 2 次共兑为 500ml,早晚 2 次温服,每日 1 剂,予 7 剂。

本例慢性咽炎、咽干、咽痛、咽部异物感,舌红苔薄黄,是为阴虚热结之象,治宜清热利咽,养阴生津。

方中桔梗、大力子、广豆根、黄芩、锦灯笼、射干、青果诸药可清热利咽、解毒消肿,对咽后壁充血及扁桃体肿大极为相宜;紫苏梗、厚朴花宽中下气,畅达胸膈;麦冬、北沙参滋阴生津以解咽部之燥热,生甘草既能解毒利咽,又可调和诸药,缓解诸多药物的药味之苦,全方清热利咽、解毒消肿以祛燥热之症,滋阴生津以除生热之源,从而达到预期效果。

**二诊**：2009 年 9 月 6 日。自述服药平妥有效，咽痛减轻，异物感缓解，仍感咽干，晨起偶有干咳，舌红苔薄黄，脉弦。宗上方去厚朴花，加炒杏仁 9g、天花粉 15g，改紫苏梗为苏子 9g，继服，予 7 剂。

**三诊**：2009 年 9 月 15 日。自述药后症减，咽痛已经消失，干咳好转，舌淡红苔黄，脉沉弦。仍宗上方加木蝴蝶 12g，继服 12 剂，每服 2 剂停 1 日，12 剂后改用下方代茶饮：

生甘草 3g，桔梗 9g，北沙参 15g。沏水代茶饮，日数次，以巩固疗效。

二诊患者自述服药有效，诸症减轻，仍有干咳，是为阴亏津少之故，遂改紫苏梗为苏子，另加炒杏仁、天花粉，继服，以生津止咳。

三诊诸症已大部消失，宗上方另加木蝴蝶清肺利咽、疏肝和胃，继服 12 剂。改用 3 味利咽药，沏水代茶饮，久久为功。

**按语**：慢性咽炎系由细菌病毒感染，烟酒刺激、气候环境影响等多种原因所致，因是这些致病因素长期作用的结果，故难以速愈。中药调治获效后常需利咽代茶饮或含化剂久久服之，此外，尚需避免感冒，戒酒戒烟以减少刺激，才会使疗效巩固。

## 2. 慢性支气管炎案（宣肺化痰法）

冯某，男，57 岁，2001 年 12 月 7 日初诊。

**主诉**：慢性支气管炎史 3 年，咳嗽痰喘 1 周。

**现病史**：患者有吸烟史 20 余年，3 年前因咳嗽痰喘在当地医院诊为慢性支气管炎，曾用抗生素及镇咳药缓解，后时常反复，每于冬季发作频繁。近日又感咳嗽，咳痰，活动后气短喘息，胸闷，求诊中医治疗。

**查体**：老年男性，面色黧黑，口唇发绀，神志清，查体合作。双肺可闻及呼吸音粗，左肺可闻及少许干啰音，心率 76 次 /min，律整，未闻及病理性杂音。腹软，肝脾未触及，双下肢无水肿。舌暗，苔白厚腻，脉滑。

**西医诊断**：慢性支气管炎。

**中医诊断**：咳喘（痰浊壅肺）。

**治则**：宣肺化痰，止咳平喘。

本例老年慢性支气管炎患者有多年吸烟史，本次发病与冬季寒冷等诸多因素有关，患者以咳嗽痰喘胸闷为主要症状，是为寒邪外袭，痰浊壅肺之证，治宜宣肺化痰，止咳平喘。

**方药**：瓜蒌15g，芦根30g，冬瓜仁15g，淡黄芩9g，橘红9g，桑白皮15g，鹅管石15g，制远志9g，白前12g，细辛3g，鱼腥草15g，桔梗9g，炒杏仁9g，枇杷叶9g，豆蔻9g，梨半只为引。上药水煎2次共兑为500ml，早晚2次空腹温服，每日1剂。予7剂。

方中全瓜蒌、芦根、桔梗、桑白皮、橘红、鹅管石等宣肺化痰平喘，而其中尤以鹅管石温中散寒、止咳平喘为笔者所喜用；冬瓜仁、淡黄芩、鱼腥草清肺燥湿祛浊；远志、炒杏仁、白前、枇杷叶祛痰止咳；细辛散寒温肺；白豆蔻化湿调中，顾护胃气；以梨半只为引以润肺止咳。全方寒温并用，共奏宣肺平喘、止咳化痰之效。

**二诊**：2001年12月16日。服药平妥。咳嗽减轻，咳痰减少，仍感气短胸闷。舌稍暗，苔白厚，脉弦滑。仍宗上方加太子参15g继服。予12剂。

二诊诸症减轻，胸闷气短者是久病肺气暗耗，加太子参以益气养阴。

**三诊**：2002年1月5日。患者自述诸症减轻，咳喘已较轻微，咳痰减少，胸闷好转。舌稍暗，苔白厚，脉滑。予上方去枇杷叶，加清半夏9g，水煎服日1剂，每服2日停1日。12剂后改用丸剂继服。

三诊仍有少量咳痰，去枇杷叶加清半夏以增化痰之力。予12剂后，改用丸剂以巩固疗效。

太子参150g，百合150g，麦冬120g，五味子100g，知母100g，瓜蒌仁150g，炒杏仁100g，桔梗100g，芦根150g，怀山药150g，茯苓150g，生地黄150g，浙贝母100g，杭白芍150g，甘草60g，射干100g，橘红100g。上药共为细末，炼蜜为丸，每丸10g，每次1丸，每日3次。

**按语**：慢性支气管炎病变在肺，肺气宜宣宜降；发作在冬季，寒凉是其诱因，治宜辛温疏解；痰湿壅肺宜宣宜化；外寒袭肺，易于郁而化热，故治应兼及清解。全方寒温并用，肺气宣达，痰化湿祛，则喘止咳停，诸症可消。此方适用慢性支气管炎发作期之治疗。此病应标本兼治，因此症状缓解后，另调丸剂以固其本。

## 3. 感冒发热案(解表透肌法)

冯某,女,62岁,2021年3月6日初诊。

**主诉:**周身酸痛、咽痛、发热1天。

**现病史:**患者于1天前因夜间受凉,晨起即感周身发紧酸痛,头晕、咽痛,下午开始恶寒身热,体温39.5℃,遂服布洛芬及桑菊感冒冲剂,1小时后微汗出,体温下降至37.9℃。夜间体温升至39℃,周身痛,咽痛,口干口渴,而来就诊。

**查体:**老年女性,一般情况可,面微红,神志清,查体合作,咽后壁充血,心率82次/min,律整,双肺未闻及干湿啰音,舌红少苔,脉浮数,体温38.7℃。

**西医诊断:**感冒。

**中医诊断:**感冒(风寒束表,郁热失宣)。

**治则:**散寒解表,清热透肌。

**方药:**粉葛根24g,牛蒡子9g,苏叶9g,荆芥9g,薄荷(后入)9g,黄芩15g,生石膏30g,生甘草3g,桔梗9g,天花粉15g,川羌活9g,浮萍9g,葱白3段,生姜3片为引。水煎2次共兑为400ml,每日2次,予2剂。

本例系风寒外束肌表,不得宣散,故而周身酸痛不适,甚而头晕;寒邪郁于内而化热,使身热体温升高,热盛耗津则口干而渴;热毒内侵,咽部先受其累故咽干而痛;风寒在表故脉浮,热盛则脉数;热炽则舌红苔黄。治宜散寒解表,清热透肌。

方中葛根甘辛性平,气质轻扬,具有升散之性,故能解肌退热,能缓解项背及周身肌肉酸痛,且能生津止渴;牛蒡子、薄荷味辛性凉,能疏散风热,又均有清热利咽之效;浮萍解表散热,苏叶、荆芥、羌活辛温解表、散寒祛热;黄芩、生石膏清热泻火,黄芩且能燥湿,石膏兼可生津;桔梗清热利咽,天花粉生津止渴,加葱姜辛温宣达,以助方药解表散热之力。

**二诊**：2021年3月8日。患者自述服1剂后汗出，烧退大半，体温37.5℃，已无恶寒发冷症状，周身酸痛减轻，头已不晕，仍感口干咽痛，舌红苔薄黄，脉弦数。仍宗原方加锦灯笼9g、麦门冬12g，继服。予2剂。

**三诊**：2021年3月10日。患者自述发热已退，37℃，周身酸痛已消失，口干咽痛减轻，饮食及二便正常，余无明显不适。舌淡红，苔薄白，脉弦。另调下方3剂继服。北沙参15g，麦门冬12g，桔梗9g，锦灯笼6g，牛蒡子9g，净连翘9g，金银花12g，淡竹叶9g，黄芩9g，藏青果9g。上药水煎2次共为300~400ml，早晚分两次空腹温服，予3剂。

二诊患者自述服1剂即烧退大半。诸证减轻，仍口干咽痛，是为热邪伤津，加锦灯笼清热利咽，加麦门冬滋阴生津。

三诊体温已正常，除咽痛外已无其他不适，另调沙参、麦冬滋阴润咽，桔梗、锦灯笼、牛蒡子、藏青果清热利咽，更加金银花、连翘清热解毒，黄芩清解余热，淡竹叶清泻心火，共奏滋阴清热利咽之效。

**按语**：风寒发热之外感，散寒解表，清热透肌是为正治之法，散寒宜辛温，解肌用辛凉，清热宜甘寒；对于兼证咽痛则清热利咽，口干渴，则滋阴生津治之，表邪解，内热清则烧退，诸证亦因之而减。

### 4. 新型冠状病毒感染后遗症咳嗽案（养阴清肺法）

宋某，男，56岁，2023年3月6日初诊。

**主诉**：感染新型冠状病毒2个月。咳嗽1个月。

**现病史**：患者于今年1月5日发热，体温39℃。咽痛如割，周身酸痛，咳嗽有痰，新型冠状病毒抗原检测呈阳性，诊为新冠病毒感染，予布洛芬等清热止痛药及连花清瘟胶囊等治疗，第三天体温降至正常，第五天新冠抗原转为阴性，周身酸痛减轻，咽痛好转，仍感乏力，食欲欠佳，咳嗽有痰，予外感清热颗粒及川贝止咳糖浆，后诸症减轻，饮食及体力逐渐恢复。1个月

本案例咳嗽为新冠愈后而遗留之后遗症，新型冠状病毒作为一种疫毒，侵入人体后首先犯肺，引起一系列相应的发热、咽痛、咳嗽、气喘、周身酸痛、食欲减退等呼吸系统和全身症状。这一发病过程最易耗气伤阴，而对症治疗的清热镇痛药与发汗解表药则更进一

前感咳嗽加重,呈阵发性干咳,少量白痰,昼轻夜重,曾用多种止咳化痰药,效不显著遂来就诊。

**查体:**老年男性,一般情况可,神志清楚,查体合作,巩膜及全身皮肤无黄染,双肺听诊呼吸音稍粗,左肺闻及少许干啰音,心率 68 次 /min,律整,未闻及病理性杂音,腹软,肝脾未触及,墨菲征(−),腹部压痛(−),双下肢浮肿(−),舌红少苔,脉沉细滑。血常规(−),肺部 CT 示左下肺纤维灶,慢性支气管炎症。

**西医诊断:**新冠后遗症咳嗽。

**中医诊断:**咳嗽(肺热阴亏)。

**治法:**益气养阴,清肺止咳。

**方药:**太子参 20g,沙参 15g,天花粉 15g,麦冬 9g,白前 9g,蜜百部 15g,炙杷叶 12g,苦杏仁 9g,鱼腥草 15g,芦根 30g,桔梗 9g,黄芩 9g,牛蒡子 9g,桑白皮 12g,瓜蒌 15g,梨半只为引。水煎 2 次共为 500ml,晨昏 2 次,空腹温服,予 7 剂。

**二诊:**2023 年 3 月 14 日。患者自述服药后胸闷气短减轻,咳嗽好转,仍有少量白痰。咽干,舌淡红苔薄白,脉沉细加锦灯笼 9g,继服。

**三诊:**2023 年 3 月 22 日。胸闷气短咽干消失,咳嗽已止,偶有少量白痰。近 3 日胃脘痞满不适,时有反酸烧心,舌淡苔薄白,脉沉细弦。调二陈汤加味:

步损耗阴液,致使气阴双虚,而首当其害者多为肺气和肺阴的耗损而出现咽干咳嗽的症状,且较难速愈。治疗则宜以益气养阴,清肺止咳兼以宣肺化痰为治法。

本方以太子参、沙参、天花粉、麦冬益气养阴;以鱼腥草、芦根、桔梗、黄芩清解肺热;以白前、蜜百部、炙杷叶、苦杏仁润肺止咳;以牛蒡子清热利咽;以瓜蒌、桑白皮宣肺化痰,气阴足则胸闷除,肺清肃则咳嗽止。

二诊证减,仍咽干,加锦灯笼,以清热利咽,继服。

三诊除仍有少量白痰外,余症均已消失,因患者以往有浅表性胃炎史,而清肺养阴药性多偏寒凉,伤及脾胃,可致胃脘痞满及反酸烧心等症,遂调二陈汤清半夏 9g,橘皮 9g,茯苓 15g,甘草 3g,川连 6g,姜杷叶 9g,厚朴 9g,浙贝母 9g,焦神曲 12g,海螵蛸 15g,白豆蔻 6g,吴茱萸 3g。上药水煎 2 次共为 450~500ml,晨昏 2 次,空腹温服,予 7 剂。

**四诊**:2023 年 4 月 3 日。患者自诉服上方后,胃脘痞满不适感已消失,未再反酸烧心,亦不再咳嗽咳痰,饮食可,二便调,舌淡红苔薄白,脉弦细,嘱仍以上方每日 1 剂,每服 2 日停 2 天,间断服之以巩固疗效。因患者以往有浅表性胃炎,嘱其避免辛辣酸甜及生冷食物。

和左金丸加味。二陈汤和胃调中,又兼止咳化痰;左金丸疏肝和胃,抑酸止痛,另加厚朴、白豆蔻、焦神曲、海螵蛸护胃抑酸,保护已受损伤之胃黏膜,浙贝母既能化痰,又可抑酸,从总体而言此方为肺胃同调,各有兼顾。

四诊胃脘痞满已消,未再反酸烧心,咳嗽咽干等症亦未再反复,仍予以上方双日间断服之以巩固疗效。

**按语**:中医在新型冠状病毒感染等西医疾病治疗中一般可发挥三种作用即治疗作用、协同作用和善后作用。本案例为新型冠状病毒感染后遗症咳嗽,新冠抗原已转阴,一些主要症状也已消失。因此对于该病而言,本方药是善后治疗,就是巩固前期治疗已经取得的疗效,而对于咳嗽本身而言,清肺止咳剂则发挥的是治疗作用;待咳嗽渐愈而浅表性胃炎表现出胃脘痞满、反酸烧心诸症时而另调二陈汤加左金丸加味,既顾及咳嗽的善后治疗,又发挥对胃病的直接治疗作用。这种直接治疗和善后治疗的重叠和交叉完全依不同的疾病阶段和病情而灵活设定,这对于达到近期疗效、实现远期疗效的目标是不可或缺的重要环节。

## 5. 肺气肿、肺心病案(化痰平喘法)

王某,男,61 岁,2016 年 12 月 15 日初诊。

**主诉**:胸闷憋喘 1 周。

**现病史**:患者有肺气肿、肺心病病史,平素病情尚稳定,间断口服西成药治疗。

本例患者主要表现为喘憋,胸闷,气短,咳嗽,咳吐黄痰,

1周前外感发热,经治疗后,发热已愈,现症见喘憋、胸闷、气短、咳嗽,咳吐黄痰,纳少,眠差,大便不成形,小便量少,双下肢浮肿。

**查体:**老年男性,肥胖体质,桶状胸,语颤减弱,双肺呼吸音粗,可闻及少许湿啰音,心音远,未闻及病理性杂音,双下肢轻度水肿,舌淡苔薄白,脉沉细。

**西医诊断:**肺气肿,肺心病。

**中医诊断:**喘证(痰热壅肺证)。

**治则:**清热化痰,降气平喘。

**方药:**鹅管石30g,海蛤粉9g,瓜蒌15g,桑白皮12g,鱼腥草15g,生薏苡仁30g,芦根15g,炒苏子9g,炒白芥子9g,葶苈子15g,清半夏12g,橘红6g,炒山药15g,党参15g,炒白扁豆30g,甘草3g。水煎2次,共兑为400~500ml,早晚2次,空腹温服,予12剂。

**二诊:**2016年12月27日。患者服药后胸闷憋喘症状改善,咳嗽咳痰明显减轻,双下肢水肿已消,前方水煎继服,予12剂,每服3日停1日。

双下肢浮肿,属中医喘证之痰热壅肺证。系因肺有宿疾,外感后风热入里,侵及肺脏,使肺气失宣,故而喘憋胸闷、气短;气道壅闭故咳嗽;肺热灼津而咳吐黄痰;肺通调失职,水液代谢失常,故小便量少,双下肢浮肿;纳少系肺胃失调,眠差为热扰心神。治宜清热化痰,降气平喘。

方中鹅管石能温肺化痰、止咳平喘;海蛤粉能清肺化痰、软坚散结;瓜蒌能清热化痰、宽胸散结;桑白皮能泻肺平喘、利水消肿;鱼腥草能清热解毒、排脓消痈;生薏苡仁能利水渗湿、健脾止泻;芦根能清热生津、除烦止呕;炒苏子能降气消痰、平喘;炒白芥子能温肺化痰;葶苈子能泻肺降气、祛痰平喘;清半夏能燥湿化痰、降逆止呕;橘红能理气化痰;炒山药能补脾肺肾气养阴;党参能补中益气、生津养血;炒白扁豆能健脾化湿;甘草能益气补中、清热解毒和调和药性。全方药物配伍,共奏清热化痰、降气平喘之效。

二诊患者憋喘胸闷症状减轻,咳嗽咳痰明显减轻,双下肢水肿已消,前方效果明显,继服12剂。

**三诊**：2017 年 1 月 10 日。患者已服药半个月，自述憋喘胸闷已缓解，现仅有活动后稍觉气短，偶有咳嗽咳痰，舌淡红苔薄白，脉沉。前方去苏子、白芥子，加黄芪15g、沙参 15g，予 12 剂，水煎服，隔日 1 剂。

三诊患者服药近 2 个月后憋喘胸闷已消，仅余活动后气短，偶有咳嗽咳痰，气虚之证显现，故前方去苏子、白芥子，加用炙黄芪益气健脾补肺，沙参滋阴润肺，间日 1 剂，巩固疗效。

**按语**：肺气肿、肺心病作为慢性疾病，其病因多端，病机复杂。肺主气司呼吸，外合皮毛，开窍于鼻，为人体气机出入之通道。若肺气虚损，加之外邪侵袭，痰热壅滞，气机不畅，痰气交阻，进而导致喘证。治疗当以清热化痰、降气平喘为原则。清代名医叶天士强调"外邪留恋，肺胃受病"，肺气肿、肺心病患者内虚为本，加之外邪侵袭，邪气留恋不去而发喘证，多见本虚标实。针对以上病因病机，治疗肺气肿、肺心病需综合调理，结合个体化治疗原则，根据患者具体病情，辨明证型，选用合适的方药。同时，患者应保持良好生活习惯，加强锻炼以增强体质，避免外邪侵袭。通过综合调理，有望取得良好疗效。

## 6. 肺磨玻璃结节案（宣肺消积法）

张某，男，67 岁，2021 年 6 月 27 日初诊。

**主诉**：查体发现右肺磨玻璃结节半个月。

**现病史**：患者有吸烟史 40 余年，半月前体检胸部 CT 示右肺上叶见磨玻璃结节密度影，无明显不适，而求中医诊疗。

**查体**：老年男性，一般情况可，神志清，查体合作，心肺（-），肝脾（-），双下肢无水肿，舌淡红，苔薄黄，脉沉细弦。

**胸部 CT**：右肺上叶可见一 5mm×6mm 结节状磨玻璃影，气管、支气管通畅，未见狭窄，双肺门未见增大，纵隔未见增大淋巴结影。

**西医诊断**：肺结节。

**中医诊断**：肺积（痰浊凝结）。

**治则**：宣肺化痰，散结消积。

本例肺磨玻璃结节系在体检时 CT 发现，而非四诊所见，患者又无任何不适，是虽有病而无证，使辨证立法选方无从入手。结节者，积块也，肺结节者，肺之积块也。肺为水之上源，又为贮痰之器，故肺之积古人多责之于由痰凝所致，兼及食积、死血等有形之物，亦为重要成因，《医学入门》云："气不能作块成聚，块乃痰与食积、死血有形之物而成积聚痕一也。"治宜宣达肺气，散结消积。

**方药**：海藻 15g，昆布 15g，海蛤壳 15g，浙贝母 9g，白芥子 15g，全瓜蒌 15g，生牡蛎 15g，桑白皮 15g，王不留行 12g，炒莱菔子 15g，莪术 9g，三棱 9g，柴胡 15g，青皮 9g，鸡内金 15g，急性子 9g。水煎 2 次，共兑为 500ml，早晚 2 次空腹温服，每日 1 剂，每服 3 剂停 1 日。

**二诊**：2021 年 7 月 16 日。患者自述服药平妥，无明显不适，舌脉同前，仍予前方 12 剂。

**三诊**：2021 年 8 月 2 日。患者自述服药平妥，无明显不适，舌淡苔薄白，脉沉弦。上方加太子参 15g、芦根 15g，继服。

**四诊**：2021 年 9 月 16 日。患者前后共服用上方 60 余剂，无明显不适，查胸部 CT 示右肺上叶可见 3mm×3mm 大小磨玻璃影，边界清。结节较前明显缩小，建议上方改为颗粒剂水煎服，间日 1 剂，以作后续治疗。

方中全瓜蒌、桑白皮宣肺化痰；海藻、昆布、海蛤壳、浙贝母、白芥子化痰散结消积；王不留行通经下气，活血通络；生牡蛎平镇肝气，软坚散结；三棱、莪术活血破瘀，散结消积；急性子破血消积，软坚散结；莱菔子、鸡内金消食导滞，行气祛积；柴胡、青皮疏达肝气，消积化滞，同时又有助于肝脾对经脉气血的周转运行，全方共奏宣肺化痰、散结消积之效。

二诊，服药平妥，无不适，舌脉同前，仍予上方 12 剂。

三诊，患者自述服药平妥，无不适，舌脉同前，肺为娇脏，久用消散之药易伤肺津，故上方加太子参滋肺养阴，芦根清热生津。

四诊，先后共服上方 60 余剂，CT 示肺磨玻璃结节明显缩小，换用上方中药颗粒水煎服，间日 1 剂，以作后续治疗。

**按语**：肺磨玻璃结节是指在薄层 CT 上表现为云雾状密度的肺内结节，研究显示，人群中磨玻璃结节检出率较高，范围约在 3%~5% 不等，虽有部分持续存在的磨玻璃结节为早期肺癌或癌前病变，但大部分呈惰性生长，预后良好。中医药对磨玻璃结节的针对性治疗具有一定的或较好的疗效。总的原则是以磨玻璃结节为靶点，以散结消积为原则，并从肝肺在五行生克中的关系认识肝气郁滞对肺结节形成的影响而加用疏达肝气之药；同时兼顾到食积瘀血等结节生成的可能因素，而加用消食导滞及破血祛瘀之药，而这些都在治疗中发挥了有益的作用。

## 7. 肺结节案（化痰散结法）

刘某,女,48岁,2020年7月26日初诊。

**主诉**:查体发现肺结节2个月。

**现病史**:患者于2个月前在一次体检时,肺部CT示右肺中叶外段胸膜下见一大小约6mm×7mm结节灶影,边缘欠规整,密度欠均匀,内见斑点状钙化灶,肺野清晰,肺纹理正常。自述除偶有干咳外,余无明显不适。

**查体**:中年女性,一般情况可,神志清,查体合作,心肺(-),腹软,肝脾(-),双下肢无水肿,舌淡苔薄白,脉沉细。

**西医诊断**:肺结节。

**中医诊断**:肺积(息贲)。

**治则**:化痰散结。

**方药**:瓜蒌仁15g,苏子9g,广射干9g,橘红9g,橘络12g,白芥子9g,海蛤壳15g,瓦楞子15g,清半夏9g,冬瓜仁15g,浙贝母9g,莪术9g,玄参12g,葶苈子15g,炒杏仁9g,白豆蔻6g。上药水煎2次,共兑为500ml,早晚2次,空腹温服,予12剂,每服3日停1日。

本例肺结节系体检时CT所见,当属肺积之证,古亦称息贲,多责之于痰积而成。《丹溪心法》谓"凡人身上中下有块者,多是痰",强调了肺部积块形成之因主要在痰凝。治宜宣肺化痰散结。

方中瓜蒌仁、冬瓜仁、橘红、橘络清热化痰,宽中散结,宣肺通络;白芥子、苏子、海蛤壳、浙贝母、瓦楞子消痰散结;射干消痰利咽,化痰散结;清半夏、炒杏仁止咳化痰;葶苈子泄肺定喘,利水消肿;玄参滋阴养肺,以抵消化痰散结药之辛散之性对肺气之耗伤;白豆蔻顾护胃气,全方共奏化痰散结之效。

**二诊**:2020年8月15日。患者自述服药平妥,干咳已止,余无明显不适,舌淡苔薄白,脉沉细。仍宗上方去炒杏仁、冬瓜仁,加海藻15g、昆布15g,水煎服,继服。

**三诊**:2020年9月2日。患者服药平妥。无明显不适。舌脉同前,仍宗上方继服,每服2日停1日。

二诊患者服药平妥,干咳已止,舌脉同前,宗上方去炒杏仁、冬瓜仁加海藻、昆布以增强化痰散结之力。

三诊服药平妥,继用上方。

**四诊**：2020年11月2日。患者服药平妥，无明显不适。舌淡苔薄白脉沉细。查体肺CT示：右肺中叶外侧段实性结节大小约4mm×3mm，较前明显缩小及好转，肺内未见实性病变，肺纹理正常。以上方10倍量共为细末，水泛为丸如绿豆大，每次10g，每日3次。

四诊患者服用上方近3个月，复查肺部CT示肺结节已明显缩小，以上方制为水丸缓缓以图。

**按语**：肺结节是由多种原因导致的在肺部出现的大小不一的结节状病变，可单发或多发，一般多为良性且多无明显症状。近年来随着胸部CT的广泛应用，肺结节发现率日趋升高。现代医学尚无针对肺结节的治疗方法。肺结节虽由胸部CT发现，却与中医所论"肺积""息贲"颇多近似。古人所论此病成因多为痰凝结聚符合临床实际。临床应用化痰散结之方药可使结节缩小甚至消失，结节作为针对性目标具体而集中，实际上是用中医宏观之法做局部微观之治，临床证明这一思路是可行的。

## 8. 肺癌案（养阴清肺法）

周某，男，71岁，2021年9月3日初诊。

**主诉**：咳喘痰中带血1个月，确诊肺癌3天。

**现病史**：患者有吸烟史40余年，1个月前感刺激性干咳，继而喘憋胸闷，痰中偶带血丝，乏力，食欲减退，遂去当地医院诊治，CT发现肿块阴影，诊为肺癌。拟住院进行进一步检查并确定治疗方案。患者咳嗽，痰喘，胸闷气短，痰中偶带血丝，食欲欠佳，乏力，近1周低热，体温37.8~38.2℃。

本例肺癌患者有长期吸烟史，烟毒入肺，阻塞气机，侵及肺络，故表现为咳喘，气短胸闷，痰中带血及低热，属中医咳嗽之气阴双虚，痰热蕴肺证。治宜益气养阴，清热止咳。

**查体**：老年男性，面部黧黑，消瘦，神志清晰，查体合作，双肺呼吸音稍粗，左肺下部可闻及少许干啰音，心率75次/min，律整，未闻及病理性杂音，腹软，肝脾未触及，腹水征(–)，双下肢无水肿。舌红少苔，脉细滑略数。

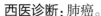

**西医诊断**：肺癌。

**中医诊断**：咳嗽（气阴两虚、痰热壅肺）。

**治则**：益气养阴，清肺止咳。

**方药**：太子参15g，麦冬12g，炙百部12g，炒杏仁9g，射干12g，地骨皮15g，白及12g，山慈菇6g，重楼9g，急性子9g，蜀羊泉15g，藕节炭15g，莪术9g，生薏苡仁30g，炙枇杷叶9g，苏子9g。上药水煎二次共兑为500ml，另以西洋参15g单煎另行兑入，早晚2次空腹温服。予7剂。

方中太子参益气养阴，生津润肺；麦冬润肺养阴，益胃生津；炙百部、炙枇杷叶、炒杏仁、苏子润肺止咳，滋阴平喘；地骨皮凉血退热，清肺降火；白及、藕节炭收敛止血，消肿生肌；山慈菇清热解毒，化痰散结；重楼清热解毒，消肿止痛；急性子消肿散结，破血消积；蜀羊泉清热解毒止痛；莪术破血散结；薏苡仁健脾祛湿。实验研究已证实上述诸药都具有抑制肿瘤细胞增殖和扩散的作用。西洋参补气养阴，清热生津，力专效宏，常需单煎另兑方更宜奏效。全方共奏益气养阴，清肺止咳，抑癌抗癌之效。

**二诊**：2021年9月13日。患者自述咳嗽减轻，痰色白，痰中已无血，胸闷憋喘缓解，乏力稍缓，仍食欲欠佳，二便调，体温已降至正常。已办理入院，舌红苔薄黄，脉细滑。予上方去苏子、急性子，加炒莱菔子15g、焦神曲9g，水煎继服。予7剂

二诊患者咳嗽、胸闷憋喘减轻，痰中已无血丝，饮食欠佳为胃气失和，前方去苏子、急性子，加莱菔子、神曲降气消食。

**三诊**：2021年9月17日。患者已入院进一步检查治疗，仍服用上方，咳嗽频次明显减少，已无痰，胸闷气短好转，体力佳，饮食改善，二便调，建议遵医嘱，未再调整方药。

三诊患者咳嗽明显减轻，胸闷气短好转，体力佳，住院进一步治疗。

**按语:** 本例肺癌患者在初步确诊而准备入院进行进一步检查和治疗之前,因有明显的咳喘,痰中带血,低热乏力而求治于中医。现代医学对肺癌治疗有手术、化疗、放疗等多种途径和方法,但患者依从性等方面仍存在一定的局限性,中医辨证以治其本,辨病以治其标,标本兼顾既有助于症状消除和体质改善,又能对肿瘤发挥某些直接或间接的治疗作用,为下一步的治疗创造一个较好的体质条件。

# 第四章

# 肾 系 疾 病

## 1. 泌尿系感染案（清热通淋法）

李某,女,39岁,2017年5月9日初诊。

**主诉**:尿频、尿急、尿痛1周。

**现病史**:患者于1周前无明显原因感尿频、尿急、尿痛,尿灼热感,伴低热,体温37.5℃,小腹有坠胀感,周身不适。

**查体**:青年女性,一般情况可,神志清,精神可,查体合作,心肺听诊(−),肝脾触诊(−),全腹无压痛及反跳痛,下腹轻压坠胀感,双下肢无水肿。舌红苔黄燥,脉细数。

**辅助检查**:尿常规 WBC(+++),RBC(+),蛋白(−)。

**西医诊断**:泌尿系感染。

**中医诊断**:淋证(膀胱湿热)。

**治则**:清热利湿、利尿通淋。

**方药**:飞滑石15g,通草9g,车前草15g,淡竹叶9g,萹蓄15g,瞿麦15g,石燕子15g,栀子9g,大小蓟各15g,石韦12g,金银花15g,蒲公英15g,琥珀粉3g(冲),生地黄15g,生甘草6g,灯心草3g。上方水煎2次共兑为500ml,早晚2次空腹温服,每日1剂。予7剂。

本例泌尿系感染属中医之淋证,《备急千金要方》将淋证分为五淋,此例尿急、尿频、尿痛、低热正属热淋范畴。热淋之成一是饮食失节,酿致湿热;二是下阴不洁,秽浊之邪外侵膀胱,酿成湿热,湿热下注则成淋。治宜清热祛湿,利尿通淋。

方中滑石、通草、车前草、竹叶、萹蓄、瞿麦、灯心草、石韦、石燕子清热祛湿,利尿通淋;栀子、生甘草清热泻火;金银花、蒲公英清热解毒;生地黄、大小蓟凉血止血;琥珀粉清热解毒,利尿通淋,且有镇痛之效。全方目标明确,药力集中,湿热祛则淋消,淋消则症解。

**二诊**：2017 年 5 月 16 日。患者自述服药平妥有效，尿痛已消失，尿急已缓解，尿灼热感已退，仍感尿频，全身低热已退。舌红苔黄，脉弦细。复查尿常规：WBC（+），RBC（-）。上方去金银花、蒲公英，加地锦草 15g、白茅根 15g。继服，予 7 剂。

二诊患者自述诸症减轻，尿常规明显改善，舌脉均有好转，宗上方去金银花、蒲公英，加地锦草清热利湿，白茅根清热滋阴。

**三诊**：2017 年 5 月 25 日。患者自述服药平妥，诸症大部已消，尿急已消失，尿频已解除。复查尿常规：WBC（-），RBC（-）。患者饮食、体力均正常，舌淡红，苔薄黄，脉弦细。嘱停服汤药，另服知柏地黄丸与三金片间日交替服之以善其后。

三诊患者诸症大部已消，尿常规已正常，遂停汤剂，另用知柏地黄丸与三金片间日交替服之以巩固疗效。

**按语**：泌尿系感染与中医淋证具有密切的对应性，故中医淋证之治法与方药对此病针对性较强，也较易取得西医病与中医证的双重疗效，而证与病（包括相关的客观指标）的同步改善也正是医患共同期盼的最佳结果。

## 2. 泌尿系结石案（利尿通淋法）

沈某，男，36 岁，2016 年 9 月 15 日初诊。

**主诉**：尿痛，排尿时有中断 1 周。

**现病史**：患者于 1 周前无明显诱因突然感尿痛，排尿时有中断，淋沥不尽，会阴部胀痛，曾伴有低烧，在当地医院就诊，B 超示膀胱内可见 0.4cm 强回声光团伴声影，诊为膀胱结石，建议多饮水并给予中药治疗，症状稍缓，近几日仍时有尿痛，淋沥不尽感，小腹胀坠。

本例泌尿系结石系属中医石淋证，中医认为湿热蕴结，气机郁滞是结石形成的主因，治宜清热祛湿，利尿通淋为法。

**查体**：壮年男性，一般情况可，神志清，查体合作，心肺（-），腹软，肝脾（-），小腹压痛（+），双下肢无水肿，舌淡红，苔薄黄，脉沉弦数。

**西医诊断**：泌尿系结石。

**中医诊断**：淋证（石淋）。

**治则**：利尿通淋。

**方药**:金钱草 15g,石韦 15g,滑石 15g,王不留行 12g,牡蛎 15g,冬葵子 15g,海金沙 15g,鸡内金 15g,萹蓄 15g,瞿麦 15g,竹叶 9g,琥珀粉 6g(包),川牛膝 15g,怀牛膝 15g,台乌药 12g。水煎 2 次,共兑为 500ml,早晚 2 次,空腹温服,予 6 剂。

方中金钱草、海金沙、石韦、滑石、萹蓄、瞿麦、竹叶皆能清热祛湿,利尿通淋,以利于结石排出;冬葵子,甘寒滑利,专治小便淋沥涩痛;川牛膝、王不留行活血通络;牡蛎软坚散结;怀牛膝补肾活血通经;台乌药行气消胀止痛,尤长于少腹胀坠疼痛;琥珀粉入脾与膀胱经,既具利水通淋之效,又有散瘀止血之功,对于泌尿系结石之尿血则尤为适宜。全方利尿通淋,使结石排出体外,收到满意疗效。

**二诊**:2016 年 9 月 24 日。患者自述服药有效,尿痛缓解,排尿不畅甚或中断已大为改善,会阴部疼痛减轻,舌淡红,苔薄黄,脉沉弦。仍宗上方继服,每服 3 日停 1 日。

二诊服药有效,舌脉同前,上方继服。

**三诊**:2016 年 10 月 9 日。患者自述服药有效,诸症已消失,已无不适。B 超示膀胱强回声光团消失,双肾及尿道均未见异常,提示结石已排出。舌淡红,苔薄黄,脉沉弦。另用下方煮水代茶饮:

金钱草 20g,竹叶 12g,石韦 12g,琥珀粉 6g(包),生栀子 9g,加水 100ml,煮沸后约 15 分钟,代茶饮,日数次。连服 2 个月。

2 个月后随访未复发。

三诊服药有效,诸症消,B 超示结石已消失,另用金钱草、竹叶、石韦、生栀子、琥珀粉煮水代茶饮之,一方面巩固疗效,另一方面预防结石再生,达到了预期的效果。

**按语**:泌尿系结石为现代医学疾病,中医学将其归属于淋证之石淋或砂淋范畴,古人对泌尿系结石有许多直观观察,并有生动描述,明确提出"沙石从小便道出,甚者塞痛",《景岳全书》云:"石淋茎中痛,溺如砂石,不得卒出。"《证治要诀》中提到"溺中有砂石之状,其溺于盆也有声……与溺俱出",充分说明了中医学很早就认识到结石的存在,明确指出了结石的通路,在长期实践中探索发现和总结了许多行之有效的通淋排石药,为今天我们治疗泌尿系结石提供了丰富的实践依据。

## 3. 前列腺增生案(活血散结法)

翟某,男,59岁,2001年6月7日初诊。

**主诉:**排尿困难2年。

**现病史:**患者于2年前出现排尿困难,在当地医院行泌尿系彩超示前列腺大小约5.2cm×4.3cm×3.9cm,诊断为前列腺增生,经治疗效果不显而求诊。现症见排尿困难,夜尿5次以上,尿频、尿急、尿不尽感明显,小便异味大,泡沫多,小腹时觉拘急疼痛。

**查体:**老年男性,一般情况可,神志清,查体合作,心肺(−),腹软,肝脾未触及,墨菲征(−),小腹压痛(+),双下肢无水肿,舌暗红,苔薄黄,尺脉沉涩。

**西医诊断:**前列腺增生。

**中医诊断:**癃证(气滞血瘀,湿热蕴结)。

**治则:**活血散结,清热利湿。

**方药:**川萆薢15g,车前子15g(包),炮山甲15g(先煎),桃仁9g,王不留行12g,蒲公英15g,生甘草6g,赤芍15g,牛膝12g,南红花9g,鹿衔草10g,冬葵子15g,豆蔻9g,皂角刺9g。水煎2次,共兑为400~500ml,早晚2次,空腹温服,予21剂。

本例前列腺增生患者主要表现为排尿困难,夜尿多,尿频、尿急、尿不尽感明显,小便异味大,泡沫多,小腹时觉拘急疼痛。属中医癃证之气滞血瘀、湿热蕴结。治宜活血散结,清热利湿。

方中炮山甲、桃仁、王不留行和南红花活血通络,化瘀散结;川萆薢、车前子清热利湿通淋;冬葵子性寒凉而滑利,清热利尿通窍;赤芍清热凉血,散瘀止痛;牛膝逐瘀通经,利尿通淋;南红花活血祛瘀消肿;鹿衔草补肾强身,除风祛湿止血;蒲公英清热解毒,利尿散结;皂角刺行气活血,软坚透络;生甘草清热解毒,缓急止痛,调和诸药;

豆蔻化湿和中。全方共奏活血散结、清热利湿之效。

二诊：2001年6月29日。患者自述服药效果明显，排尿较前顺畅，尿频尿急症状减轻，小腹疼痛减轻，仍有夜尿多，舌暗红，苔薄黄，尺脉沉涩。上方加鹿角霜15g，予21剂，每服3日停1日。

二诊患者尿较前顺畅，尿频尿急症状减轻，小腹疼痛减轻，仍有夜尿多，是为肾阳不充，前方加鹿角霜益肾助阳，活血散瘀消肿。

三诊：2001年7月2日。患者服药近1个月，排尿困难明显改善，尿频尿急已消失，夜尿次数减少至2~3次，小腹无疼痛不适，予21剂，隔日1剂。

三诊患者服药近1个月，诸症均减，夜尿次数明显减少。前方继服间日1剂。

四诊：2001年9月16日。患者前后服药3个月，症状基本消失，复查泌尿系彩超：前列腺大小约4.4cm×3.6cm×3.3cm，嘱忌食辛辣刺激食物，戒酒，调畅情志。定期门诊复诊。

四诊诸症基本消失，复查泌尿系彩超示前列腺体积缩小，嘱患者定期复诊。

按语：前列腺增生是一种常见的男性疾病，其病因病机较为复杂。中医认为，前列腺增生多与肾虚、湿热、血瘀等因素有关。随着年龄的增长，肾气逐渐衰弱，膀胱气化无力，导致尿液排泄不畅，湿热内生，瘀血阻滞，形成前列腺增生。此外，饮食不节、情志不畅等因素也会影响气血流通，加重病情。治疗上多从补肾、清热、化湿、祛瘀等方面辨证施治，以缓解患者排尿不畅、尿频尿急、夜尿多等不适症状，提高患者生活质量。治疗过程中，还需注意调整饮食结构，保持心情舒畅，以促进康复。

## 4. 慢性前列腺炎案（滋阴活血通淋法）

钱某，男，56岁，2002年3月16日初诊。

主诉：尿频、排尿不畅3周。

现病史：患者于3周前无明显原因即感尿频、排尿不畅，偶有尿痛，会阴部胀痛不适，腰酸痛、乏力、头晕，在当地医院诊

本例前列腺炎除有尿频、排尿不畅及尿痛等湿热下注，膀胱气化失司之征外，

断为慢性前列腺炎,给予针灸、热敷等治疗,未收显效而求诊。

**查体**:老年男性,一般情况可,神志清,查体合作,心肺(-),腹软,肝脾未触及,墨菲征(-),小腹压痛(+)双下肢无水肿,舌淡苔薄白,脉沉弦。

**实验室检查**:小便常规未见异常。

**西医诊断**:慢性前列腺炎。

**中医诊断**:淋证(劳淋)。

**治则**:滋阴补肾,活血通淋。

**方药**:知母9g,盐黄柏9g,泽泻9g,怀山药15g,牡丹皮9g,山茱萸9g,王不留行12g,茯苓15g,桃仁9g,红花9g,乳香9g,没药9g,石韦12g,冬葵子15g,败酱草15g,琥珀粉3g(包),炮山甲9g(先煎)。水煎2次共兑为400~500ml,每日早晚2次温服,予7剂。

**二诊**:2002年3月25日。患者自述服药有效,稍感胃脘胀满不适,尿频减轻,排尿较前顺畅,腰酸痛稍缓,舌淡红,苔薄白,脉沉弦。上方加紫苏梗9g、厚朴9g,予12剂,每服3日停1日。

还表现有肾阴亏虚之会阴部及腰部酸软、乏力头晕等症状,属于中医"劳淋"之范畴。治宜滋阴补肾,活血通淋,方选知柏地黄丸加减。

方中知柏地黄汤滋阴补肾,清热降火,桃仁、红花活血化瘀,通络消肿;乳香、没药活血定痛,消肿生肌;王不留行行瘀,通经消肿;败酱草清热解毒,祛瘀止痛;石韦凉血止血,利尿通淋,《神农本草经》谓"主劳热邪气,五癃闭不通,利小便水道";琥珀消瘀通淋,《名医别录》谓"主安五脏,定魂魄,消瘀血,通五淋";炮山甲消肿化瘀,消积散结,活血止痛;琥珀粉活血散瘀,利尿通淋;冬葵子凉血解毒,利尿消肿。全方滋补与清利同用,活血与通淋并行。

二诊诸症减轻,唯因方药偏于滋腻与寒凉而稍感胃脘胀满不适,故加厚朴、紫苏梗以调中和胃。

**三诊**：2002 年 4 月 10 日。患者又服药 12 剂，尿频已消失，排尿已无不畅，尿痛已止，仍稍感乏力，头晕，舌淡红，苔薄白，脉沉弦，宗上方去炮山甲、琥珀粉，加生黄芪 15g、杭菊花 12g、川芎 15g，继服。予 12 剂。

**四诊**：2002 年 4 月 26 日。患者前后共服用 30 余剂，症状基本消失，乏力、头晕均有明显改善，嘱避免过劳，忌食辛辣刺激食物，戒酒，另服知柏地黄丸，久久服之，以善其后。

三诊前列腺炎而致的一系列症状均已得到缓解，仍感乏力、头痛，舌脉同前，宗原方加生黄芪以益气培中，杭菊花以清肝散热，川芎活血止痛，继服。

四诊症状消失，乏力头晕明显改善，以知柏地黄丸久久服之，以善其后。

**按语**：老年慢性前列腺炎为临床常见病，患者主要为排尿症状所苦，除尿频、尿痛及排尿不畅等局部症状外，老年人多有肾气亏虚、正气不足而表现为乏力、头晕等全身症状。本例老年患者临床已显虚象，因此在治疗上就宜补泻并用，补用滋阴补肾，泻用利尿通淋。除此之外，本例还重用了桃、红、乳、没四大活血祛瘀、消肿定痛药物，实验研究证实，桃仁等药物能够扩张血管，增加股动脉血流量，降低血管阻力，直接帮助扩张血管壁，同时还具有抑制血液凝固和溶血作用，改善血液循环。乳香则具有抗血小板黏附、抗炎、抗溃疡、镇痛、促进伤口愈合等多种药理作用，而上述作用不但有助于慢性前列腺炎炎症的减轻和消除，而且有益于全身相关证候的改善，这是既从整体大处着眼，又从局部小处入手，实践证明这一理念是符合临床实际的。

## 5. 乙肝相关性肾炎案（固肾收涩法）

聂某，男，34 岁，2010 年 6 月 27 日初诊。

**主诉**：慢性乙型肝炎 3 年，发现尿蛋白（++）5 个月。

**现病史**：患者 3 年前发现 HBV-DNA 1.25E+06 copies/ml，HBsAg（+），HBeAg（+），抗-HBc（+），ALT 67U/L，AST 67U/L，TBil 27.6mmol/L，尿蛋白（+++）。肾穿刺病理提示肝炎相关性肾炎。经阿德福韦酯抗病毒

本例为慢性肝病日久，子病及母，致使肾气亏耗，肝肾亏虚则胁隐痛、乏力、腰膝酸软，肾虚开合失度则使水液代谢失常而致水肿或小便频数，甚或

治疗,肝功能(-),HBV-DNA<1 000copies/ml,尿蛋白仍(+++)。近日感右胁隐痛,恶心,食欲差,腰酸软,乏力,双下肢轻度浮肿。尿有泡沫。肝功能,ALT 46U/L,AST 51U/L。HBV-DNA<1 000 copies/ml。B超示慢性肝病,脾厚4.7cm。尿蛋白(+++)。

**查体:**患者中年男性,一般情况可,巩膜及全身皮肤轻度黄染,腹软,肝于肋下可触及,剑突下2cm可触及,质韧,压痛(±),墨菲征(-),腹水征阴性,双下肢无水肿,舌淡红,苔薄白,脉沉细。

**西医诊断:**肝炎相关性肾炎。

**中医诊断:**胁痛(肝阴亏耗,肾失固藏)。

**治法:**固肾收涩。

**方药:**枸杞子15g,覆盆子15g,金樱子15g,车前子30g(包),五味子9g,楮实子15g,菟丝子15g,桑螵蛸15g,生甘草3g,益智仁12g,薏苡仁30g,炒白术15g,芡实12g,竹茹12g,砂仁9g,焦三仙各9g。水煎服,每日1剂。每服3剂停1日。12剂。金水宝,每服1日,停3天,与汤剂交替服用。

尿浊,临床上慢性乙型肝炎每可见之。本例系乙型肝炎相关性肾炎,尿蛋白阳性,正为肾虚失藏所致,治宜固肾收涩法。

方中重用枸杞子、菟丝子固肾益精为主药,菟丝子既可益阴又可扶阳,温而不燥,补而不滞;覆盆子、五味子固肾涩精止浊;车前子利水道,分清浊;益智仁固精缩尿,善治遗精白浊,又可温暖脾胃;楮实子补肾兼疏通脉络;金樱子固精缩尿;桑螵蛸性收敛,善固精浊;芡实健脾益肾,祛湿止带;白术、薏苡仁、砂仁健脾祛湿化浊;竹茹和胃止呕,焦三仙助消化以增食欲,甘草调和诸药。全方除通过益肾健脾改善患者临床证候外,重用固肾收涩之药以消除尿蛋白为目标,达到了预期目的。肝肾足,脾胃健则胁痛、

**二诊**：患者服用 12 剂后，小便频数减轻，乏力改善，双下肢肿消，尿蛋白（++）。舌脉同前。上方加赤芍 15g、当归 12g，改善肾脏血流，加莲须 9g 固肾止泻。12 剂。

**三诊**：患者诸证减轻，小便已无泡沫，尿蛋白（+）。舌脉同前。上方每服 2 日停 1 日。

**四诊**：患者自述已无明显不适，体力如常，饮食可，小便黄。查肝功 ALT 42U/L，AST 47U/L。B 超示慢性肝病，脾厚 4.2cm，查尿蛋白（-），舌淡苔薄白，脉沉细，另调知柏地黄汤加减：

肥知母 9g，盐黄柏 9g，泽泻 9g，茯苓 15g，金樱子 9g，山茱萸 9g，牡丹皮 9g，炒山药 15g，生地黄 15g，莲须 9g，胡黄连 9g，淡竹叶 9g，败酱草 15g，白豆蔻 9g。水煎 2 次，共兑为 400ml，早晚 2 次温服。每日 1 剂，每服 3 日停 1 日。

乏力、腰膝酸软、泛肿、食少、恶心均因之而解；尿蛋白亦随之转阴，这也标志着肝炎相关性肾炎的好转。

二诊加赤芍、当归是为改善肾脏血流以有益肾脏功能的恢复，加莲须意在助其消退尿浊之力。

三诊继续好转后，减为每服 2 日停 1 日。

四诊已无不适，尿蛋白已消失，唯 ALT、AST 稍高，提示肝脏仍有炎症，遂调滋肾清肝法以知柏地黄汤滋肾，另加胡黄连、败酱草、淡竹叶清肝，仍加莲须、金樱子固涩，以防止尿蛋白再现。

**按语**：乙肝相关性肾炎是乙型肝炎病毒感染后通过免疫机制及乙肝病毒直接在肾内复制导致的肾炎，临床表现呈多样化，常常有血尿、蛋白尿，临床治疗除积极有效的抗乙肝病毒治疗外，西医尚无特别有效的方法和药物。中医辨证治疗对乙肝相关性肾炎的临床证候有肯定和较好的疗效，某些固肾收涩复方和单味药对尿蛋白也有较好的治疗作用。本例用固肾收涩方药既可使患者的尿蛋白消失，又能使症状改善，因为乙肝相关性肾炎的根本原因在乙肝病毒，但目前尚无完全清除乙肝病毒的药物，因此，中医药对乙肝相关性肾炎的疗效一般应当视为阶段性疗效。

## 6. 肾病综合征案（健脾利水法）

朱某,女,41岁,2006年4月15日初诊。

**主诉**:眼睑及双下肢水肿1周。

**现病史**:患者于1周前无明显诱因即感晨起两眼睑浮肿,继而双下肢及踝部浮肿,乏力。在当地医院查小便常规是尿蛋白(+++),随来就诊。

**查体**:中年女性,体胖,双眼睑浮肿,双下肢凹陷性水肿,按之如泥,双踝部水肿,小便有泡沫,舌体胖大,舌质淡,苔白厚腻,脉沉濡。查小便常规尿蛋白(+++),血生化肝功能(-),TCH 7.01mmol/L,TG 2.6mmol/L,LDL-C 4.25mmol/L,肌酐(Cr)101mmol/L,尿素氮(Urea)8.10mmol/L,白蛋白(ALB)31g/L。

**西医诊断**:肾病综合征。

**中医诊断**:水肿(脾虚水泛)。

**治则**:健脾利水。

**方药**:黄芪30g,茯苓皮30g,白术15g,肉桂6g,车前子30g,王不留行30g,赤小豆30g,泽兰15g,白茅根60g。上药水煎2遍,共兑为500ml,早晚2次温服,予7剂。

**二诊**:2006年4月23日。患者服药平妥有效,尿量增加,眼睑及双下肢水肿

本例肾病综合征属中医水肿范畴,脾虚不能运化水湿,泛于上则眼睑浮肿,注于下则双下肢浮肿;患者眼睑及双下肢浮肿,乏力,体胖,舌体胖大,脉沉濡均为脾虚水泛之征,治宜健脾利水。

方中以黄芪、白术健脾利水,茯苓皮健脾利水消全身之肿;车前子利尿消肿,肉桂温阳化湿,以助利水;王不留行导气下行,通经利水,赤小豆利尿消肿而不伤正;泽兰活血通经利水,大剂量白茅根利尿通淋,清热生津,利水而不伤阴,全方量大力专,目标集中,共奏健脾利水消肿之效。

二诊服药有效,浮肿减轻,仍感乏力,下肢沉重感,尿蛋白

明显减轻,仍感乏力,双下肢沉重感。查小便常规,尿蛋白(+++)。舌胖质淡,苔薄白腻,脉沉濡。仍宗上方加薏苡仁30g、莲须9g、桑螵蛸15g。水煎服,继服。予12剂,每日1剂,每服3剂停1日。

三诊:2006年5月9日。患者肿已消大半,乏力好转,尿量增加,饮食及睡眠均可。查尿常规,尿蛋白(+)。舌胖质淡,苔薄白,脉沉濡。上方加山楂15g,水煎服,予12剂。

四诊:2006年5月25日。患者眼睑及双下肢水肿已消,体力恢复,饮食及睡眠可,查尿常规,尿蛋白(±),TCH 6.5mmol/L,TG 2.1mmol/L,LDL-C 3.98mmol/L,ALB 32g/L。舌胖质淡,苔薄白稍腻,脉沉濡。上方加决明子15g,水煎服,继服。

五诊:2006年6月17日。患者服药平妥,浮肿已消,体力转佳,饮食睡眠正常,小便仍有少许泡沫。查血生化,TCH 6.2mmol/L,TG 1.9mmol/L,LDL-C 3.76mmol/L,A/G 3.3/2.9。尿常规,尿蛋白(+)。舌淡胖,苔薄白,脉沉细。另调益肾固摄法治之。方药:

熟地黄15g,茯苓15g,炒山药15g,泽泻9g,牡丹皮9g,山茱萸9g,覆盆子15g,金樱子15g,桑螵蛸15g,莲须9g,芡实9g,菟丝子15g,补骨脂12g,生黄芪15g,生薏苡仁30g,山楂15g。水煎2次,共兑为500ml,早晚2次温服。每服2日停1日,予12剂。

(+++),舌胖苔白腻,脉沉濡,宗上方加薏苡仁以增健脾祛湿之力,加莲须、桑螵蛸以收涩固敛,以堵尿蛋白之漏。

三诊服药平妥。乏力好转,肿消大半,尿量增加,泡沫减少,尿蛋白减为(+),舌脉同前,继用上方加山楂消食导滞,化浊降脂。

四诊继续好转,尿蛋白(±),血脂仍稍偏高,舌脉同前,上方再加决明子以清肝祛脂。

五诊浮肿已消,已无不适,小便仍有少量泡沫,尿蛋白(+),舌脉同前,此为肾气虚弱失其固摄之职,另调益肾固摄法治之。方中以六味地黄丸以滋肾养阴;茯苓、山药又兼健脾益气之效;牡丹皮凉血活血,可改善肾脏血流;覆盆子、金樱子、芡实、莲须、桑螵蛸、菟丝子均可益肾固精,止尿蛋白;生黄芪健脾益气;生薏苡仁健脾祛湿;山楂消食导滞,化浊去脂。

**六诊**：2006 年 7 月 14 日。患者服药平妥，已无明显不适，尿蛋白（-），舌淡苔薄白，脉沉，嘱服人参健脾丸与金匮肾气丸间日交替服用。

六诊已无明显不适，尿蛋白已转阴，舌淡苔薄白，脉沉细，暂停汤剂，以人参健脾丸与金匮肾气丸间日交替服之以巩固其效。

**按语**：肾病综合征在慢性肾病中发生率甚高，以高度水肿、高血脂、大量尿蛋白和低蛋白血症为主要表现。中医临症在辨证论治的前提下，应分阶段先后，视环节不同，分别予以不同治法。本例即先健脾利水以消肿，继而固肾收涩以祛尿蛋白，同时辅以化浊降脂。待病情稳定后，再予健脾补肾法以善后，使标本兼顾，缓急有序。

# 第五章

# 心 系 疾 病

## 心绞痛案（宣痹通脉法）

郑某，男，76岁，2020年9月16日初诊。

**主诉**：阵发性胸痛牵及后背2周。

**现病史**：自述2年前偶有胸闷，查体发现血脂升高。冠脉CT示冠状动脉狭窄，在当地医院诊为冠心病，建议放置支架。因患者抵触介入治疗而作罢，后用他汀类药物及阿司匹林等降脂类及抗血小板凝集药物，病情尚稳定。2周前无明显诱因感左前胸痛，有紧缩感，且牵及后背，含服丹参滴丸后，可短暂缓解，后发作逐渐频繁，有时伴有虚汗而求诊。

**查体**：老年男性，一般情况可，神志清，面色稍暗，心肺（-），腹软，肝脾（-），双下肢浮肿（-），舌稍暗，苔薄白，脉沉涩。

**西医诊断**：冠心病，心绞痛。

**中医诊断**：胸痹（痰瘀互结）。

**治则**：宣痹通脉，活血化瘀。

**方药**：瓜蒌薤白半夏汤合失笑散加减。

本例冠心病心绞痛恰与中医之胸痹对应，痹者闭也，闭者塞也，塞者不通也。胸痹者心脉闭塞不通也。不通则痛，不通之成因多责之于胸阳不振，痰浊壅塞，心血瘀阻，治宜宣痹通阳，活血化瘀。

瓜蒌 15g,薤白 9g,清半夏 9g,枳实 9g,延胡索 12g,炒五灵脂 9g,生蒲黄 9g,丹参 15g,南红花 9g,石菖蒲 12g,川郁金 15g,苏土元 6g,嫩豆蔻 9g。水煎 2 次,共兑为 450ml,早晚 2 次空腹温服。予 7 剂。

方选瓜蒌泻白半夏汤合失笑散加减。瓜蒌泻白半夏汤宣痹通阳,化痰散结,行气祛瘀;失笑散活血祛瘀,散结止痛;炒枳实宽中下气,开胸散结;延胡索行气活血止痛;丹参、南红花、苏土元活血行瘀;郁金行气解郁;石菖蒲清心开窍,宁心安神;白豆蔻温中化湿,固护胃气。全方共奏通阳活血,行气化痰之效,阳气布达,痰消瘀去则胸痛可除。

**二诊**:2020 年 9 月 24 日。患者自述服药 1 剂后,即疼痛缓解,服 7 剂后胸痛明显减轻,发作次数减少,间隔时间延长,发作时间缩短,自感周身较前轻松舒适。舌淡苔薄白,脉沉缓。上方继服 12 剂,每服 3 日停 1 日。

二诊自述服药 1 剂即痛减,7 剂后胸痛减轻,胸痛发作次数、持续时间及间隔时间均有改善,仍宗上方继服。

**三诊**:2020 年 10 月 17 日。患者自述诸症已消,偶有心前不适及紧缩感,未再胸痛,仍稍感乏力,舌脉同前,上方加生黄芪 15g、山楂 15g,水煎服,每服 2 日停 1 日。

三诊继续好转,仍稍感乏力,患者甘油三酯偏高,遂加生黄芪益气扶正,加山楂活血降脂。

**四诊**:2020 年 11 月 5 日。患者自述心绞痛未再发作,体力较前恢复,舌脉同前,遂以上方 10 倍量,加冰片 50g、川芎 15g,水泛为丸如绿豆大,每次 10g,每日 3 次,以图巩固。

四诊自述心绞痛未再发作,体力恢复,以上方 10 倍量加冰片醒神开窍,清热止痛,川芎行气活血,以丸药缓缓图之,以收其功。

**按语：** 冠心病之心绞痛，西医多以扩冠、抗凝、降脂及支架介入治疗等方法为主，这些方法虽可取效，但仍存在一定的局限性，患者的依从性也有较大差异。中医关于胸痹治疗的理论和方法为心绞痛的治疗提供了充分的经验借鉴。本例患者以宣痹通阳、祛瘀止痛的胸痹常用治法获效，充分体现了中医药对本病治疗所具有的某些疗效学优势。

# 第六章

# 杂 病

## 1. 贝赫切特综合征案（祛湿解毒法）

黄某,女,47岁,2007年9月2日初诊。

**主诉**：二目干涩,口腔溃疡,外阴部痒疹2个月。

**现病史**：患者于2个月前感二目干涩,有时发红疼痛,口腔反复发生溃疡,外阴部红色疹点,瘙痒,曾去当地医院用口腔喷雾剂,及中药熏洗外阴等治疗,效欠佳,而求中医诊治。

**查体**：中年女性,一般情况好,神志清,查体合作,二目内眦发红,口腔右内侧及舌边可见数个小溃疡,外阴部未查。舌红苔黄腻,脉弦滑。

**西医诊断**：贝赫切特综合征。

**中医诊断**：狐惑（湿热内蕴,毒邪入里）。

**治则**：清热祛湿,泻火解毒。

**方药**：

**内服方**：黄芩15g,黄连9g,黄柏9g,熟大黄6g,生栀子10g,白术24g,土茯苓15g,赤芍20g,芫蔚子15g,荜澄茄

本例贝赫切特综合征之临床表现,恰与中医之狐惑病对应。中医认为,狐惑之发生为湿热内蕴,毒邪入里,不得宣散,或侵于上,或蚀于下,侵于上则二目干涩,口腔溃疡;蚀于下则外阴溃疡或疹斑,治宜清热利湿,泻火解毒。

方中黄芩味苦性寒,清热燥湿,泻火解毒,用于上焦之湿热毒邪;黄连味苦性寒,清热燥湿,泻火

12g,吴茱萸 6g,生甘草 6g。水煎 2 遍共煎为 450~500ml,早晚 2 次空腹温服,每日 1 剂,每服 3 日停 1 日。予 14 剂。

**外洗方**:苦参 15g,川椒 12g,防风 9g,黄柏 9g,蛇床子 15g,车前子 15g(包),白鲜皮 15g。上药加水 1 000ml 水煎熏洗外阴部,每日 2 次,予 14 剂。

**二诊**:2007 年 9 月 20 日。患者自述眼痛干涩稍减。口腔仍有数处溃疡,外阴部痒减轻,大便已不干,精神状态改善,舌淡红,苔黄稍腻,脉弦略有滑象。宗上方加徐长卿 15g 水煎继服,外洗方继用。

解毒,而长于中焦之湿热邪毒;黄柏性苦性寒,有清热燥湿、解毒疗疮之效,专入下焦。以上三味药,性味功效相近,而分别入上中下三焦,对于狐惑病之目口及外阴上下之症,各有针对。生栀子味苦性寒,能泻火除烦清热,利湿凉血解毒,可清三焦浮游之火,与芩连柏三药共为君药。熟大黄味苦性寒,润肠通便,清热凉血,消肿止痛,祛湿解毒;土茯苓味甘淡性平,功能解毒除湿,通利关节;白术苦甘性温,功能益气健脾燥湿利水;赤芍味苦性微寒,清热凉血散瘀止痛;荜澄茄,性温,功能温中散寒,行气止痛;吴茱萸味辛苦,性热,散寒止痛,降逆止呕,此二味温中之药,既可温中祛湿,又可防止一派寒凉药伤及脾胃中气;茺蔚子清肝明目;生甘草味甘性平,泄热解毒,调和诸药。全方共奏清热利湿、凉血解毒、清肝明目之效。外洗方中苦参味苦,性寒,清热燥湿,止带下阴痒,湿疹疥癣;川椒味辛,性温,温中止痛杀虫止痒;防风味辛甘,性微温,祛风解表,除湿止痒;黄柏味苦,性寒,专清下焦湿热邪;蛇床子味辛苦,性温燥湿,祛风杀虫止痒;车前子味甘,性寒,清热利湿,解毒消肿;白鲜皮味苦性寒,善清热燥湿祛风解毒。全方水煎外洗,共奏清热燥湿,祛风解毒之效。

二诊诸症减轻,舌脉同前,加徐长卿,以增其祛风化湿、止痛止痒之效。

**三诊**：2007年10月7日。患者自述服药症减,目干肿痛已减大半,外阴痒疹部分消退,痒感减轻,饮食及二便均可,舌脉同前,仍宗上方去除熟大黄加川萆薢15g,水煎继服,予14剂,外洗方继用。

三诊诸症继续好转,大便已不干,故去熟大黄加川萆薢,以增其祛湿利浊之效。

**四诊**：2007年10月25日。患者前后共服用40余剂,目干涩与外阴湿疹均已缓解,口腔溃疡曾有短暂消失但仍时有反复,舌淡苔薄黄,脉细滑,仍宗上方。每服2日,停1日继服,暂停用外洗方,另嘱用金喉健喷雾剂,口腔喷洒溃疡局部。

四诊诸症进一步好转,外阴湿疹已消,仍口腔溃疡,时有反复,停用外洗方,另用金喉健喷雾剂喷洒口腔溃疡处日数次。

**按语**：贝赫切特综合征是一种慢性全身性血管炎症性疾病,主要表现为目赤肿痛,反复发作的口腔溃疡及外阴部溃疡、痒痛等,又称口眼生殖器三联综合征,是一全身免疫性疾病,重者可累及内脏。中医学中并无贝赫切特综合征病名,《金匮要略》中所记载狐惑其临床证候与贝赫切特综合征却几乎完全对应,《金匮要略》云:"狐惑之为病……蚀于喉为惑,蚀于阴为狐""目赤如鸠眼",并提出"甘草泻心汤主之""蚀于下部则咽干,苦参汤洗之""蚀于肛者,雄黄熏之",这些论述都为我们今天论治贝赫切特综合征提供了坚实的理论基础和实践依据。中医药对贝赫切特综合征的辨证论治复方可寒温并用,补泻兼顾,发挥多种作用;而内服与外洗方并用则既可以宏观调控又能够局部针对,故可取得较好的综合疗效。

## 2. 关节炎案（祛风通络法）

刘某,女,39岁,2010年1月29日初诊。

**主诉**：周身关节酸痛2周。

**现病史**：患者平素畏寒怕冷,四肢不温。2周前冒风受寒后,出现关节酸痛,查血沉(-),风湿四项(-),关节X线检查未见异常。诊时症见周身关节酸痛,疼痛遇寒加重,自觉乏力,全身困重,体温正常,纳眠可,二便调。

本例关节炎患者主要表现为周身关节酸痛,疼痛遇寒加重,自觉乏力,全身困重,属中医痹证之风寒湿痹,治宜通络止痛,祛风散寒。

**查体**：青年女性，形体偏瘦，四肢关节活动稍受限，无肿胀变形，舌淡，苔薄白，脉细。

**西医诊断**：关节炎。

**中医诊断**：痹证（风寒湿痹）。

**治则**：祛风散寒，通络止痛。

**方药**：络石藤 15g，海风藤 15g，鸡血藤 15g，桂枝 9g，白芍 15g，甘草 3g，威灵仙 12g，羌活 9g，独活 9g，木瓜 12g，黄芪 15g，豆蔻 9g。水煎 2 次，共兑为 400~500ml，早晚 2 次，空腹温服，予 12 剂。

方中络石藤、海风藤祛风通络，鸡血藤活血补血，舒筋活络，三者均具有祛风通络止痛的功效，针对关节酸痛有较好的治疗效果；羌活、独活和威灵仙散寒解表，祛风除湿，通痹止痛；木瓜舒筋活络；黄芪、桂枝和白芍益气固表，调和营卫；豆蔻化湿和中，健运脾胃；甘草调和诸药，缓急止痛。全方共奏通络止痛、祛风散寒之效。

**二诊**：2010 年 2 月 10 日。患者服药后患者关节酸痛明显减轻，仍稍觉畏寒怕冷，前方加当归 12g、细辛 3g，水煎继服，予 7 剂，每服 3 日停 1 日。

二诊患者关节酸痛明显减轻，仍有畏寒怕冷，加当归、细辛温经散寒，养血通脉。

**三诊**：2010 年 2 月 17 日。患者自诉无明显不适，自觉体力较前明显好转，四肢转温，体重增加，前方继服巩固疗效。嘱患者平素注意避风寒，饮食调养，增强体质，预防病情反复。

三诊患者服药近 3 周，诸症悉除，前方继服 1 周巩固疗效，并嘱生活调养，以防其反复。

**按语**：关节炎以周身关节疼痛为主症，属中医"痹证"范畴，多与正气不足、外感风寒湿邪等因素有关。病者平素正气虚弱，腠理不密，卫外不固，容易感受外界风寒湿邪的侵袭，如《素问·痹论》所云："风寒湿三气杂至，合而为痹也。"风寒湿邪侵入人体后，留滞于关节筋骨，导致气血痹阻，经络不畅，不通则痛，如《素问·举痛论》所言"寒气入经而稽迟，泣而不行，客于脉外则血少，客于脉中则气不通，故卒然而痛"。如不及时诊疗，随着病情的发展，关节逐渐出现僵硬、变形，严重影响患者的日常生活和工作。治疗风湿痹证,中医主张扶正祛邪、通络止痛,遵照《素问·至真要大论》所言"疏其血气,令其调达,而致和平"的治疗原则。

## 3. 多汗案(养阴固涩法)

张某,男,80岁,2002年3月16日初诊。

**主诉**:前胸虚汗3周。

**现病史**:患者3周前无明显原因出现前胸虚汗,夜间明显,心烦失眠,乏力,口干,纳尚可,大便偏稀,每日1~2次。

**查体**:老年男性,一般情况可,神志清,查体合作,心肺(-),腹软,肝脾未触及,双下肢无水肿,舌红苔薄白,脉沉弦。

**实验室检查**:小便常规未见异常。

**西医诊断**:多汗症。

**中医诊断**:汗证(气阴两虚)。

**治则**:益气养阴,敛阴固汗。

**方药**:浮小麦30g,五味子6g,煅牡蛎15g,焦白术15g,炙甘草6g,茯神15g,太子参15g,麦冬9g,麻黄根9g,淡豆豉9g,灯心草3g。水煎2次共兑为400~500ml,每日早晚2次温服,予10剂。

**二诊**:2002年3月27日。患者自述服药有效,汗出减少,睡眠好转,仍口干,加糯稻根15g,继服。

**三诊**:2002年4月18日。患者前后共服用30余剂,症状基本消失,心烦失眠均有明显改善。另予柏子养心丸服之,以善其后。

本例多汗症除有前胸虚汗外,还表现气阴两虚之心烦失眠、乏力口干等症状,汗为心之液,心阴不足,阴不制阳,虚热内生,迫津外泄则汗出,心阴不足,心失荣养,则心烦失眠,治用益气养阴、收敛固涩、安神宁心为法。方选生脉饮合牡蛎散加减。

方中浮小麦、五味子、煅牡蛎、麻黄根收敛固涩止汗;焦白术、炙甘草、麦冬、太子参益气养阴敛汗;茯神、淡豆豉、灯心草宁心、除烦安神以助眠,

二诊诸症减轻,仍有口干阴虚表现,故加糯稻根养阴除热止汗。

三诊症状改善明显,停服汤剂,另服柏子养心丸,以善其后。

**按语**:汗证病因不外内、外两种。外因以风、热、湿邪为患较多,以致营卫不和而汗出异常;内伤多由素体虚弱或年老体衰而致气血阴阳失调引起。临床证治应在"观其脉证,随证治之"的基础上酌加收敛固涩药,如麻黄根、浮小麦、煅牡蛎、五味子及糯稻根等则更易收效。

## 4. 类风湿性关节炎案(清热除痹法)

钟某,男,37 岁,2002 年 8 月 27 日初诊。

**主诉:**四肢多关节疼痛半年。

**现病史:**四肢多关节疼痛半年,住院治疗,诊断为类风湿性关节炎,使用泼尼松、羟氯喹、来氟米特、甲氨蝶呤、洛索洛芬钠等治疗,病情有好转,现已出院 3 个月。服用泼尼松每日 10mg,来氟米特每日 10mg。目前仍感双腕、两近指关节肿痛,灼热,触压痛明显,屈伸受限,四肢有风冷感,大便不成形,遂来诊。

**查体:**两腕、两手近指关节肿胀,屈伸活动受限,两肘关节下缘伸侧面均可触及直径约 1cm 大小皮下结节,有轻压痛,两手指间关节周围亦有多数麦粒大小皮下结节。舌质暗红,苔白,脉沉缓。

**西医诊断:**类风湿性关节炎。

**中医诊断:**尪痹(寒热错杂)。

**治则:**清热解毒,祛风胜湿。

**方药:**金银花 20g,大血藤 20g,田基黄 20g,板蓝根 20g,猫眼草 15g,土茯苓 30g,羌活 15g,川芎 12g,川牛膝 12g,没药 10g,制川乌 6g,白芥子 12g。水煎 2 次共兑为 500ml,早晚 2 次温服,每日 1 剂,连服 6 天,停药 1 天。28 剂。西药给予醋酸泼尼松每日 7.5mg,碳酸钙 $D_3$ 每日 1 片。

**二诊:**2002 年 9 月 25 日。患者两腕、指关节肿痛减轻,屈伸活动有改善,双肘及指间关节周围皮下结节明显缩小,大便成形,舌红,苔薄白,脉沉缓。上方去川乌,加荜澄茄 12g,服法同前,西药醋酸泼尼松每日 5mg,碳酸钙 $D_3$ 每日 1 片。

该患者四肢多关节疼痛、灼热,但四肢有风冷感,大便不成形,舌质暗红,苔白,脉沉缓,是寒热错杂之象,治宜清热解毒,健脾利湿,温经散寒。

方中金银花、板蓝根、大血藤、田基黄清热解毒祛湿为君药;羌活、川芎、川牛膝、没药祛风胜湿、通经活络为臣药;猫眼草、土茯苓健脾清热利湿,制川乌温经散寒为佐药;白芥子温化痰湿为使药,共奏寒热并用、祛邪扶正之功效。

二诊患者两腕、指关节肿痛明显减轻,屈伸活动有改善,双肘及指间关节周围皮下结节明显缩小,去川乌,加荜澄茄以温胃调中,以护胃气。

三诊：2002 年 11 月 20 日。患者症状续有改善，两肘及指间关节周围皮下结节明显缩小，两腕指关节肿痛减轻，屈伸活动无障碍，两膝踝关节轻痛，苔脉同前。中药上方继服，每日 1 剂，连服 2 天，停药 1 天。

三诊诸症持续改善，减量服用，以巩固疗效。

**按语**：类风湿性关节炎是一种以侵犯四肢大小关节为主要临床表现的一种慢性多系统疾病，以中小关节疼痛、肿胀首发或有周身关节游走性疼痛，后期往往会有"纽扣花样""天鹅颈样""掌指关节脱位"畸形，该病发病率比较高，致残率高，治疗难度大。西医主要以糖皮质激素、抗炎止痛药物及抗风湿药物为主，在疗效、不良反应发生率及依从性等方面都还存在较大的局限性，临床实践证明，中医药的全程参与可显著改善本病的整体预后，对缓解疼痛、改善症状、减少致残率等方面均具有较为肯定的疗效，发挥较好的治疗作用和增效作用，还可以改善西药导致的不良反应。

## 5. 流涎病案（健脾温肾法）

钱某，男，49 岁，2002 年 7 月 9 日初诊。

**主诉**：流涎 3 年。

**现病史**：患者 3 年前无明显诱因出现流涎，昼日尚可，自觉多唾液，吞咽次数频繁，夜间明显，晨起可见浸湿枕巾，涎液清稀，手足发凉，腰膝酸软，纳眠尚可，二便调。

本例流涎病患者主要表现为涎液量多清稀，夜间尤甚，手足发凉，腰膝酸软，属中医流涎病之脾肾阳虚证。治宜温肾健脾。

**查体**：中年男性，形体偏胖，四肢不温，腹软，无压痛及反跳痛，舌淡苔薄白，脉沉细。

**西医诊断**：多涎症。

**中医诊断**：流涎（脾肾阳虚证）。

**治则**：健脾温肾。

**方药**：熟地黄 15g，熟附子 9g，肉桂 3g，山茱萸 12g，茯苓 15g，牡丹皮 9g，泽泻 15g，炒山药 15g，乌梅 9g，生薏苡仁 30g。水煎 2 次，共兑为 500ml，早晚 2 次，空腹温服，予 14 剂。

方中熟附子和肉桂温补脾肾，助阳化气，改善流涎的症状；熟地黄、山茱萸和乌梅补益肝肾、收敛固涩，辅助熟附子、肉桂加强补肾涩精的作用，使患者的唾液分泌恢复正常；牡丹皮和泽泻清热凉血、利水渗湿，与前药补泻同用；茯苓、炒山药和生薏苡仁健脾渗湿、益胃生津，恢复脾胃功能，促进水液的正常输布。全方阴阳并济、寒热一体、补泻同用，共奏温肾固涩、健脾化湿之效。

**二诊**：2002 年 7 月 16 日。患者诉服药后流涎症状减轻，手足发凉、腰膝酸软减轻，舌脉同前，上方加益智仁 12g，水煎继服 14 剂，每服 3 日停 1 日。

二诊患者流涎症状减轻，手足发凉、腰膝酸软减轻，前方加益智仁温脾肾摄涎唾。

**三诊**：2002 年 7 月 28 日。患者服药月余，流涎症状已不明显，晨起涎湿枕巾未再出现，腰膝酸软、手足发凉明显改善，嘱患者益智仁、乌梅泡水代茶饮，口服桂附地黄丸以善后。

三诊患者服药月余，诸症已不明显，治疗上改用益智仁、乌梅代茶饮，口服桂附地黄丸，巩固疗效。

**按语**：多涎症，中医称"流涎"，是一种以口涎不自觉而流溢为主要表现的疾病。本病多因脾胃湿热或脾肾阳虚所致，治宜健脾化湿或温阳化湿为治疗原则。本例脾肾阳虚，水湿内盛，肾为先天之本，主水液代谢；脾为后天之本，主运化水湿。脾肾阳虚则水液运化无力，气化失调，上溢于口而流涎频多。温肾健脾则水液得以正常运行，则多涎可除矣！同时，患者应保持口腔清洁，注意饮食调理，以利于病情的康复。

## 6. 疝气案（行气止痛法）

于某,男,57 岁,2001 年 4 月 5 日初诊。

**主诉**:疝气 3 年。

**现病史**:患者 3 年前当地医院诊断为左腹股沟斜疝,暂不考虑手术治疗来诊。症见时觉小腹坠胀疼痛,劳累后明显加重,久立或腹部用力腹压增大时,左侧腹股沟有包块突出,平卧后包块消失。

**查体**:老年男性,形体偏瘦,腹软,肝脾于肋下未触及,左下腹轻度压痛,无反跳痛,左腹股沟处未触及包块,墨菲征(−),舌淡苔薄白,脉弦滑。

**西医诊断**:左腹股沟斜疝。

**中医诊断**:疝气(寒凝气滞证)。

**治则**:疏肝行气,散寒止痛。

**方药**:金铃子 15g,延胡索 12g,荔枝核 9g,橘核 9g,台乌药 12g,木香 9g,青皮 9g,炒枳壳 9g,官桂 9g,茯苓 15g,当归 12g,大血藤 15g,生甘草 3g。水煎 2 次,共兑为 400~500ml,早晚 2 次,空腹温服,予 12 剂。

本例疝气患者主要表现为小腹坠胀疼痛,左下腹时可触及包块,属中医疝气之肝经寒凝气滞证。治宜疏肝行气,温经散寒。

方中金铃子、延胡索为金铃子散能疏肝行气,活血止痛;荔枝核、橘核行气散结止痛;台乌药、木香、青皮行气疏肝,散寒止痛;炒枳壳行气止痛;官桂温经散寒,茯苓健脾化湿,当归养血活血,三药合用取桂枝茯苓丸散结止痛之意;大血藤能清热解毒,活血通络;生甘草能调和药性。全方药物配伍,共奏疏肝行气、散寒止痛之效。

**二诊**:2001 年 4 月 18 日。患者服药后小腹部坠胀疼痛减轻,舌脉同前,上方加黄芪 18g、柴胡 6g,予 12 剂,水煎继服,每服 3 日停 1 日。

二诊患者小腹部坠胀疼痛虽有减轻,但仍有气虚不摄之症,故前方加黄芪、柴胡益气升提,防疝气复发。

**三诊**：2001 年 5 月 5 日。患者已服药月余，自述诸症均减，小腹坠胀疼痛消失，左下腹部包块偶可触及。上方继服 12 剂，水煎服，隔日 1 剂。嘱注意生活调养，避免久立等以防止腹压增加导致疝气反复。

三诊患者服药月余，诸症均减，小腹坠胀疼痛消失，左下腹部包块偶可触及。继服前方，间日 1 剂，并嘱注意生活调养，避免疝病反复。

**按语**：中医认为疝气是由于肝经寒凝气滞、湿邪内停、中气下陷等原因所导致。根据不同的病因和症状，将疝气分为不同的证型，如肝郁气滞型、寒湿凝滞型、中气下陷型等。本例疝气治疗对以上三型均有针对，初用疏肝行气以解肝气郁滞；温经散寒以祛肝经寒凝；治疗过程中又加益气升陷之药，疏达与温补并用，收到较好的阶段性效果。

## 7. 痛风性关节炎案（祛湿止痛法）

解某，男，40 岁，2001 年 6 月 7 日初诊。

**主诉**：反复右踝关节红肿热痛 1 年。

**现病史**：患者 2000 年因"反复右踝关节红肿热痛"至当地医院就诊，查"血尿酸（UA）689μmol/L"，诊断为"痛风性关节炎"，具体治疗不详，疼痛缓解后自行停药，关节肿痛每月发作 1 次，每次持续 5~8 天。本次因饮酒后出现右足趾踝疼痛难忍，局部灼热，行走困难，纳可，口苦，大便偏干，遂来就诊。

本例痛风性关节炎患者体型肥胖，长期饮酒，饮食不节，喜食肥甘厚味，使脾胃虚损，湿热内生，流注于关节、经络，气血闭阻不通，瘀血阻络，湿、热、瘀互结，故致关节红、肿、热、痛，治宜清热利湿，活血止痛。

**查体**：体型肥胖，右踝关节、右侧第二掌趾关节肿痛，皮肤温度稍高，关节活动不利。右侧第二掌趾关节处可见痛风石。舌红，苔薄黄，脉滑数。

**辅助检查**：UA 534μmol/L

**西医诊断**：痛风性关节炎。

**中医诊断**：痹证（湿热痹阻）。

**治则**：清热利湿，活血止痛。

**方药**：土茯苓 30g，山慈菇 9g，虎杖 30g，大黄 9g，猪苓 30g，草薢 15g，薏苡仁 30g，炒山药 20g，秦皮 30g，赤芍 20g，郁金 15g，甘草 6g。上药水煎 2 次共兑为 450ml，每日早中晚 3 次空腹温服，每日 1 剂，予 10 剂。嘱患者调畅情志，低嘌呤、清淡饮食，多饮水，忌烟酒。

**二诊**：患者关节红、肿、热、痛明显减轻，口苦症状消失，大便调，舌红苔薄脉滑，UA 降至 472μmol/L。上方大黄减量为 6g，加百合 30g，10 剂。

半年后电话随访诉痛风未复发，UA 降至 402μmmol/L。

方中土茯苓解毒除湿，通利关节；山慈菇清热解毒，消痈散结；虎杖利湿，清热解毒，散瘀止痛；薏苡仁、山药健脾渗湿利水，除痹止痛；大黄、秦皮清热燥湿，泻火解毒；郁金活血化瘀，通络止痛；赤芍凉血活血，通络止痛；猪苓、草薢利水化浊消肿，除风去痒；甘草调和诸药。诸药合用，共奏清热利湿、活血止痛之功。

二诊，诸症减轻，大便调，大黄减量，加百合养阴、生津、柔筋、消肿止痛。

**按语**：痛风性关节炎是指由于血液中的尿酸浓度过高，导致尿酸盐结晶析出而沉积于关节及关节周围软组织后引起的炎症反应，急性期主要表现为关节的红肿热痛，恰与中医风热湿痹证吻合。中医治疗以清热利湿、活血通络为治法。湿热之证，热易祛而湿难除，湿去则热无所伏，故本方清热与祛湿并用，湿浊壅塞络脉，还需凉血通络之药辅之。本例证治除辨证立法组方之外，还重点选用虎杖、草薢、土茯苓、山慈菇等有较好消炎镇痛作用的药物，同时所加用之百合现代药理学研究也证实其所含秋水仙碱对痛风急性发作有显著的治疗作用。高嘌呤饮食是尿酸升高的重要原因，因此应告知患者坚持低嘌呤饮食，忌酒，适当增加运动量，生活调养对此病预后亦至关重要。

## 8. 坐骨神经痛案（温阳止痛法）

郭某，男，49 岁，1992 年 11 月 17 日初诊。

**主诉**：左下肢疼痛 1 月余。

**现病史**：患者1个月前受凉后感左下肢疼痛，在当地医院诊为坐骨神经痛。现症见左下肢时觉疼痛，受凉、劳累后发作，经热敷针灸后疼痛可缓解，劳累、久坐、受凉后即觉疼痛加重，疼痛性质为自腰臀部至足部掣痛，左下肢活动受限。

**查体**：中年男性，肥胖体质，臀部大腿后侧压痛，左下肢活动痛，直腿抬高加强试验阳性，舌淡苔薄白，脉沉弦。

**西医诊断**：坐骨神经痛。

**中医诊断**：痹证（寒湿阻络）。

**治则**：温阳化湿，通络止痛。

**方药**：桂枝9g，独活9g，川续断12g，川牛膝12g，鸡血藤15g，地龙9g，威灵仙12g，秦艽15g，汉防己12g，宣木瓜12g，杭白芍15g，甘草6g。水煎2次，共兑为400~500ml，早晚2次，空腹温服，予12剂，并嘱煎药所剩余药渣煮水，睡前泡脚；嘱注意左侧腰腿部保暖，适当热敷，避免受寒。

本例坐骨神经痛患者系寒湿入里，阻于经脉，故主要表现为腰臀部至足部掣痛，左下肢活动受限，属中医痹证之寒湿痛痹。治宜温阳化湿，通络止痛。

方中桂枝温通经脉，助阳化气，散寒止痛；独活祛风除湿，散寒止痛，尤善治风寒湿痹、腰膝疼痛等症状，现代药理研究也表明，独活具有抗炎、镇痛、镇静等作用；川续断和川牛膝能补肝肾，强筋骨，逐瘀通经，通利关节，两者同用，对于肝肾不足、筋骨痿软、腰膝疼痛等症状有显著的治疗效果；鸡血藤行血补血，舒筋活络；地龙清热息风、通络平喘，同时富含多种生物活性物质，如地龙素、蚯蚓解热碱等，对于关节痹痛等症状有较好的治疗效果，同时，现代药理研究也表明地龙具有抗炎、抗凝等作用；威灵仙、秦艽、汉防己、宣木瓜祛风除湿，通络止痛；杭白芍和甘草养血柔肝，缓急止痛。全方共奏温阳化湿、通络止痛之效。

**二诊**：1992 年 11 月 29 日。患者服药后左下肢掣痛发作次数明显减少，疼痛程度明显减轻，舌脉同前，上方加细辛 3g，水煎继服，予12 剂，每服 3 日停 1 日。余同前法。

二诊患者左下肢掣痛发作次数明显减少，疼痛程度明显减轻，前方加细辛祛风散寒，通窍止痛。

**三诊**：1992 年 12 月 12 日。患者服药平妥，左下肢疼痛少有发作，活动自如，前方续服12 剂，水煎服，隔日 1 剂以善后，并嘱生活调养避免病情反复。

三诊患者左下肢疼痛少有发作，活动自如，前方续服，间日 1 剂。

**按语**：本例坐骨神经痛，属中医寒湿痛痹范畴，《素问·痹论》所言："风寒湿三气杂至，合而为痹。"此病多因正气不足，风寒湿邪侵袭，痹阻经络，气血运行不畅所致。故此病之治疗大法在温与通二字，把握"寒者温之""通则不痛"的原则，而施温阳之法，选通络方药。

## 9. 血管神经性头痛案（化痰通络止痛法）

蒋某，女，71 岁，2014 年 12 月 7 日初诊。

**主诉**：头痛如裹 2 周。

**现病史**：患者高血压病史 20 余年，持续服用降压药物，效果尚好。2 个月前因情绪郁闷而使睡眠欠佳，2 周前忽感头痛，呈持续性，头重如有布裹状，昏沉感，偶有视物不清，在当地医院诊为血管神经性头痛，给予布洛芬、天麻头痛片等治疗，效欠佳，近日仍感头痛，头部如布裹之感，走路不稳，睡眠欠佳而就诊。

本例患者为肥胖痰湿体质，发病前先有情志抑郁，发病后头痛、头重如裹均为痰湿阻络之症，正如《丹溪心法》所言"头痛多主于痰"，治宜化痰祛湿，通络止痛。

**查体**：老年女性，一般情况可，肥胖体质，神志清，查体合作，头颈部（-），心肺（-），腹软，肝脾（-），双下肢无水肿，生理反射存在，病理反射未引出。舌淡，苔薄白，脉沉弦紧。

**西医诊断**：血管神经性头痛。

**中医诊断**：头痛（痰湿阻络）。

**治则**：化痰祛湿，通络止痛。

**方药**：清半夏 9g，白术 15g，茯苓 15g，天麻 9g，橘红 9g，甘草 3g，川芎 15g，白芷 9g，藁本 9g，橘络 10g，炒地龙 6g，石菖蒲 9g，白豆蔻 9g，远志 9g。水煎 2 次，共兑为 500ml，早晚 2 次，空腹温服，予 6 剂。

**二诊**：2014 年 12 月 16 日。患者自述服药后头痛明显减轻，头重如裹感亦大为好转，仍感睡眠欠佳，视物不清，舌淡苔薄白，脉沉弦。宗上方去石菖蒲，加炒枣仁 15g、夜交藤 15g、木贼草 15g，水煎服，每日 1 剂，每服 3 日停 1 日，予 14 剂，继服。

**三诊**：2015 年 1 月 5 日。患者自述头痛已止，头重如裹感已消失，睡眠改善，视物不清亦为好转，舌淡苔薄白，脉沉弦。宗上方去地龙，加茺蔚子 15g。水煎继服，予 10 剂，每服 2 日停 1 日，另以上方 10 倍量，水泛为丸，如绿豆大，每次 10g，每日 3 次，以图巩固。

半年后随访，未再复发。

方选半夏白术天麻汤加减治之。方中清半夏、橘红祛痰化湿；白术、茯苓健脾祛湿化痰，以解头重如裹之困；天麻息风止痉止痛；川芎、橘络、地龙活血通络止络止痛；白芷、藁本均具散寒解表止痛之功，尤对头痛止痛效果更佳；石菖蒲、远志化痰开窍；白豆蔻和胃调中。化痰祛湿是针对其因，通络止痛是指向其症，因果兼顾。

二诊诸症悉减，唯睡眠欠佳，视物不清，是因心神失养，肝血亏耗不能上养二目所致，去石菖蒲，另加炒枣仁、夜交藤以助眠；加木贼草以清肝明目。

三诊头痛已止，头重如裹已消失，睡眠及视物亦大有改善，舌脉同前。宗原方去地龙，加茺蔚子清肝明目继服，另以此方制为水丸，以图巩固。

**按语**：血管神经性疼痛多为头部血管和肌肉收缩及大脑皮层功能失调、神经压迫等因素所致。中医则多责之于风寒湿热等外邪内侵及脏腑功能失调等引起。病因虽然非之一端，但总不外乎外感内伤两大类。正如《类证治裁》所言："头为天象，诸阳经会焉。若六气外侵，精化内痹，郁于空窍，清阳不运，其痛乃作"。临床证治应详审其因，细辨其机而后治之。笔者在治疗此证时，常在针对病因病机的同时，每加用藁本、白芷等善祛头痛之药，多能提高疗效，改善预后。

## 10. 荨麻疹案(祛湿止痒法)

朱某,女,49 岁,2007 年 5 月 9 日初诊。

**主诉**:前胸部及双上肢起红色风疹团 1 周。

**现病史**:患者于 2 年前发现胸部及双上肢因受凉后起风疹团块,高出皮肤,红肿,挠之奇痒。在当地医院诊为荨麻疹,给予皮炎乳膏及中药治疗后好转消退。之后 2 年来时有反复,每受凉或遇风吹后更易发作。1 周前又因汗出风吹后感胸部及双上肢奇痒,以手挠抓后即起浅红色团块,高出皮肤,有数处团块连成一片,遂来就诊。

**查体**:中年女性,一般情况可,神志清,查体合作,前胸部及双上肢数处浅红色团块,有的连为一片,高出皮肤,部分团块表面有渗出物。舌淡红,苔薄黄腻,脉弦略数。

**西医诊断**:荨麻疹。

**中医诊断**:瘾疹。

**治则**:清热祛湿,祛风止痒。

**方药**:桑寄生 15g,苍术 12g,赤小豆 30g,威灵仙 12g,浮萍 12g,白蒺藜 15g,地肤子 15g,徐长卿 15g,蝉蜕 9g,荆芥穗 9g,生甘草 6g,白豆蔻 6g。水煎 2 次,共兑为 450ml,早晚 2 次,空腹温服,予 7 剂,每日 1 剂。

荨麻疹有屡发暂消倾向,本例亦然。从病史看每次发作多因之于受凉或风吹之后,诊察所见红色斑块,高出皮肤,挠后奇痒,舌淡苔薄黄腻,脉弦略数等均为素有湿热内蕴,复受风邪外袭之征,治宜清热利湿,祛风止痒。

方中桑寄生、威灵仙二药均具有祛风通络之效,皆能通达经络,既可祛在表之风,又能化在里之湿,可导可宣,对湿热风邪郁于肌肤之疹团尤为相宜;浮萍辛寒疏散,质清上浮,善开毛窍,解表透疹又能通调水道下输膀胱而利水消肿,可使风从外散,湿从下行,前人谓本品"发汗之功胜于麻黄,利水之力捷于通草",为笔者治疗本病之最为常用之药;地肤子味辛苦而气寒,性清利而疏散,能外散皮肤之风,内清膀胱湿热,对风湿之邪侵袭皮肤而致瘙痒及各种疹团之消退收效尤捷;蝉蜕甘寒清热,清浮宣散,长于凉散风热,透疹止痒,尚兼利水祛湿之功以助疹团消退;荆芥穗散风解表,宣毒透疹,因其较荆芥更为芳香气烈,因而其效则更胜于荆芥;苍术辛温祛风除湿;白蒺藜苦泄温通,行气活血,善疏解风邪,常用于风疹瘙痒之治;徐长卿味辛性温,祛风利水,解毒消肿,善疗皮肤瘙痒;赤小豆利水消肿,以助众药之效;白豆蔻化湿调中;生甘草清热解毒,调和诸药。全方共奏清热利湿、疏解风邪之效,湿热清而风邪消则风疹团退而瘙痒止。

二诊:2007年5月18日。患者自述服药3剂,疹块即明显变小,痒减轻,颜色变浅,服完7剂后疹块已消失,只留浅浅的色素痕迹,舌淡苔薄白,脉沉细,上方加当归12g、川芎15g,水煎服,7剂,以巩固疗效。

二诊患者自诉服药3剂后即或显效,症去大半,湿热已消,另加当归、川芎养血祛风,以巩固疗效。

三诊:2007年5月26日。患者自诉服上药后,未再复发。

三诊患者前后共服14剂,诸症均消。3个月后,随访未再复发。

**按语:**荨麻疹是由食物、药物、花粉及虫螨等多种因素刺激而引起的皮肤黏膜小血管扩张及渗透性增加的一种反应。以皮肤红肿,风疹团块瘙痒为主要表现。中医认为此病为卫外不固,感受风邪,夹寒或夹热,侵袭肌表,邪正相争,郁于肌肤,外不得透达,内不得疏泄,或素有湿热内蕴,与风邪相合导致发病。中医诊治一般采用三大治则,即以祛湿、祛风、凉血为主。本例患者治疗即以清热利湿、祛风透疹为治则,达到了预期的治疗效果。

## 11. 抑郁症案(解郁开窍法)

魏某,女,42 岁,2017 年 3 月 13 日初诊。

**主诉:** 反复情绪低落半年余。

**现病史:** 患者半年前情绪刺激后出现入睡困难,易醒,严重时彻夜难眠,曾于当地医院口服抗抑郁类药物,复查肝功能提示 ALT 轻度异常,遂口服保肝药物。现情绪低落,兴趣下降,眠差,心烦易怒,恶心,胸闷,纳减,大便偏干。

**查体:** 青年女性,神志清,精神差,舌红,苔薄黄,脉弦滑。

**辅助检查:** 腹部彩超示肝胆胰脾肾声像图未见明显异常,肝功能,ALT 65U/L,AST 52U/L,GGT 78U/L。

**西医诊断:** 抑郁症,肝损害。

**中医诊断:** 郁病(痰气郁结)。

**治则:** 行气解郁,化痰开窍。

**方药:** 青礞石 20g,黄芩 9g,黄连 6g,天竺黄 15g,郁金 12g,浙贝母 15g,石菖蒲 9g,栀子 12g,豆豉 12g,合欢皮 20g,玫瑰花 10g,丹参 20g。上药水煎 2 次共兑为 500ml,早晚 2 次空腹温服,每日 1 剂。予 7 剂。

本例患者情绪低落,兴趣下降,心烦易怒,属中医"郁病"范畴。患者因情志不舒,致气机郁滞,气机不畅则肝气郁结而成气郁,气郁可以导致痰湿内阻,血行不畅,又可进而化为火热,痰火互结,而致恶心、胸闷、大便偏干、心烦易怒等,舌红苔薄黄均为痰气郁结之证,治宜行气解郁,化痰开窍。

方中青礞石性平、味甘咸,具有坠气下痰、平肝镇惊之效,适于顽痰胶结,癫痫发狂,烦躁胸闷,惊风抽搐等病症的治疗。石菖蒲性温味辛苦,属于开窍药,豁痰开窍、理气活血、散风去湿;郁金性寒,味辛苦,行气解郁、活血止痛,二者合用,相得益彰,宣壅开闭,通窍功效益增,为笔者临床治疗肝病神志异常的常用药对。黄芩、黄连清泻三焦内热,燥湿解毒;天竺黄性甘寒,清热豁痰,宁心定惊;浙贝母清热化痰,共同祛除痰郁日久之内生郁火;豆豉味辛、甘、微苦,性寒,解表除烦,宣发郁热,升而不降,散热邪之郁结;栀子味苦、性寒,长于泻火除烦,降而不升,清利小便,泻心肺之火,两者相辅相成,共使热邪清,心烦除,郁热解;玫瑰花、丹参行气解郁活血;合欢皮解郁、和血、宁心,共奏行气解郁、化痰开窍之功。

二诊:2017年3月20日。家属述患者症状有所减轻,情绪低落改善,饮食较前增加,睡眠时间较前延长,仍急躁,大便偏干。宗上方加瓜蒌15g、大黄6g(后入)。上药水煎2次共兑为500ml,早晚2次空腹温服,每日1剂。予14剂。

二诊患者服药平妥,情绪低落较前改善,饮食较前增加,仍急躁、便干,加用瓜蒌、大黄以增加化痰通腑之效。

三诊:2017年4月3日。患者自述症状明显改善,睡眠较前踏实,恶心、胸闷缓解,大便日行1~2次,舌红苔薄白,脉稍弦。宗前方加香橼12g,水煎服,每日1剂,每服2剂停1日。予14剂。

三诊患者服用平妥,诸症减轻,睡眠明显改善,恶心、胸闷缓解,加用香橼增加行气解郁功效。中药减量服用,以缓和攻伐之性,顾护正气。

四诊:2017年4月24日。患者自述诸症明显减轻,纳可,情绪较为稳定,眠尚可,大便调,舌淡红,苔薄白,脉弦。另用炙甘草6g、大枣5枚(擘)、浮小麦30g,加水500ml,煮沸后约15分钟,分3次服用(1日量),予15剂,以巩固疗效。

四诊患者诸症明显减轻,情绪已较为稳定,另予甘麦大枣汤饮之,以善其后。

按语：郁病是由于情志不舒,气机郁滞,脏腑功能失调所引起的一类病症,表现为抑郁不畅,情绪不宁,胸胁胀痛,或易怒喜哭,或咽中如物梗塞,不寐等。该病的特点以情志内伤为主要因素,病机发展以气郁为先,进而变生他证,甚至可致多脏腑功能失调,五脏之中唯肝喜条达恶抑郁,主疏泄,调畅气机,调节情志,故七情之病多责之于肝,临证亦多从肝论治。疏肝行气、解郁开窍之药多耗气伤阴,病情缓解后宜用甘缓益中,养心宁神之药调养之,甘麦大枣汤则尤宜之。

## 12. 自主神经功能失调案（益气敛阴法）

严某,女,47岁,2006年7月8日初诊。

**主诉**：心慌、自汗2周。

**现病史**：患者于3年前始月经不调,量少,周期不规律,心慌,失眠,情绪烦躁,自汗,潮热,在当地医院诊为更年期综合征,系自主神经功能失调,给予谷维素及中药调理数周,稍有改善。2周前无明显诱因感心慌,有惊恐感,乏力,前胸及后背、颈项部大汗淋漓,失眠,口渴而就诊。

**查体**：中年女性,一般情况可,神志清,查体合作,面色微红,心率86次/min,律整,未闻及病理性杂音,双肺(-),腹软,肝脾未触及,墨菲征(-),双下肢无水肿。舌红苔少,脉弦滑数。

**西医诊断**：自主神经功能失调。

**中医诊断**：心悸,自汗(气阴亏虚)。

**治则**：益气生津,敛阴止汗。

**方药**：生脉散合栀子豉汤加味。

太子参24g,麦冬12g,五味子9g,生龙骨15g,生牡蛎15g,炒酸枣仁30g,夜交藤15g,生地黄15g,百合12g,浮小麦30g,麻黄根9g,炙甘草6g,远志9g,栀子9g,淡豆豉9g。上药水煎2次共兑为500ml,早晚2次空腹温服,每日1剂。予7剂。

本例自主神经功能失调,气机郁滞,经脉失养,故月经不调;心血亏虚,故心慌失眠;气阴双虚故乏力自汗,潮热口渴,治宜养阴生津,敛阴止汗。

方中生脉散益气生津,敛阴止汗;栀子豉汤清心除烦,宣解郁热;炒酸枣仁、夜交藤、远志养血安神助眠;龙牡镇静安神,固涩止汗;生地黄、百合凉血生津,清心安神;浮小麦、麻黄根益气、固表、止汗,气阴足则神宁,神宁则眠安;阴津足、卫表固则虚汗自止。

**二诊**：2006 年 7 月 16 日。患者自述服药有效，虚汗大为减少，睡眠改善，乏力亦减轻。仍感失眠，舌淡红，苔薄白，脉弦滑略数。宗上方加黄精 15g。上药水煎 2 次共兑为 500ml，早晚 2 次空腹温服，每日 1 剂。予 12 剂。

二诊诸症减轻，仍失眠，是为心脾两虚，加黄精继服。黄精补脾益肺、补肾填髓，是肺脾肾三脏之上等补品，又可养阴益气，我的恩师王文正先生生前善用此药作催眠之用，屡用屡验，笔者在临床中用之于失眠亦每每收效，经验证明黄精不失为一味催眠佳品。

**三诊**：2006 年 8 月 2 日。自述服药有效，虚汗已止，惊恐感已消失。情绪平稳，睡眠好转，余无明显不适。舌脉同前。仍宗上方 12 剂，与丹栀逍遥丸间日交替服用以善其后。

三诊诸症改善明显，多种自主神经功能失调症状已渐渐复常，遂以上方与丹栀逍遥丸间日交替服之以善其后。

**按语**：自主神经功能失调临床每多见之，因本病病因众多且与社会因素密切相关，西医抗焦虑药、镇静药及自主神经营养药都存在较大的局限性，中医既可审证求因，辨证而治，又可因症而增减药物，以适于复杂纷繁的临床表现和临证需要，而这也正是辨证论治在功能性疾病治疗中的优势所在。

## 13. 肠系膜淋巴结炎案（化痰止痛法）

宋某，男，12 岁，2023 年 6 月 14 日初诊。

**主诉**：持续性脐周腹痛 3 个月，加重 1 个月。

**现病史**：患儿自今年 3 月无明显原因始感脐周腹痛，呈持续性，时轻时重。B 超见脐周及右下腹数个淋巴结回声，大者 15mm×7mm，结构清晰，提示为肠系膜淋巴结肿大。先后予针刺推拿、艾灸等治疗，未收显效。近 1 个月来，腹痛呈阵发性加重，有时剧痛，饮食及二便正常，无发热。

患儿以腹痛求诊，痛因不通，不通则痛。B 超示肠系膜淋巴结肿大，对原因与部位都给出了答案，西医还认为淋巴结肿大多由各种原因引起的淋巴结炎所致。中医认为此系气滞于内，痰阻于络，痰气互结所致。"结

5月17日复查B超,腹部探及多个低回声结节,最大者约1.6cm×0.7cm,边界清晰,内回声均质,提示肠系膜淋巴结肿大。

**查体**:发育营养好,体温正常,体重46kg,身高153cm,神志清楚,查体合作。腹软,肝脾未触及,墨菲征(-),脐周压痛(+),余未见异常。舌淡红,苔薄黄稍腻,脉沉细。

**西医诊断**:肠系膜淋巴结炎。

**中医诊断**:腹痛(气滞痰阻)。

**治法**:化痰散结,行气止痛。

**方药**:自拟三核汤。

盐荔枝核12g,盐橘核12g,炒山楂核15g,杭白芍12g,连翘9g,浙贝母9g,昆布12g,海藻12g,槟榔片6g,紫苏梗9g,延胡索9g,白芷9g,嫩白豆蔻6g。上药水煎2次共兑为450ml,晨昏2次温服。

**二诊**:2023年6月20日。患者自述服3剂后即感腹痛减轻,服6剂后腹痛已消失,现无明显不适。舌淡苔薄白,脉沉细。仍宗上方去紫苏梗、槟榔、连翘,加焦白术15g,鸡内金15g,炒麦芽15g。水煎服,每日1剂,予7剂。

者散之",治宜消痰散结,行气止痛。

处方用自拟三核汤。本方在组方用药上体现了三个层次,一是以荔、橘、楂三核行气散结,浙贝母、昆布及海藻化痰散结,因苔黄稍腻,更加连翘清解散结,是祛除病因;二是以紫苏梗、槟榔行气导滞止痛,嫩豆蔻行气止痛,顾护胃气,是因果兼治;三是以杭白芍缓急解痉,延胡索行气活血,白芷辛散消肿,而三药又均有止痛之效,是治其症。三个层次既针对病,又指向症,标本因果兼顾,从而使痰消而结散,络通而痛止。

二诊患儿痛消后,顾其尚在年少,禀赋薄弱,故去紫苏梗、槟榔及连翘消散耗气之药,加焦白术以健脾助运,鸡内金、炒麦芽增其食欲,强其体质,以固其本。

**三诊**：2023年6月29日。患者自述服药效显著，腹痛未再发作，已无其他不适，查体脐周压痛(−)，舌淡苔薄白，脉细。B超腹腔内肠系膜区扫查，见数个低回声，大者6mm×3mm，边界清，规整。印象：肠系膜淋巴结无异常肿大。至此已愈。另拟方如下：

盐荔核6g，盐橘核6g，炒山楂核6g，桔梗6g。煮水代茶饮，日数次，连用4周。

三诊患儿腹痛消后未再复发，B超示肠系膜淋巴结肿大已复常，遂嘱停服上方，而以荔、橘、楂三核及桔梗，煮水代茶饮，日数次，法简而易行，药简而味清，既能行气散结，又无伤正之弊，连用四周，久久服之，缓缓以图，以善其后。

**按语**：此病案为西医肠系膜淋巴结炎，中医为腹痛，临证需中西医病证互鉴，各有针对；自拟三核汤正适宜于对本病气滞痰阻之证，方中药物除体现了行气止痛、化瘀散结的治则之外，白芷尤常于散结止痛，特别是对脘腹痛效果更著，为笔者所常用之药；白豆蔻既能行气止痛，又可芳香化浊，顾护胃气；而桔梗一药对慢性淋巴结炎所致之肠系膜淋巴结肿大更具解毒散结之效，为笔者所常用。故本方既消痰散结使淋巴结肿大消散，又行气止痛使腹痛解除，实现了病证双重改善。善后用简方轻灵之药代茶饮，体现了阶段性治疗规律，反映了医者清晰的诊疗思路。

# 敬　启

尊敬的读者朋友：

人民卫生出版社中医双创编辑工作室（人卫杏华）致力于出版助力读者医道精进的原创图书，这里是学者的立言平台，是读者的精神家园，也是编辑挥汗如雨的地方。为旱作润，为饥作浆，为弱作助，为暗作光，是我们的出版使命，服务读者是我们义不容辞的责任，读者服务工作永远在路上。

为使本书出版后能发挥更大的价值，也为创造作者-编者-读者沟通交流的和谐环境，我们依托人民卫生出版社强大的网络服务能力，为本书读者设置了专属的二维码，缘此而入，我们可以共同开启新的学术之旅，其中：

读者可以分享作者讲座视频、作者答疑；

可以展开针对某个知识点的广泛讨论；

可以得到最新的勘误信息；

等等。

我们还可以结合读者更深层次的需要，开发新的栏目。

由是，读者在购买本书的同时，可以获得相应的增值服务。

附：中医双创编辑工作室征稿暨读者服务邮箱
　　fuwuduzhe5978@163.com